衛生史新視野

華人社會的身體、疾病與歷史論述

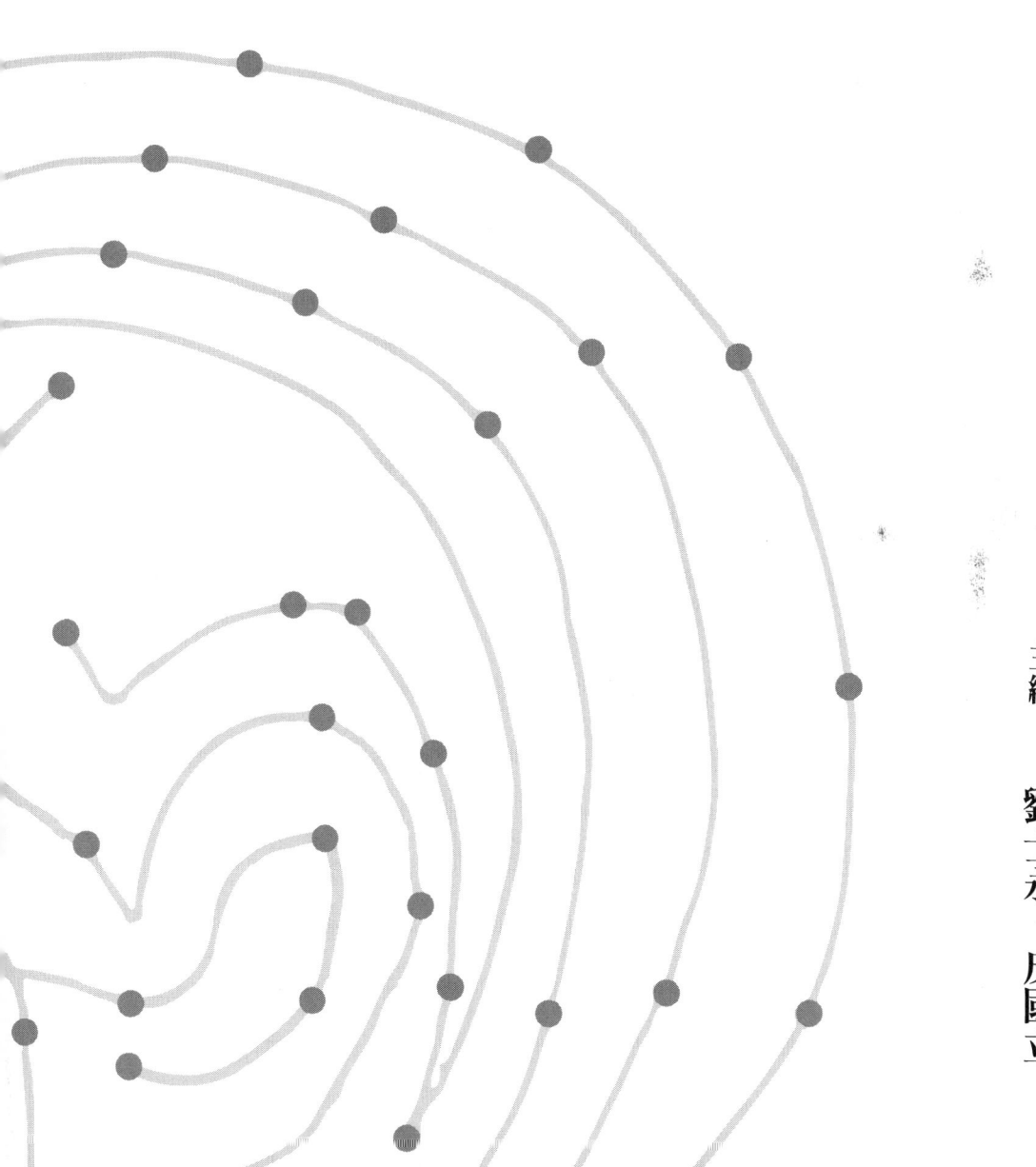

主編──劉士永、皮國立

導　言

　　醫學史研究向來有「內史」與「外史」的分類說法，前者經常用來指涉醫學的知識或技術演變，而後者則泰半討論的是影響或承受醫學活動之社會及文化條件。相映之下，醫學「內史」儼然成為醫者專擅之場域，而醫療「外史」則似乎是人文社會學者揚聲的所在。然而，若借用年鑑學派（Annales School），或後來被稱為結構史（structural history）學派的觀點而言，這般內史、外史的分野恐未能反映人類歷史發展的真實，反而更像是醫家與人文社會學者互相區隔的便宜行事，從而可能造成各自陳述裡「見樹不見林」的隱憂。

　　1929年從法國史特拉斯堡大學（Université de Strasbourg）初試啼聲之年鑑學派支持者，呼籲歷史研究應當突破傳統歷史學家本身的，或是與其他學科間自立門戶、老死不相往來的局面。他們的主張以今日時髦的語彙來說，就是跨界（cross-boundaries）與跨學科（multi-disciplines）研究。為了倡導史家去研究人類活動的總體像而非殊像，歷史分析就必須除了傳統史學擅長之社會、經濟、文化、思想、情感、政治等範疇外，也應包括影響人類活動之自然或環境條件，也就是自然科學專長的領域，並透過比較的手法凸顯社會結構的作用。他們所提倡之歷史比較研究，就是比較兩種或兩種以上的歷史現象來加深、擴大和驗證對歷史的認識之方法。這種比較與對照，既可以是單一社會經驗內的縱向（時間）對比，也可以是不同社群間之橫向（空間）對照。1980年代之後，美國史學界更由此衍義比較研究對結構史學派的重要性，認為是否應用比較方法於歷史研究中，有助於研究者檢視其是否具備探索的精神和開放的態度。

　　立基於這樣的觀點，這本《衛生史新視野：華人社會的身體、疾病與歷史論述》或許會被歸類為醫學「外史」，但從表現華人社會對身體、疾病乃至於醫藥的歷史經驗來說，本書尚可視為運用結構史學觀點的醫

學史研究,而無須在意其是否該被歸類為「內史」抑或「外史」。尤其是醫學或醫療領域涵蓋面甚廣,更不若量子物理或基因研究等硬科學(hard science)般遠離人們的日用生活。從象牙塔最深處的知識與研究,以迄病榻旁的熬煮湯藥及灶腳邊的養生餐食,專家或素人都無可避免地參與到醫學知識的脈絡與實作中,因此專長研究人與其相關事務的史家,當然有觀察與分析醫學史的立足點。此外,從問醫求診到養身保健,個人與社會都在自覺與不自覺中為醫學知識及醫療行為所影響,這些影響既是全面的(overwhelming),但也經常是片斷與不連續的(fragmental and disconnected),此等情況尤令研究者須由多元面向,切入醫療這個複雜的現象。

　　本書的論著主體,多選自中央研究院人文社會科學研究中心衛生與東亞社會研究計畫,與中原大學醫療史與人文社會研究中心合辦之青年學者醫學史相關會議論文。這些論文的作者對醫療在華人社會裡的關懷角度不一,切入分析的手法也不盡相同,但熱中參透醫療行為與華人社會之糾結則無分軒輊。本書九篇論文雖各自展現其議題與論證,但內在仍有理路相通氣息。舉例而言,〈晚清海關檢疫制度的建立與實施——以廈門關為例〉一文,論證晚清海關檢疫制度作為新興洋務在傳統中國開展的歷史意義。是文曾點出華人社會對於洋務等於西化或現代化的期待甚或可能的爭議,儘管兩者已相距近百年,在〈遷徙與籌組:抗戰時期軍醫教育體系的建立〉的討論中仍依稀可見。這般視西醫為現代醫學或拯救民族的醫學之類的想法,即便是跨海身處日本殖民統治下的臺灣社會亦然,這亦可由〈醫療與救國想像——論蔣渭水〈臨床講義〉的醫療隱喻與主體再現〉的字裡行間仔細玩味得知。而〈清末的新性道德論述——《吾妻鏡》及其讀者〉的作者,則從民初社會對於性病的恐懼及性學之欲拒還迎中,發掘出《吾妻鏡》雜誌在建構性道德論上的時代與社會意涵。若將這四篇論文對比覘之,即能看出〈晚清海關檢疫制度的建立與實施〉與〈遷徙與籌組〉二文,呈現的是自上而下的醫療現代性期待,而〈醫療與救國想像〉及〈清末的新性道德論述〉則更趨近於社會

對新醫學的想像與運用，或許更隱喻了社會菁英欲由下而上改造國家、民族的期待。如此推進新醫學或衛生體制的上下期待交錯與交鋒，於今之華人社會又何嘗不是如此？

一如政治期待與民族想像無法自外於華人對醫療與醫學的期待，疾病的經驗更是難以醫者或俗民為區分基準。儘管患病經驗不盡然有上下之別，但卻有關照全體與個人體驗的落差。對於患者個人的抒懷或自身體驗，過去多半是文學家擅長的領域，前述〈醫療與救國想像〉一文的筆法即相當貼近此等文學性的論述。然對於習慣關注總體經驗之史家，或是強調總體史（total history）的結構史學派，以社會總體為單位處理疾病流行與醫學知識傳播方屬常態。無怪乎，皮國立以〈近代中國的大流感：1919-1920年疫情之研究〉探討西班牙流感總體性地威脅下，政府、民間，與醫界對應之道與困境，相對地是羅婉嫻之〈鼠疫前香港醫療狀況：以《1895年醫務委員會調查報告書》為中心〉，雖同樣從政府立場討論1895年香港鼠疫之蔓延，但也凸顯了香港當時作為一個國際港、殖民城市，以及對於中國疫情環伺的憂慮。前述兩篇以國家對照社會（state vs. society）為基調的論文，在〈西醫東漸對民初中醫學術的影響——以惲鐵樵論發熱為例〉中卻以不同的角度開展對於「全體」的理解。除了表面上的政府與社會，歷史中的醫界也自有其對全體社會之關照和對政府之想像。儘管作者僅以惲鐵樵論發熱為例，然其欲呈現的是該時代裡醫家與大時代的關聯及肆應。對照閱讀上述三篇論文的價值，不僅是回溯醫學與疾病的經驗而已，亦是對各個政府與社會所處歷史時空條件的投射，亦即透過史學研究才能達到之「同情的理解」。而孰令兩者能適切揉合？或許唯有醫學史背景者方以致之。

全書尚有兩篇論文〈由庶而嫡：廿一世紀華人醫學史的重現與再釋〉與〈責任與擔當：二十世紀中國的醫學史研究〉，顯然較為偏向史學史式的分析，並得以此作為全書各篇論文的基礎，以協助讀者瞭解當前華人醫學史研究之淵源，並兼及呈現醫學史學者的根本關懷及價值。雖說海峽兩岸之華人醫學史發展，均可追溯自民國初年對於西學之渴求，但大

陸在 1949 年後的醫史學發展與臺灣於 1990 年代後再現之研究熱潮，卻不盡然系出同源。由兩篇論文之比較閱讀不難發覺，大陸醫學史研究與臺灣醫學史學者的興趣或有交疊，資料上也頗多參照，但兩者分析之手法或教育之理想等則相當不同。類似的差異也體現於各自醫學史傳統之延續；大陸醫學史的傳統起於民初而賡續迄今，其所在意者是如何配比時代價值與意義，以便和現代醫學科學與時俱進。臺灣方面則尋求如何從醫家業餘興趣及史家旁系間，走出自己的領域與研究特質，成為醫史學者無可遁逃之承擔。

《衛生史新視野：華人社會的身體、疾病與歷史論述》編輯伊始，即擬以青年學者為主體而編纂其代表作品。鼓勵新血後進持續投入醫學史領域，當然是編輯出版本書的目的之一。然尤有甚者，相較於政治史，或稍微晚近點的社會經濟史，醫學史實在不能稱之為有傳統的史學領域。儘管詩經：「周雖舊邦，其命維新」的嘉言，無法應和今日醫學史發展的階段需求，但《大學》：《苟日新，日日新，又日新》之修為砥礪，卻暗喻了編輯們為本書取「新」字的深切期許。後者的「新」有自身持續進步、棄舊揚新的底蘊；也同樣是對新生世代引領研究新氣象與新視野的期待，盼望化世代差異而成就研究上之新意與發展之蛻變。識者或將發現本書之主題容有斷續，各論文間的立場與觀點也不免互異。惟就青年史家之養成與歷史之真實面言之，此等現象儘管無非是年輕史家必經之青澀階段，但卻又何嘗不是華人醫學史多元且豐富之面貌所致？回應導言之初所簡述的結構史學派觀點，也許保留這些論文主題與觀點的歧出，亦是一種反映歷史真實的手法。至於對某些華人醫學史論題之系統性專論，編輯們期待日後能在本書的作者群中誕生相應的專書寫作，如此亦不枉費大家戮力同心於本書之精力與時日。

劉士永

臺灣史研究所研究員、人文社會科學中心合聘研究員

目次

導言　i

壹、生命醫療的文本與書寫　001

由庶而嫡：廿一世紀華人醫學史的重現與再釋／劉士永　003
清末的新性道德論述——《吾妻鏡》及其讀者／張仲民　045
責任與擔當：二十世紀中國的醫學史研究／甄橙　073
醫療與救國想像——論蔣渭水〈臨床講義〉的醫療隱喻與主體再現／陳康芬　095

貳、疾病與醫治的歷史　115

近代中國的大流感：1919-1920 年疫情之研究／皮國立　117
鼠疫前香港醫療狀況：以《1895 年醫務委員會報告書》為中心／羅婉嫻　143
西醫東漸對民初中醫學術的影響——以惲鐵樵論發熱為例／趙中豪　169

參、醫療衛生與政治　191

遷徙與籌組：抗戰時期軍醫教育體系的建立／楊善堯　193
晚清海關檢疫制度的建立與實施——以廈門關為例／李欣璇　217

編後記　249

壹

生命醫療的文本與書寫

由庶而嫡：
廿一世紀華人醫學史的重現與再釋

劉士永

中央研究院臺灣史研究所研究員暨人文社會科學中心合聘研究員

摘要

　　華人醫學史發展至二十一世紀，儼然有漸成專史之氣候。然此等在臺灣學界之醫學史發展，雖與民國時期之中國醫學史寫作有輝映之效，但其發軔的動機乃至於面對之知識困境卻不盡相同。作者從回溯華人學界書寫醫學史的歷史脈絡中，據其成因與寫作特徵，分殊出兩個主要階段及第二階段中之兩股支脈，並據之延伸說明 1980 年代以後臺灣歷史學界發展醫學史的淵源，乃至於參與者的網絡關係及當前之趨勢。全文不僅止於史學史之探究，尚且涉及華人醫學史在臺灣學界發展之優勢與困局，並援引日本醫學史經驗做一初步之比較。要言之，作者認為華人醫學史在臺灣之發展，已具備獨立成一專史學門之條件。儘管困難仍在，但相較於先前依附於醫學業餘興趣或其他專史旁證的地位，而今臺灣華人醫學史工作者，當有建構華人醫學史為一專史的自許與奮鬥目標。

關鍵詞：華人醫學史、專史、史學史、臺灣、日本醫學史

From Sub-Field to Professional Discipline: The Reappearance of Chinese History of Medicine in the 21st Century and Some Interpretations

Michael Shiyung Liu

Research Fellow and Deputy-Director, Institute of Taiwan History, Academia Sinica

Abstract

The writing of Chinese history of medicine eventually becomes a professional discipline in the 21st century. However, the latest development in Taiwan is different from the early writings of Chinese history of medicine during the Republican era. From incentives to intellectual limitations, the difference is significant. The author starts to review the historiography of Chinese history of medicine and distinguishes stages and contents of its development. The article therefore aims to illuminate the motives to re-generate Chinese history of medicine in 1980s Taiwan along with participantsinese history of medicine during the Republican era. From incentives to intellectual limitations, the difference is significant. The authd weak spots to develop Chinese history of medicine as a professional discipline in contemporary Taiwan. In sum, despite the Chinese history of medicine became a respectable sub-field of historical studies in Taiwan, the effort to claim its professional identity in historical studies still requires much effort.

Keywords: Chinese history of medicine, professional history, historiography, Taiwan, Japanese history of medicine

一、前言

　　醫學史應否作為一門專業領域，抑或附麗於其他學門之下，西方學術圈近來有相當之討論。[1]李尚仁也曾回顧醫學史在西方醫學教育中的位階後，整理出幾個發展階段。首先，十九世紀以前因希波克拉底與蓋倫的醫書仍屬正道，因此醫學史自然成為建構醫學知識的一環。直到十九世紀至二十世紀初，由於科學醫學逐漸取得主流地位，醫師或實驗室工作者遂援引歷史來強化醫學專業的自我認同，並進一步彰顯科學醫學的特色與重要性。二十世紀以來，醫學史更發展成提供醫師超越自身專業之外的門徑，從而隱含有完成醫者全人性格的意涵。[2]在科學醫學成為全球醫學主流的奠基前期，1904年Eugene F. Cordell醫師於「馬里蘭醫學與外科治療學會」（the Medical and Chirurgical Faculty of Maryland）主席就職演說中，即強調醫學史有助於醫界「發現目標……察覺過往的自大與錯誤……刺激靈感……並讓反省成為真正令我們驕傲的特質……」[3]從以上簡單的回顧與Cordell演說詞中的蛛絲馬跡中，不難察覺即便在西方學術圈裡，醫學史到了二十世紀初時，已從醫學專業知識的「內鑠」位置，慢慢地轉變成為醫科學修煉，尤其是其工作者的「外緣」因素，但並未失去其作為一門專業的堅持。也正是在這個時間點，醫學史的書寫逐漸在中國的知識份子間傳播開來。

　　醫學史寫作尤其是中國醫學史著述的起源甚早，姑且不論古代經史子集裡早已潛藏著的各式醫家傳記，至少到1919年後的五四運動時期，知識分子對於以歷史眼光研究醫學史的呼聲，亦隨高唱「德先生」與「賽先生」的音頻，激盪著提倡新社會史研究的人們。但二十世紀以來中國知識界對醫學史的呼籲與傳統中醫學（Traditional Chinese Medicine，

---

[1] 對於這些爭論有興趣的讀者，不妨參考 John Harley Warner and Frank Huisman eds., *Locating Medical History: The Stories and Their Meanings* (Baltimore: Johns Hopkins University Press, 2004).

[2] 李尚仁，〈醫學史與醫學教育〉，《醫望》，4：5（臺北，1997），頁67-70。

[3] Eugene F. Cordell, "The importance of the study of the history of medicine," *Medical Library and Historical Journal*, 2: 4 (October 1904), pp. 281-282.

今日常簡稱為 TCM）對於醫經、醫史的需求已不盡相同，[4] 其間基本差異得從民族遭受內外交迫與西力東來的角度予以看待。舉例來看，即便擱下魯迅（周樹人）棄醫從文以救國的著名事例；其弟周作人亦曾認為人要瞭解自己，就必須要研究醫學史；因為「（在中國）大家都做著人，卻幾乎都不知道自己是人；或者自以為是『萬物之靈』的人，卻忘記了自己仍是一個生物。在這樣的社會裡，決不會發生真的自己的解放運動的。」[5] 對周作人或其觀點的支持者來說，研究醫學史有著具體的實用意義，其目的除了有引進西學、振興國族的政治意涵外，更有從自然科學（生物學、醫學等）與社會科學（人類學、民俗學、歷史等）的多重面向，去重新定位人的本質以求得自我在社會中解放之功能。據此，推展中國醫學史的研究，更有著足與西方社會相埒等，具備「現代意義」的解放行動上之價值。[6]

二、民初時期華人醫學史發展概述

對於現代性的追求或回應西醫的衝擊，似乎是民初學者發動中國醫學史研究的大纛，這不僅體現於應用西學以研究中國人的生理與醫術，也展現於華人醫學史的研究當中。當 1914 年陳邦賢首先倡議成立醫史研究會，當時尚僅明言：「本會之宗旨，在研究歷朝醫事之沿革及其所以進化之理由。」[7] 此時陳邦賢對中國（或華人）醫學史研究的旨趣，應當還框在既有的中國醫史傳統之中。但到 1920 年陳氏撰寫《中國醫學史》時，就已經可以看到西方醫學的部分影響。舉例來說，雖說陳邦賢並未鑿納傳統中醫學的身體知識於西醫脈絡之中，但其已然使用日譯西醫漢

---

[4] 有關中醫教育裡醫經、醫史的必要性，請參考李建民在《生命與醫療》一書中的「導言」，見李建民主編，《生命與醫療》（北京：中國大百科全書出版社，2005），頁 1；與同氏著，《生命史學：從醫療看中國歷史》（臺北：三民書局，2005），頁 18-19。
[5] 周作人，〈婦人運動與常識〉，《談虎集》（上海：上海書店，1987），頁 241-242。
[6] 周作人，〈婦人運動與常識〉，《談虎集》，頁 244。
[7] 陳邦賢，〈醫史研究會小啟〉，收入《「醫史研究會」百年紀念文集》（太原：陳邦賢紀念文集工作組，2014），頁 280-281。

詞之「生理」一詞,[8]來描繪傳統中醫典籍裡的相應現象。[9]此等現象,若借用公衛研究上「知識轉譯」(knowledge translation)的概念言之,名詞之借用誠事關整組概念之移植、嫁接,乃至於轉化。[10]就西醫漢詞「生理」之發源推論,江戶時代蘭學的和漢譯詞,以醫學、植物學、化學、兵學、砲術為主,特別是醫學相關的基礎術語在幕末都已大致出現。[11]而沈國威亦言:「二十世紀之後,中國透過日文書的中譯以及日本的英日辭典和術語集,大量吸收日製的新詞、譯詞。朝鮮半島同樣也借用日語,在短時間內完成近代語的整備工作。明治的學術語,就這樣成為漢字文化圈的共通用語,對亞洲的近代化貢獻良多。」[12]雖說當時中國的博醫會也在進行醫學名詞的譯註工作,也舉出不少和漢譯詞的不當之處,[13]但就後見之明來看,日本對於西洋醫學在東亞傳播的影響仍相當的大。是以,沈氏發言雖僅及於和漢名詞在東亞漢語圈的流通,然有趣的是,類似思考若比之於華人醫學史之發展,意外亦有其中的之處。1920年代,隨著醫學史編著漸增,相應的教學也因而出現。舉例來看,1925年鐵樵函授中醫學校成立並將1922年孫永祉編寫之《醫學史》做為教材使用;[14]1929年,王吉民受聘于國立中法醫學院,擔任醫學史講師。[15]凡此種種,都可

---

[8] 長與專齋早在慶應4年(亦為明治元年,1868)即已引用「生理」指涉physiologies的知識內涵,見長與專齋,《松香私志》(東京:東京大學醫學部衛生學教室,1985),頁33。

[9] 陳邦賢,〈周秦的生理衛生學〉,《中國醫學史》(上海:上海書店,1984,商務印書館1937年版),頁14。

[10] Nora Jacobson, Dale Butterill, and Paula Goering, "Development of a framework for knowledge translation: Understanding user context," *Journal of Health Services Research & Policy*, 8: 2 (April 2003), pp. 95-96.

[11] 大鳥蘭三郎,〈我醫學に使用せらるゝ解剖學語彙の變遷〉,《中外醫事新報》(東京,1932-1933),頁1189-1193。附帶一提,「生理」一詞在中國傳統語彙脈絡中,其解釋似乎更近於營生之道,而與醫學或身體知識無所關涉,如筆記小說《醒世恆言》,卷3,〈賣油郎獨占花魁〉有記:「且歇這三日生理,不去賣油。」

[12] 沈國威著、任鈞華譯,〈明治時代的學術用語〉,《中國文哲研究通訊》,21:4(臺北,2011),頁102-103。

[13] 張大慶,〈早期醫學名詞統一工作:博醫會的努力和影響〉,《中華醫史雜誌》,24:1(北京,1994),頁18。

[14] 熊俊、張玉萍,〈惲鐵樵函授中醫學校沿革〉,《中華中醫藥學刊》,29:4(瀋陽,2011),頁765-766。

[15] 張大慶,〈醫學史教育在中國:歷史、問題與展望〉,《中國科技史雜誌》,28:4(北京,2007),頁432-439。

以嗅到醫學史在此時恐不純然是為建構醫學知識而存在，還承接了中醫現代化論戰的遺緒。

以西方知識重估中國醫學傳統的風氣，似乎在1930年代達到另一波高潮。1934年馬允清出版了《中國衛生制度變遷史》，將自古而今之中國衛生行政分為「迷信」、「經驗」、「理學」，以及「科學」等四個時期。[16]儘管該作者依當時可信之史料由中採集衛生、醫療相關之訊息，但從其分期命名與論述邏輯可見，馬允清基本上仍以今是昨非的立場，側面地肯定了二十世紀科學醫學的價值及貢獻。陳邦賢的《中國醫學史》後經大幅修訂，再於1937年由上海商務印書館重印出版，並收入王雲五、傅緯平主編《中國文化史系列》第1輯。其分類改為上古醫學、中古醫學、近世醫學、現代醫學、疾病史等五篇，醫術的發展，外國的醫學的引進等。此1937年的修訂除改文言為白話外，最大的差別在於更加援引近現代醫學的解釋，並盡量加註以交代來源。[17]陳氏此舉或有鑑於當時白話文興起，以及將中國醫史比附西方科學醫學的考慮，但這般修改與增補怕也隱含著今日醫學史家常會擔心的詮釋困境：運用現代的醫學知識來解釋過去的醫療現象時，不免造成對過去醫學知識體系與疾病觀的嚴重扭曲。[18]然而，這樣的現象卻普遍存在於三十年代中國的華人醫學史研究中，甚且也存在於當前某些由西醫觀點出發的醫學史論作。

正因為1930年代的華人醫學史書寫熱潮，有著現代化與西醫化的伏流推動，故其議論範疇並不侷限於中國醫學史，也及於其他地區醫學史知識的引介，甚至是從世界史的角度予以合流、匯通。各類著述在數量上雖不能稱眾，但涵蓋面甚廣，從專論西洋醫學史，[19]乃至於西醫在

---

[16] 馬允清，《中國衛生制度變遷史》（天津：天津益世報館，1934）。

[17] 後世對此修訂版的推崇甚廣，參見李經緯，〈中國的有名的醫史學者——陳邦賢〉，《中華醫史雜誌》，16：4（北京，1986），頁193-198；蔡景峰，〈陳邦賢先生對中國疾病史研究的貢獻〉、王致譜，〈陳邦賢先生早期醫史學研究工作〉及陳定閎，〈醫學史家陳邦賢教授的人格修養與學術修養〉，《中華醫史雜誌》，20：1（北京，1990），頁11-19。

[18] Andrew Cunningham, "Transforming plague: The laboratory and the identity of infectious disease," in Andrew Cunningham and Perry Williams (eds.), *The Laboratory Revolution in Medicine* (Cambridge: Cambridge University Press, 1992), pp. 209-244, on p. 213.

[19] 陶熾孫，《西洋醫學史》（上海：東南醫學院出版股，1933）。是書似有大陸學者認為，當屬第一本中文西洋醫學史專書。

華發展史等莫不在涉獵之中。試舉數例覘之，這段時間即有《新醫業概況》,[20] 介紹西醫輸入中國的情況，還有《我國新醫之解剖學史》,[21] 及《我國西醫眼科之起源及現狀》等小冊子說明這些西醫專科入華的經歷。[22] 稍後至四十年代儘管學風稍歇，但還有李濤編著《醫學史綱》，論述西方醫學史與世界各國交流的概況；[23] 以及由范行准撰述、余雲岫（巖）校刊之《明季西洋傳入之醫學》,[24] 更全面性的討論西醫入華的歷史經驗。其間，王吉民、伍連德撰寫的 *History of Chinese Medicine: Being a Chronicle of Medical Happenings in China from Ancient Times to the Present Period*（又別名《中國醫史》或《王伍醫史》）當是第一部用英文撰寫的中國醫學史專著。全書分為上下兩卷，上卷以中國傳統醫學發展為主軸，共分四期：古代或傳說時期、黃金時期、爭鳴時期、現代或轉折時期；下卷始於1936年，專注介紹現代醫學傳入中國的經過，以及當時中國境內西醫院、西醫院校和現代醫學教育的情形。[25] 據張大慶的研究顯示，王、伍《中國醫史》的編寫，與1930年代任職協和醫學院中文部的李濤有所淵源。[26] 據其研究指出，北京協和醫學院1922-1923年和1924-1925年的課程表顯示，當時該校已開設醫學史講座課程。[27] 李濤任職協和中文部教授醫學史課程的同時，「鑒於我國各醫校教授醫史之需要，決議編輯醫史大綱以備教學之用」,[28] 方有1940年兼論中西醫學的《醫學史綱》之出版。[29] 就整

---

[20] 汪于岡、葛成慧，《新醫業概況》（上海：中華職業教育社，1930）。

[21] 鮑鑒清，《我國新醫之解剖學史》（出版地不詳：自然科學季刊編輯部，1931）。

[22] 畢華德，《我國西醫眼科之起源及現狀》（上海：中華醫學雜誌社，1931）。

[23] 李濤，《醫學史綱》（上海：中華醫學會出版委員會，1940）。

[24] 范行准撰、余雲岫校，《明季西洋傳入之醫學》（出版地不詳：中華醫學史學會鈞石出版基金委員會，1943）。

[25] K. Chimin Wong and Lien-teh Wu, *History of Chinese Medicine: Being a Chronicle of Medical Happenings in China from Ancient Times to the Present Period* (Shanghai: National Quarantine Service, 1936). 又，有關王吉民的生平與醫史研究，參見傅維康，〈醫史園地悉心耕耘50年——著名醫史學家王吉民〉，《中華醫史雜誌》，17：3（北京，1987），頁145-148。

[26] 張大慶，〈中國醫學人文學科的早期發展：協和中文部〉，《北京大學學報（哲學社會科學版）》，48：6（北京，2011），頁127。

[27] 張大慶，〈中國醫學人文學科的早期發展：協和中文部〉，頁124-129。

[28] 李濤，《醫學史綱》（上海：中華醫學會出版委員會，1940），序。

[29] 張大慶，〈中國醫學人文學科的早期發展：協和中文部〉，頁124-129。

體來說，至少到中日戰爭爆發前夕，醫學史研究、著述，與教學在中國大致是有著現實的價值，至少是因中西醫論戰而衍生的一門學科。或也因此緣故，皮國立曾云：「余巖為了醫方試驗所做的前置作業。與其說是『革中醫的命』，不如說某部分喻改革於醫史研究之中，希望能將科學史觀注入歷史研究，為中醫找出發展生機，也為傳統典籍做現代化的註腳吧。」[30] 據此，民初醫學史的提倡與開展，似乎不盡是為著純學術的興趣，反倒還有些福國利民的現實糾結。

承續上述的觀察與概述，身處於二十一世紀的醫學史工作者不禁要反問，我們該如何理解這段民初醫學史研究的開創期？藉由2014年以來接續出版的兩本英文著作，或許可以對於這樣的疑問帶來些啟發。吳章（Bridie Andrew）的作品 *The Making of Modern Chinese Medicine, 1850-1960*，強調今日俗稱傳統中醫（Traditional Chinese Medicine）的概念與相應的內質，是過去的兩個世紀裡，中醫學界回應西醫挑戰與華人尋求內在現代化的產物。[31] 而雷祥麟的發聲力作 *Neither Donkey nor Horse: Medicine in the Struggle over China's Modernity*，雖以「非驢非馬」（Neither Donkey Nor Horse）為題，逕自拋棄了中、西醫二元對立的命題方式，但也認為此一概念的提出，事實上是民國時期中醫以「現代化」為由，讓支持中醫的人士得以在其間建構出「科學化／國家化」傳統中醫的可能性。[32] 因應醫學上的中西對峙與現代化、科學化的諸多辯難，不論是受西學影響以進化史觀為宗的醫學史寫作，抑或從民族主義立場為傳統中醫知識辯護的歷史著述，雙方都不約而同地把中西醫的競合作拉到歷史研究與教學的領域上來。在此脈絡之下的民國初年醫學史研究浪潮，事實上還得從中醫科學化、國家現代化，乃至於醫藥專業國家化等

---

[30] 皮國立，〈民國時期的醫學革命與醫史研究——余巖（1879-1954）「現代醫學史」的概念及其實踐〉，《中醫藥雜誌》，24：S1（臺中，2013），頁176。

[31] Bridie Andrews, *The Making of Modern Chinese Medicine, 1850-1960* (Vancouver: University of British Columbia Press, 2014).

[32] Sean Hsiang-lin Lei, *Neither Donkey nor Horse: Medicine in the Struggle over China's Modernity* (Chicago: University of Chicago Press, 2014).

種種盤根錯結的關係中，才能尋到其真正自我定位之所在，而這也或許是與 1990 年代後醫學史研究風潮再現時不同之處。有趣的是，吳章與雷祥麟的專著雖以民初的中國醫學史為場域，探討的歷史現象也相當程度地涵蓋了當世主要的醫史學家，然這兩位的議論卻也展現了某些 1990 年代後，新一代醫學史研究者的特徵。這些特徵有很大一部分是來自學院派的研究興趣，甚且是反省近百年來中國史研究後的修正。然須在此一提，其間近六十年（1930-1990）的光陰裡，華人醫學史研究雖不至於毫無新說與建樹，但總的來看卻仍侷限於歷史研究的一個庶出的地位。

三、華人醫學史在臺灣學術社群的重現與新脈絡

二戰結束後，醫學史於大陸地區的醫學教育中，雖逐漸不再有戰前那般醒目的地位，但大體上來說，仍有名家與名著問世。有關 1950 年代以後大陸地區的華人醫學史相關說明，北大醫史學者甄橙於本章中另有專文介紹，此處便不再添附驥尾。此外，1949 年前後的巨變，也造成了不少知識分子由大陸內地東移臺灣或南遷香港，其中即不乏有志華人醫史撰述者。他們當中有不少人在大陸以外地區，延續著民初醫史寫作風格的燭火星光。這些作品當中，尤其是中國醫學史的部分，仍有不少被今日臺灣地區的學者所徵引。舉例來說，陳存仁著《中國醫學史圖鑑》於 1968 年在香港刊行，[33] 次年易名為《中國醫學史》改由其出資成立的中國醫學研究所出版，[34] 至 1977 年更出現英譯本。[35] 此外，一如大陸藥材須由香港換牌轉運般，[36] 這段時間也有不少香港的學者，彙整同時期大陸中醫史研究資料編著成書，以港版中醫史的姿態在臺灣地區流通。例如，不

---

[33] 陳存仁，《中國醫學史圖鑑》（香港：香港上海印書館，1968 年）。
[34] 陳存仁，《中國醫學史》（香港：中國醫學研究所，1969 年）。
[35] Hong-Yen Hsu, *Chen's History of Chinese Medical Science* (Hong Kong: Oriental Healing Arts Institute, 1977).
[36] 張嘉芯曾謂：「（1950 年代）國民政府對於大陸貨物進口的管制趨嚴，然而，中藥材是唯一例外准許進口的『匪貨』。」見張嘉芯，〈道地藥材的東亞移轉：臺灣當歸的興起與科學爭議〉（臺北：國立陽明大學科技與社會研究所碩士論文，2015），頁 29；香港正是這類『匪貨』得以輸臺的中繼站，其扮演著換牌與改包裝外觀的角色。

僅北京中醫學院主編之《中國醫學史講義》於1968年在港上架,[37] 上官良甫《中國醫學發展史》,[38] 與任勉芝《中國醫學史大綱》等人的著作,[39] 字裡行間亦參雜不少同期大陸醫史學家的觀點於其中。不過以香港本地中醫傳統為探究主題者,或以謝永光的《香港中醫藥史話》為此類書籍之首。[40] 本書雖有不少重要資訊,但其行文風格似乎略帶閑散,在學術徵引上不免有些猶豫。從參照引證的角度來看,1990年以前香港出版的一些中醫史論著,相當程度地讓臺灣學界窺探到同期大陸醫史學界的部分發展,也在其間留存了一部分香港中醫界對自身歷史與中醫發展的解釋觀點。但相較於香港方面中醫史出版較多,日後臺灣學界也徵引不少,當時仍為英國殖民地的香港,西醫儘管是港民接觸頻仍的主流經驗,卻罕有相應的歷史著作問世。直到1970年代,蔡永業才有系統地著述回顧和總結了香港醫療衛生服務發展的歷史。[41] 此後二十年間又未見重要著作,待Robin Hutcheon發表了一本編年史的的香港醫療史,[42] 以及類似的著作如Robin Gauld與Derek Gould兩人的合著,[43] 才算是勉強維持了這個知識的流傳。只是,後者這兩本書基本上都屬於編年史式的香港醫療體制概述,在論述力度與史料價值上都比較薄弱。反倒不如羅婉嫻的碩士論文,能在相對堅實的檔案基礎上,交代並論列近代西醫體制在香港的形成與發展過程。[44] 但總的來說,不論是在歷史學或醫學領域中,至少到2003年

---

[37] 北京中醫學院編,《中國醫學史講義》(香港:醫藥衛生出版社,1968)。
[38] 上官良甫,《中國醫學發展史》(香港:新力出版發行公司,1974)。
[39] 任勉芝,《中國醫學史大綱》(香港:新亞醫藥出版社,1976)。
[40] 謝永光,《香港中醫藥史話》(香港:三聯書店,1998)。
[41] 吳國樑,〈近四十年來香港醫學發展史的研究概況〉,《近代中國史研究通訊》,31(臺北,2001),頁73-91。有關蔡永業的歷史論著散見 Gerald H. Choa, "A history of medicine in Hong Kong," in *Medical Directory of Hong Kong* (Hong Kong: The Federation of Medical Societies of Hong Kong, 1970), pp. 11- 26; 1981, pp. 11- 27; 1985, pp. 13 - 29; Gerald H. Choa, "Hong Kong's Health and Medical Services," in Albert H. Yee, ed., *Whither Hong Kong: China's Shadow or Visionary Gleam* (Lanham: University Press of America, 1999), pp. 153- 186.
[42] Robin Hutcheon, *Beside Manner: Hospital and Health Care in Hong Kong* (Hong Kong: The Chinese University Press, 1999).
[43] Robin Gauld and Derek Gould, *The Hong Kong Health Sector: Development and Change* (Hong Kong: The Chinese University Press, 2002).
[44] 羅婉嫻,〈1842年至1937年間政府醫療政策與西醫體制在香港的發展〉(香港:香港浸會

左右,中醫史或是西醫史在香港,大約都還難稱為一門專業學科或研究領域。

相較於香港的情況,臺灣則在 1990 年代以後有相當不一樣的發展,甚且一舉將醫學史研究建構為兩岸三地當中的學術亮點。臺灣受日治時期殖民醫育體系之影響,儘管對中藥的態度或許還有些游移,但對西醫的提倡則明顯強於中醫。[45] 是以戰後初期臺灣的醫學史書寫,常見中西醫學史並列或自近代起必將兩者合流陳述之書寫風格,例如,杜聰明的《中西醫學史略》就以現代西方醫學的進步史觀,貫穿整個中國乃迄日治、戰後臺灣的醫學歷史。杜氏早年留學日本,殖民時期不僅為臺人一等高官、醫學博士,更是橫跨戰前戰後舉足輕重的臺灣醫界代表人物。[46] 其自承編書的理由:「余讀醫學史時,感覺醫學之發達,均由傳統連綿而生,又由於有偉大醫學者,以其發明與發見,促進一時代之劃期的進展,而且其高潔之人格,常能感化門生後學之治學精神不鮮,所以拙著注重介紹個人之醫家傳記,盡量闡明其獨創學說之動機。」[47] 足見此時杜聰明撰述《中西醫學史略》的目的顯與民初匯通中西醫理的理想不盡相同,而著重於人格之修練與思考之啟發。其間淵源或有日本醫學史著述之脈絡,但亦有可能已然是 1950 年代後醫學史退出學院醫學教育,轉為醫師人格教育後的大勢所趨。醫學史撰述目的由知識建構轉為醫師道德教育的跡象,不惟西醫獨有,中醫亦然。1980 年代出版的中醫史著作中,有鄭曼青、林品石編著之《中華醫藥學史》,內容編排不依一般史書的朝代劃

大學歷史系碩士論文,2003)。

[45] 此議題爭辯的關鍵不在於中藥材是否有效,而在於中醫是否或應否符合西醫的運作準則。臺灣學界對此有不少討論,類似的研究或可參見雷祥麟,〈杜聰明的漢醫藥研究之謎——兼論創造價值的整合醫學研究〉,《科技、醫療與社會》,11(高雄,2010),頁 199-263、265;葉永文,〈科學化?西醫化?臺灣中醫發展的醫政分析〉,《社會分析》,1(臺北,2010),頁 97-130;劉士永,〈醫學、商業與社會想像:日治臺灣的漢藥科學化與科學中藥〉,《科技、醫療與社會》,11(高雄,2010),頁 149-197。

[46] 除了英雄式的人物書寫外,鄭志敏對杜聰明的系列研究,頗有助於再思考杜氏在臺灣醫學史上的位置與影響,簡要論述或可參見氏著,〈殖民樣板或臺人英雄?:試論杜聰明與日治時期臺灣的醫學教育〉,《臺灣圖書館管理季刊》,1:1(臺北,2005),頁 99-123。

[47] 杜聰明,《中西醫學史略》(臺北:中華大典編印會,1966),序,頁 1。

分，而按中醫藥的實質演變，分 16 章論述，其中便涉及德醫、禁例、近代醫學之大變、中醫之衰落及其未來等事關中醫倫理、道德，乃至於醫政等章節。[48]另又有史仲序著《中國醫學史》,[49]以後七章論中西醫學貫通、針灸醫學經緯、中國藥學發展、歷代疾病載記、衛生保健紀要、歷代醫事制度，乃迄於中國傳統醫德。[50]二戰之後，臺灣地區的醫學教育漸受美國影響，在中醫教育裡，醫經醫史仍因維持教學傳統而保留，但已有識者感慨：「現代中醫教育的設計逐漸朝向西方醫學的制度移動、標準化、規範化與制度化的模組設計雖然有其特色，但同時也逐漸喪失中醫學原有的傳統特色和優勢。」[51]而西醫若以臺大醫學院歷年課表為例，此時醫學史更早已不復見於醫學生之必修科目當中，僅留下中國通史、中國現代史等一般性歷史課程。

相較於醫學史在醫學教育領域中的退卻，1990 年代前的醫學史研究則在史學領域中維持著一個冷僻且庶出的局面。這段期間中，有劉伯驥著《中國醫學史》上、下冊，詳述各時代醫學發展的狀況及其特點。是書比較特殊之處，在於作者從知識流傳的角度，論述西醫傳入後對中國醫學發展，以及中國醫學東傳韓國、日本的情況，算是早期帶有東亞交通史概念的醫學史論著。[52]相較於其他比較散落的作品，李經緯推崇劉伯驥的《中國醫學史》有較大的參考價值，且能給讀者新的啟示。[53]同時期在臺灣，西醫不僅業餘治史甚且跨越史家專業的現象也初現端倪。當時有陳勝崑醫師著《中國傳統醫學史》[54]及《中國疾病史》[55]等，足堪為一時之

48　鄭曼青、林品石，《中華醫藥學史》(臺北：臺灣商務印書館，1982)。
49　史仲序，《中國醫學史》(臺北：正中書局，1984)。
50　有關是書的評論可參考，趙石麟，〈史仲序著《中國醫學史》評述〉，《中華醫史雜誌》，19：3 (北京，1989)，頁 191-193。
51　林伯欣，〈築夢與踏實——淺談古典中醫的經史觀〉，《臺灣中醫醫學雜誌》，12：1 (臺北，2014)，頁 16-17。
52　劉伯驥，《中國醫學史》(臺北：華岡出版部，1974)。
53　李經緯，〈劉伯驥著《中國醫學史》〉，收入任繼愈等主編，《二十世紀中國學術要籍大辭典》(北京：中央黨校，1993)，頁 1224。
54　陳勝崑，《中國傳統醫學史》(臺北：時報文化出版事業有限公司，1979)。
55　陳勝崑，《中國疾病史》(臺北：自然科學文化事業公司，1981)。

代表。陳勝崑的多本專論，後在1992年由臺北橘井文化事業公司再度整理出版，亦足見其論著不盡為史家參酌，亦受醫界肯定。然而，李建民此時曾對其研究評謂：「他是西醫出身，尤其所受的訓練與觀點，也可以反映某一時期的研究特色。」[56]這個特徵，按李氏所言：「西方醫學的訓練若對醫學史有助益的話，也是二面之刃。它可能對傳統醫學生理病理的記載作出較為合理的推測，但也可能對史料作過度的刑求，直到史料可能忍受的程度為止。」[57]有趣的是，李建民看到的這種情況，不僅存在於以西醫治中醫史，也可能出現在以今日中醫觀點解古代醫史，甚或是以當代西醫知識評斷前近代的西醫史的情況當中。換言之，以西醫為基礎的以今論古之作法，怕不只有李氏所顧慮之兩套醫學知識間的鑿枘，個別醫學體系內的歷史研究，或許也還有著因對進步史觀不自覺地信賴所造成之過度詮釋。從以上的敘述來看，醫學史似乎到1990年代前，仍僅處於醫學或史學旁出的位置。至少除了如陳勝崑般兼有醫師與史學家背景者外，至少還不見有人敢於宣稱以治醫學史為目標者。[58]只是退出醫學知識建構功能的醫學史，與日益重視人類共通經驗的史學趨勢，意外地為後來醫學史發展成為獨立學科鋪上了道路。

　　推展臺灣在二十世紀最後十年來醫學史新興學門的新浪潮，實出自不同的動機與啟發。除了本地學者的努力與投入，中國大陸史學理論的壓力與西方專業醫學史學界的影響，亦啟發著臺灣這塊新興研究領域的興起與創建。華人醫學史領域在1992年重啟，研究潛力此後便大幅增加。起跑的槍聲，因歷史學界對「新社會史」的再度重視而鳴放。對於1992年以「另類醫療史」為名，而再度重現的醫療史研究風潮，重要推手之一的杜正勝院士已有相當多的回顧文章，晚近大作〈另類醫療史研

---

[56] 李建民，〈傳統醫療史研究的若干省思——《陳勝崑醫師全集》讀後〉，《新史學》，3：3（臺北，1992），頁123。

[57] 李建民，〈傳統醫療史研究的若干省思——《陳勝崑醫師全集》讀後〉，頁143。

[58] 當然，臺灣地區之中醫教育在醫經醫史的傳統中，仍舊產出了相當數量的論著，如陳秀芬，〈醫療史研究在臺灣（1990-2010）——兼論其與「新史學」的關係〉，《漢學研究通訊》，29：3（臺北，2010），頁23，註32所言；然筆者以這類研究之目的與眼下所謂醫學史研究不盡一致，故在此暫不論列。

究 20 年——史家與醫家對話的臺灣經驗〉更提供詳細且一手的體驗與說明。[59] 在杜正勝《從眉壽到長生》一書中，他曾謂早在 1980 年代即焦慮於「左派史學的僵硬規範」。[60] 陳秀芬認為此等焦慮來自於當時臺灣歷史學界為思與大陸學者論述抗衡，而亟思另闢歷史解釋的蹊徑有關。[61] 於是，杜氏拋棄馬克斯史學歷史階段論的綑綁，與一群學者企圖直探歷史構成的基本單位——「人」，從而有其新「社會史」的主張：「所謂新社會史是以過去歷史研究所重視的政治制度、社會結構和生產方式為骨幹，傅益著人的生活和心態，使歷史學成為有骨有肉、有血有情的知識。」[62] 然而，儘管這個理念崇高且宏大，但要落實到醫學史這個領域中時，杜正勝亦不免自問：「歷史學者可能進入這個需具備高度專業科技的醫學領域，而探索關係人之生死的問題嗎？」面對這個大哉問與儼然無法跨越之醫學專業高牆，其處方或變通之法乃「倡導我們的研究係『另類醫療史』，並且以『醫療』取代長期以來習用的『醫學』。」[63] 而這樣的一個由本土史學界內部，因現實史識焦慮而衍生的史觀突破，在結合了一群留洋返臺的年輕學者後，更在九十年代後期形成一個新銳的共識並化為行動，生命醫療史或在其掩護的華人醫療史遂成為臺灣新史學發展的一環。海外的訓練使這些留學英美的年輕學者展開新的關注與分析，承襲自西方留學母國機構的風氣與專業訓練，使他們對華人醫學史研究有更進一步的需求與自重，也使臺灣的華人醫學史研究自 1992 年杜正勝宣言以來更臻成熟。綜觀近二十年的發展，華人醫學社會史已是一個高產量的領域，且其中有些研究發現相當重要，不僅回應了既有中國史研究的發問，亦呈現對於來自西方的醫學史與公共衛生相似研究的好奇與啟發。

---

[59] 杜正勝，〈另類醫療史研究 20 年——史家與醫家對話的臺灣經驗〉，《中醫藥雜誌》，24：S1（臺中，2013），頁 1-34。是文原載於《古今論衡》，25（臺北，2013），頁 3-38，惟因筆者手邊既有《中醫藥雜誌》稿本，遂就便以該稿為論說之索引。

[60] 杜正勝，《從眉壽到長生——醫療文化與中國古代生命觀》（臺北：三民書局，2005），序言，頁 1。

[61] 陳秀芬，〈醫療史研究在臺灣（1990-2010）——兼論其與「新史學」的關係〉，頁 24。

[62] 杜正勝，〈醫療、社會與文化——另類醫療史的思考〉，《新史學》，8：4（臺北，1997），頁 114。

[63] 杜正勝，〈另類醫療史研究 20 年——史家與醫家對話的臺灣經驗〉，頁 1-2。

這項發展在臺灣學術圈顯得格外有趣，因為西方醫學社會史此時已彙集十分豐富的文獻解讀與研究成果，並將隨之啟發臺灣學術社群的新觀點。系統性地累積對此時醫學史往後的發展相當重要，史語所生命醫療史研究室於 1992 年至 1999 年間舉辦的系列研討會與工作坊，即可為上述論點提供實證上的支持。杜正勝回顧了 1990-2012 年間生命醫療史的發展，歷數人才的培育與扶持、研究主題的開展，乃至於各級會議與組織的籌建後，確認「生命醫療史在國際學術界已成為不可忽視的社群。」當然，進入二十一世紀後的生命醫療史研究，自從加入了李尚仁、巫毓荃，以及史語所外各個受過西方醫學史訓練的同好後，不僅不再需要以「另類」或「醫療」來迴避醫學史的質疑，甚且已然有把既有醫學史領域也包含進來的態勢。[64] 於是杜正勝可以把先前的猶豫與不安擺在一邊，而在回應西方醫學史大師 Henry E. Sigerist 的理念與《世界衛生組織憲章》理想後，說：「作為醫學專業之門外漢要研究醫療史，不但天地開闊，而且還是符合主流價值呢！」[65] 嚴格來說，已自成一格的華人醫學史儼然是臺灣本土發展醫學史研究的代稱，儘管不見得縱橫期間的醫學史家都能得到醫界業餘史家的認同，但作為一個學術領域，華人醫學史或生命醫療史已然有了自己的定位（identification）。

如果說，杜正勝領導下的生命醫療史社群是由文化史與社會史的眼光出發，關涉人的生老病死現象，而逐漸切入醫學史的既定領域。[66] 那麼，梁其姿院士所帶領的華人衛生史研究社群，就可能是從觀念史與下層研究（subaltern studies）的角度挑戰醫學史的高牆。早期梁其姿發表的〈疾

---

[64] 陳秀芬，〈醫療史研究在臺灣（1990-2010）——兼論其與「新史學」的關係〉，頁 25。
[65] 杜正勝，〈另類醫療史研究 20 年——史家與醫家對話的臺灣經驗〉，頁 11。
[66] 生命醫療史早期避免踩到「正統醫學史」雷池的做法，後來衍生出醫家治醫學史（內史）與史家治醫療史（外史）的區隔，這是個困擾科學史研究多年的分野標準，見杜正勝，〈另類醫療史研究 20 年——史家與醫家對話的臺灣經驗〉，頁 6。只是這個分類法是否能全然作為劃分專業領域的標準，實不無疑問。例如學者即已提出進化論（evolution）此一概念，不僅僅是 19 世紀生物學知識內在分化與衝突的出口，同時也是當時科學社群自立與達爾文個人社會與學派經歷上的投射，兩者誠不可分亦不必分，見 David Bloor, *Knowledge and Social Imagery* (Chicago and London: The University of Chicago Press, 1991), pp. 6-9。另，李尚仁的近著《帝國的醫師：萬巴德與英國熱帶醫學的創建》（臺北：允晨文化實業股份有限公司，2012），書中分析亦可見到類似的機鋒。

病與方士之關係：元至清間醫界的看法〉，[67] 以及雷祥麟之〈負責任的醫生與有信仰的病人——中西醫論爭與醫病關係在民國時期的轉變〉，[68] 都已經顯現其從文化史、觀念史切入解析醫療行為的特徵。此外，梁其姿曾自承她的研究興趣，一直圍繞著邊緣或下層人群，以及生老病死的課題，當與其1970年代末的法國求學經驗不無關係，陳秀芬也因此認為梁其姿的研究風格頗有法國年鑑學派的流風。[69] 儘管梁其姿的研究視角頗具特色，也吸引了相當多學者的注意與追隨。但在建置醫學史成為一門獨立學術領域的過程中，梁其姿最重要的貢獻，一如杜正勝促生了史語所生命醫療史研究室，當屬衛生史計畫團隊的成立。

今日名為人文社會科學中心「衛生與東亞社會」研究計畫之前身，實緣起於2002年開始之中研院主題計畫：「明清至近代漢人社會的衛生觀念、組織與實踐」。在此由中央研究院所支持的三年期研究計畫下，梁其姿組織了一群具醫學史、醫學社會學、醫學人類學及公共衛生科學等訓練背景的年輕學者參與。該主題計畫至2005年執行結束後，不僅將成果集結，由美國杜克大學出版社於2010年12月出版 *Health and Hygiene in Chinese East Asia*，[70] 更在計劃參與成員之齊心合力下，先於2004年正式於當時梁其姿任所長的社會科學所轄下成立「衛生史研究計畫」。[71] 雖說在中研院成員的班底上，衛生史計畫與生命醫療史研究室有相當之重疊，如雷祥麟、張哲嘉、李尚仁、祝平一、李貞德、劉士永等人，但或許是因為關懷的層面略有不同的緣故，在院外成員的分布則明顯地偏向

---

[67] 梁其姿，〈疾病與方士之關係：元至清間醫界的看法〉，收入黃克武主編，《性別與醫療：第三屆國際漢學會議論文集・歷史組》（臺北：中央研究院近代史研究所，2002），頁165-212。

[68] 雷祥麟，〈負責任的醫生與有信仰的病人——中西醫論爭與醫病關係在民國時期的轉變〉《新史學》，14：1（臺北，2003），頁45-96。

[69] 陳秀芬有關梁其姿的師承之說，採自史語所研究人員的自我介紹，並據以發表其分析與看法。參見，陳秀芬，〈醫療史研究在臺灣（1990-2010）——兼論其與「新史學」的關係〉，頁25-26。

[70] Angela Ki Che Leung and Charlotte Furth eds., *Health and Hygiene in Chinese East Asia: Policies and Publics in the Long Twentieth Century* (Durham, NC: Duke University Press, 2010).

[71] 該計畫組織名稱持續到2012年因人文社會科學中心組織調整的緣故，被納入亞太專題中心之下，並改名為衛生與東亞社會研究計畫，但該研究計畫原始之研究宗旨，以及連結西方學術圈與本地中國醫學史研究社群的理想並未改變。

於近現代,乃至於非歷史學科的傾向。舉例來看,吳嘉苓出身臺灣大學社會系,專長醫療社會學;而做為海外成員的 Ruth Rogaski 出身耶魯大學醫療人類學,其成名之作 *Hygienic Modernity: Meaning of Health and Disease in Treaty-Port China*,即立足於清末以來天津之個案研究,探究衛生做為一個現代性的表徵,是如何地被洋人、開明的華人菁英,以及國家或革命勢力所扭曲與操作。[72] 相較於傳統的醫療人類學研究,亦不令人意外地,Ruth Rogaski 的研究重點,並不在於梳理天津衛生事務的發展進程,而是西方 hygiene 的觀念與意涵,如何以中文「衛生」之名成為具有現代意涵的新事物,並延伸至社會生活的各個層面。就思路與觀點之雷同來看,她成為衛生史計畫之海外成員誠不令人意外。

除了梁其姿、張哲嘉,與 Ruth Rogaski 還略涉明清以前外,多數衛生史計畫的成員較為關心鴉片戰爭以後的醫療史。他們的研究方法與分析角度,相較於生命醫療史團隊,則顯得更加多元但也觀點岐出。對民國醫政與現代性的長期關懷,前舉雷祥麟的洞見已於 2014 年出版之 *Neither Donkey nor Horse: Medicine in the Struggle over China* 中表露無遺。[73] 而院外成員之陽明大學王文基專擅於民國時期心理衛生之研究,[74] 近來更與新銳史家也是精神科醫師之巫毓荃(史語所)和陳嘉新(陽明大學)形成互動頻繁的研究小團體,聯繫起史學與精神醫學的對話平臺。總的來看,雷祥麟與王文基的討論大約都落在中國國家醫療(state medicine)初奠的 1930 年代。從分析面向來說,雷祥麟似乎比較重視以特定觀念切入的角度。就其有關三十年代中國衛生論述的研究而言,他即認為中國當時的衛生和西方 hygiene 間有若即若離的微妙關係,且交錯用於界定國族及個人身體的關係。[75] 但對王文基而言,其研究對象的主

---

[72] Ruth Rogaski, *Hygienic Modernity: Meaning of Health and Disease in Treaty-Port China* (Berkeley: University of California Press, 2004).

[73] Sean Hsiang-lin Lei, *Neither Donkey nor Horse: Medicine in the Struggle over China's Modernity*.

[74] 有關王文基的學術背景與著作,請參考陽明大學科技與社會研究所官網:http://sts.ym.edu.tw/index.php?act=member&pid=0&cid=0&id=25(2015/9/29 檢閱)。

[75] 雷祥麟,〈衛生為何不是保衛生命?民國時期另類的衛生、自我與疾病〉,《臺灣社會研究季刊》,54(臺北,2004),頁 17-59。

角,則常由受者的角度,力抗或不自覺地接受各類訊息的刺激,而由其中進行自我的精神診斷分析乃至療癒。[76] 是以王文基之材料對象經常來自報章雜誌的言論,而研究對象也習於突出個人經驗,行文間則偶見面對龐大社會氛圍與龐雜資訊時的無力感。

如果僅就時限來看,李尚仁的力作《帝國的醫師:萬巴德與英國熱帶醫學的創建》,雖仍以清末為時點,然其關心的面相則更貼近西洋熱帶醫學乃至殖民醫學體系之建構。[77] 據此,其分析視角則勾連到衛生史計畫的另一個聚焦點:殖民醫學。殖民醫學史研究似乎從一開始,就是衛生史計畫的重點之一。劉士永早期即以日本殖民醫學史為題,發表過一系列之研究。而從 2002 年到 2014 年之間,殖民醫學史相關的演講與工作坊,也從未間斷過。[78] 此一現象或許也與衛生計畫吸納了不少醫療社會學家與人類學家有關,他們的研究雖更經常地關懷臺灣當下的現實議題,但為溯本清源起見,往往也需要歷史學者提供脈絡以便立論。前述雷祥麟與王文基兩位學者,以及李尚仁等雖均以史論見著,但也同時是臺灣 STS 領域中的健將。此等歷史與當代研究互為表裡的奧援關係,或也可以劉士永、林宜平的 "A Forgotten war: Malaria eradication in Taiwan 1905-1965" 一文為例;該文書寫以時間分段,劉氏負責日治時期的防瘧經驗,戰後則為林宜平所專擅。然而,兩者的合作不僅止於時間分配,亦在於思路與理論上的貫通。首先,為求鋪陳戰後撲瘧之成效,雙方在瘧疾學知識累積的基調上互為奧援;其次更從帝國經濟與全球資本化的角度,論證撲瘧政策在不同時期的必要性與差異。[79] 吳易叡後來在針對林宜平〈對蚊子宣戰〉[80] 一文的回應裡指出,在 "A Forgotten war: Malaria

---

[76] 王文基,〈「當下為人之大任」——戴秉衡的俗人精神分析〉,《新史學》,17:1(臺北,2006),頁 91-142。

[77] 李尚仁,《帝國的醫師:萬巴德與英國熱帶醫學的創建》。

[78] 就近舉例來看,2014 年 12 月 10 日 David Arnold 的專題演講、2013 年 8 月 12 日 Carla Nappi(那葭)之演講,以及各式小型工作坊等均可為佐證。

[79] Lin YP and Liu SY, "A forgotten war: Malaria eradication in Taiwan 1905-1965," in Leung KC, Furth C. eds., *Health and Hygiene in Chinese East Asia: Policies and Publics in the Long Twentieth Century*, pp. 183-203.

[80] 林宜平,〈對蚊子宣戰:二次戰後臺灣根除瘧疾的科技與社會研究〉,《臺灣社會研究季刊》,81(臺北,2011),頁 187-235。

eradication in Taiwan 1905-1965" 中：「作者提醒我們政治史所忽略的技術發展，以及技術史所忽略的社會經濟因素之外，也強調了全球資本化的重要性。」[81] 這句話中有關全球資本化理論得以補強傳統史學的觀點，恰恰為在衛生史計畫影響下，近現代華人醫學史研究與當前社會學、政治理論的合作下了一個旁註。

衛生史計畫的特徵除了上述所提及的跨界合作研究外，其國際活動性格也十分明顯。且不論該計畫自 *Health and Hygiene in Chinese East Asia: Policies and Publics in the Long Twentieth Century* 出版以降，迄今已有四本英文專書問世，[82] 其間成員的論著更經常見諸於各大西文醫學史期刊或專書中。另外，根據衛生史計畫歷年活動檔案所繪製的兩個餅型圖（圖1、圖2），更可以看出衛生史計畫在引介西方重要學者與新知上的努力。

上述對於衛生史計畫跨界研究與國際化傾向的描述，事實上也應該適用於2008年以來的生命醫療史研究室。其實，杜正勝似乎很早就樂見此一發展趨勢。2003年杜正勝在其〈從醫療透視歷史——亞洲醫學史學會成立祝詞〉即期待醫學史的「後來者應該和草創時期有所不同，『走出中國的疆域，超越中國醫史地範圍。』……天下事務還有甚麼不是醫療史的呢？」[83] 原本採取兄弟各自登山、分頭努力的兩個機構，自2008年以來兩者之界線益發不可分割。據衛生史計畫所藏檔案文件看來，兩機構間不僅成員重疊率高，在合辦會議與合作邀請學者上的機會也日漸增加（表1）。

---

[81] 吳易叡，〈超越國家單位的臺灣抗瘧史：回應林宜平〈對蚊子宣戰〉〉，《臺灣社會研究季刊》，88（臺北，2012），頁230。

[82] 它們分別是，Angela KC Leung ed., *Medicine for Women in Imperial China* (Leiden: Brill, 2006)、Michael Shiyung Liu, *Prescribing Colonization: The Role of Medical Practices and Policies in Japan-Ruled Taiwan, 1895-1945* (Ann Arbor: Association For Asian Studies, 2009)、Shao-hua Liu, *Passage to Manhood Youth Migration, Heroin, and AIDS in Southwest China* (Stanford: Stanford University Press, 2010)，以及 Sean Hsiang-lin Lei, *Neither Donkey nor Horse: Medicine in the Struggle over China's Modernity*。

[83] 原文載於杜正勝，〈從醫療透視歷史——亞洲醫學史學會成立祝詞〉，本處說法轉引自杜正勝，〈另類醫療史研究20年——史家與醫家對話的臺灣經驗〉，頁10。

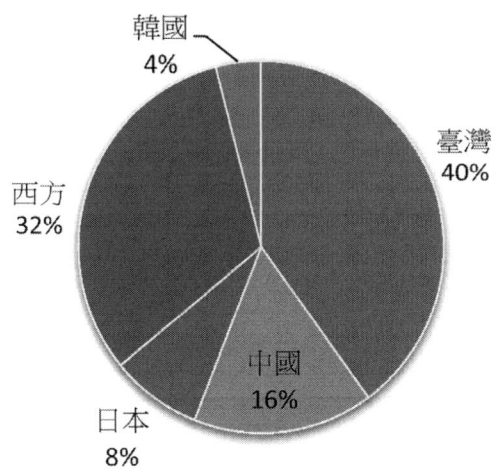

圖1　2006-2014年中研院衛生史計畫來訪學者來源百分比

註：圖示中之西方，意指歐美諸國，比重僅次於本地學者，其中仍以英美學者為多。
資料來源：歷年中研院衛生史計畫檔案資料統計。

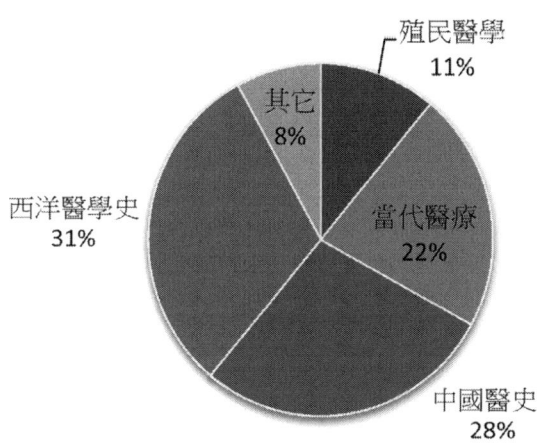

圖2　2006-2014年中研院衛生史計畫各類報告主題百分比

註：此圖分類為呈現比例起見或有些武斷，如部分議題歸類西方醫學史與殖民醫學史均可。但無論如何，西洋醫學史均占有相當重要之比重。
資料來源：歷年中研院衛生史計畫檔案資料統計。

表1 2004-2015年衛生史計畫國內合作會議一覽

活動日期	講題	主講人	合辦單位
2005/3/3	2003年SARS之回顧與研究展望	張苙雲（中研院社會所）、何美鄉（中研院生醫所）、高志文（臺大公衛學院）	
2005/3/25	Living and Knowing the Body: Medical Perspectives of the East and the West	Kang Shin-Ik 姜信益（仁濟大學醫院醫哲學系）	
2005/5/12	Sociological Conceptions of Mental Health, Illness, and Distress	辜千祝（中研院社會所博士後研究員）	
2005/5/19	「警察化」的衛生——日治時期臺灣的衛生行政（研究心得）	Joseph Wicentowski 魏思達	
2005/6/6	Greek Ideas and Practice of Hygiene	Prof. Heinrich von Staden（美國普林斯頓高等研究院）	
2005/7/21	1950、60年代臺灣國民學校的衛生教育工作：以肺結核病為例	張淑卿	
2005/9/8	「當下為人之大任」：戴秉衡的俗人精神分析	王文基	
2005/12/15	As SARS met flu	Dr. David Killingray (Professor Emeritus University of London, Goldsmiths College 2003- , and Research Fellow, Institute of Commonwealth Studies, University of London, 2004-)	
2005/10/1	當史學遇上公共衛生學——公共衛生歷史研究方法學工作坊		成功大學公衛研究所
2005/12/19	The global significance of the influenza pandemic of 1918-19	Dr. David Killingray	
2006/7/4	Traditional practice in a world of modern medicine -- case studies of Korea and China	KIM Nam-il（金南一），PARK Yun-jae（朴潤栽），SIHN Kyu-hwan（辛圭煥），SHIN Dong-won（申東源）、YANG Jeong-pil（梁晶弼），YEO In-sok（呂寅碩）、YI Ggod-me（李 Ggodme）	
2006/11/9	四十年來中國的痲瘋病防治——以圖像為主的介紹	江澄（中國疾病預防控制中心性病痲瘋控制中心）	
2006/11/10	日本殖民政府的癩病政策：以東北與臺灣為例	胡成（中國南京大學歷史系）、江澄（中國疾病預防控制中心性病痲瘋病控制中心）、范燕秋（臺師大臺史所）、王文基（臺北大學歷史系）	

表1　2004-2015年衛生史計畫國內合作會議一覽（續）

活動日期	講題	主講人	合辦單位
2006/11/20	西方在近代中國的文化變異——以早期傳教士醫院為中心的觀察（1835-1911）	胡成（中國南京大學歷史系）	
2007/3/20	美援對臺灣的衛生計畫與醫療體制之形塑	楊翠華（中研院近史所研究員）	
2007/4/11	The Mystery of Presence	栗山茂久（哈佛大學東亞系）	
2007/4/24	新瓶舊酒：製藥法規中的種族爭議（Deciphering Race at the Frontier of Pharmaceutical Regulation, 1985-1998）	郭文華（陽明大學公衛所／社醫科）	
2007/5/29	Trends in Mortality and Causes of Death in the Japanese Colonial Period in Taiwan	John R. Shepherd (Department of Anthropology, University of Virginia)	
2007/8/21	消失的憤怒：一個日治時期社會心理學實驗的場域分析（Disappearing Anger: A Field Analysis of a Social Psychological Experiment Conducted in Colonial Taiwan）	巫毓荃（耕莘醫院精神科主治醫師）	
2007/9/19	Tobacco Smoking in Ming-Qing Medical Culture	Prof. Carol Benedict (Georgetown University)	
2007/9/20	「菸草與健康：歷史視角與公衛觀點的對話」工作坊		國立陽明大學公共衛生研究所
2008/1/8	地方道德規範 vs. 全球疾病倫理：以中國彝族地區愛滋病計畫為例	劉紹華（中研院民族所助研究員）	
2008/2/19	Minamata and the Sociology of Industrial Diseases	Paul Jobin（法國巴黎狄德羅大學助理教授）	
2008/3/7	Combating Cattle Plague and Dreaming of Five-Year Plans: Animal Disease, Veterinary Medicine and the Livestock Economy in Colonial Manchuria	Dr. Robert John Perrins (Dean of the Faculty of Arts, Acadia University, Nova Scotia, Canada)	
2008/4/25	「韓國・衛生醫療與影像」工作坊		史語所「影像與醫療的歷史」主題計畫、「生命醫療史研究室」
2008/5/2	「近代東亞的環境與疾病史研究」工作坊		國立東華大學歷史學系
2008/9/5	Workshop on Environment Changes and Infectious Diseases: Historical Perspective and Contemporary Issues		日本総合地球環境学研究所 Research Institute for Humanity and Nature

表 1 2004-2015 年衛生史計畫國內合作會議一覽（續）

活動日期	講題	主講人	合辦單位
2008/10/15	認識臺灣的阿片吸食者：從馬雅各、總督府到杜聰明，一個臺灣人口調查研究的歷史觀察	許宏彬（成功大學 STM 中心博士後研究員）	
2008/12/26	「近代華人社會公衛史」研討會		哈佛燕京學社
2009/1/8	The Role of NGO in International Health	Dr. Zafrullah Chowdhury	臺大公衛學院
2009/3/3	花柳病的衛生史：從「娼妓驅黴院」到「婦人病院」的初探研究	梁秋虹（臺灣大學社會所博士班）	
2009/4/28	「立德症」與天足會	苗延威（政治大學社會學系助理教授）	
2009/6/13	Workshop on Medical Culture in 19th- and 20th-Century Chinese East Asia: Comparative Colonial Medicine and Beyond		
2009/9/2	從龜苓膏到沙士：二十世紀以前東亞的西藥與西醫	劉士永（中研院臺史所／人社中心副研究員）	
2009/11/6	Working Women Menstruating: Origins of Menstruation Leave in 20th Century Japan	Prof. Izumi Nakayama(The University of Hong Kong)	
2009/11/13	Doctors to Ourselves: Medicine, Authority, and Auto Experimentation	Dr. Robert Peckham(The University of Hong Kong)	
2009/12/23	醫也？儒也？—明清醫人考（Is he a doctor or scholar? An examination of physicians in the Ming and Qing dynasties）	趙元玲（美國中田納西州立大學歷史系）	「影像與醫療的歷史」計畫、生命醫療史研究室
2010/3/1	契約關係與公共衛生：以近代上海的垃圾、糞穢處理為中心的探討	周春燕（中研院近史所博士後研究）	
2010/4/16	疾病因果論述與公衛政策的歷史觀點	鄭雅文（臺灣大學衛生政策與管理研究所）	
2010/5/14	後殖民衛生史工作坊	Prof. Gregory Clancey (National University Of Singapore)	
2010/11/9	廚房之舞：身體與空間的日常生活地理學考察	吳鄭重（臺師大地理系）	
2010/12/11	「身體、權力與認同」國際研討會		國立政治大學文學院身體與文明研究中心、國立政治大學歷史學術系
2010/12/17	The feminization of the body in Chinese medicine: Some reflections on treating the liver	Prof. Volker Scheid（西敏寺大學）	

表1　2004-2015年衛生史計畫國內合作會議一覽（續）

活動日期	講題	主講人	合辦單位
2011/1/4	避罪之道？—從月經規則術引進看1970年代臺灣墮胎史	吳燕秋（中研院人社中心博士後研究）	
2011/2/22	癩病醫療：知識與實踐	洪意凌（中研院社會所博士培育）	
2011/3/28	Trading Germs: The Third Plague Pandemic and the New Liberal Consensus in International Public Health	Prof. Mark Harrison (University of Oxford, Wellcome Unit for the History of Medicine)	史語所「醫療的物質文化」先期計畫
2011/5/5	Preserving Stereotypes Forever: Cross-Cultural Representations of Chinese Identity in the Body Worlds Exhibits（人體奧妙展覽等類）and Beyond	Prof. Larissa Heinrich (University of California)	
2011/10/18	Cholera and Colonialism: Contesting Discourses on Public Health in the 19th and early 20th Century Philippines	Prof. Francis Alvarez Gealogo (University of Manila)	
2011/10/19	Influenza and Empire: The 1918 Influenza Pandemic and the Challenge of Filipinization of the American Public Health Program in the Philippines	Prof. Francis Alvarez Gealogo (University of Manila)	
2011/10/21	Between Three Empires: Philippine History, Globalization and Empire in Southeast Asia	Prof. Francis Alvarez Gealogo (University of Manila)	
2011/10/27	Suicides at Work: A New Phenomenon of Modern Times	Prof. Christophe Dejours（法國國立高等工程學院 Conservatoire National des Arts et Métiers 講座教授）	
2011/11/7	The Prevalence of Smallpox in Late Nineteenth Century Taiwan, Evidence from the Household Registers	Prof. John Shepherd（美國維吉尼亞大學人類學系）	人社中心歷史人口計畫
2011/11/8	瘋狂史：五十年後	Prof. Frédéric Gros（巴黎十二大學巴黎政治科學院）	
2011/12/20	《西風月刊》與民國時期的心理衛生	王文基（陽明大學科技與社會研究所所長）	史語所生命醫療史研究室
2012/1/6	衛生史研究計畫——日治時期朝鮮人的疾病與健康狀態	黃尚翼（韓國首爾大學醫學院教授、該院醫史學課程主任）	臺史所殖民地史研究群
2012/2/6	「文化交流中的疾病觀」工作坊		中研院史語所生命醫療史研究室、「醫療的物質文化」先期計畫
2012/3/12	衛生史研究計畫專題演講 Everyday Approaches to Food Safety in Contemporary Urban China	Dr. Jakob A. Klein（倫敦大學人類學系）	史語所生命醫療史研究室

表1　2004-2015年衛生史計畫國內合作會議一覽（續）

活動日期	講題	主講人	合辦單位
2012/6/8	衛生史研究計畫——「三十年來的公害問題：從1979多氯聯苯到2011塑化劑」	陳昭如	中研院民族所醫療人類學研究群
2012/8/13	衛生史研究計畫專題演講——「衛生」的生意——衛生商品與清末中國的物質文化	張仲民（復旦大學歷史系）、Prof. Eugena Lean（林郁沁，哥倫比亞大學東亞系）	
2012/10/5	衛生史研究計畫【專題演講】二十世紀初期日本的「精神療法」：自我、修養與心理治療	巫毓荃	
2012/10/26	衛生史研究計畫專題演講：Food Safety and Biosecurity: The Case of Avian Flu	Frédéric Keck（法蘭西學院社會人類學中心研究員〔EHESS-Collège de France〕）	法國現代中國研究中心臺北分部（CEFC）
2012/11/9	「後福島的核電政策與健康風險」國際研討會		法國現代中國研究中心臺北分部（CEFC Taipei）、臺灣綠色公民行動聯盟
2012/11/30	衛生史研究計畫【專題演講】成癮現象與成癮者——1930年代芝加哥社會學派的成癮研究	陳嘉新（陽明大學科技與社會研究所）	
2012/12/7	衛生史研究計畫【專題演講】狂牛蛋白：疾病的社會建構	金起興（Kiheung Kim）（韓國浦項科技大學Pohang University of Science and Technology）	
2013/1/16	衛生史研究計畫【專題演講】在滿州的蘇格蘭人：聯合自由教會的醫療傳教士	Prof. Robert Perrins（Acadia University 歷史系）	
2013/4/11	衛生與東亞社會研究計畫【博士後研究暨博士培育成果發表工作坊】	許峰源、沈佳姍、陳秀真	
2013/5/20	衛生與東亞社會研究計畫【來臺系列專題演講】	Prof. Michele Thompson	中研院史語所「生命醫療史研究室」、「醫學的物質文化」計畫
2013/8/12	衛生與東亞社會研究計畫【專題演講】Listing Bodies: Early Modern Manchu Medicine and the Inventory as Epistemic Form	Carla Nappi（那葭）(Department of History, University of British Columbia)	
2013/10/31	「醫學史與醫學人文研究與教學」學術研討會		中原大學通識教育中心、中原大學醫療史與人文社會研究中心
2013/11/22	「精神醫學在東亞世界的差異性」工作坊		國立陽明大學科技與社會研究所

表 1　2004-2015 年衛生史計畫國內合作會議一覽（續）

活動日期	講題	主講人	合辦單位
2014/1/21	衛生與東亞社會研究計畫學術演講 "Public Health（公眾保健）and People's Health（人民保健）: Contrasting Paths in Health Care Systems in South and North Korea from 1945 to 1960" "Jeong Jongmyung（鄭鍾鳴）, a Korean Feminist and Midwife of Japanese Colonial Period"	Prof. SHIN, Dongwon / Prof. Yi, Ggodme	中研院史語所生命醫療史研究室、「醫學的物質文化」研究計畫
2014/2/21	衛生與東亞社會研究計畫專題演講——戰後東亞地區防疫網之重建——從 CMB 到 WHO（1947-1952）	劉士永	國立陽明大學科技與社會所、中央研究院臺灣史研究所
2014/3/28	衛生與東亞社會研究計畫 3 月殖民醫學工作坊	主持人：李尚仁（史語所）	國立陽明大學科技與社會所、中央研究院臺灣史研究所
2014/4/18	科技部「醫療史研究群的建構與發展」子計畫 103 年 4 月工作坊——「看孕」——產前監測技術的性別政治		國立陽明大學科技與社會所、中央研究院臺灣史研究所
2014/5/26	衛生與東亞社會研究計畫 學術演講／納粹種族衛生概念的視覺化——常民肖像為例	郭秀鈴（中正大學歷史系）	
2014/5/30	科技部「新世代跨領域科學人才培育計畫——建立紮根性的研究合作——主題計畫 C：醫療史研究群的建構與發展」—— 5 月工作坊——熱帶神經衰弱或東方神經症？在華洋人的精神崩潰		國立陽明大學科技與社會所、中央研究院臺灣史研究所
2014/6/4	香港大學香港人文社會研究所招生暨 STM 研究座談會		
2014/6/20	科技部「新世代跨領域科學人才培育計畫——建立紮根性的研究合作——主題計畫 C：醫療史研究群的建構與發展」6 月工作坊——全球健康 Global Health		國立陽明大學科技與社會所、中央研究院臺灣史研究所
2014/7/25	科技部「新世代跨領域科學人才培育計畫——建立紮根性的研究合作——主題計畫 C：醫療史研究群的建構與發展」7 月工作坊——神經衰弱的歷史：一個文獻回顧		國立陽明大學科技與社會所、中央研究院臺灣史研究所
2014/8/14	「二戰以後醫學發展的新趨勢」工作坊		中央研究院——陽明大學「新世代跨領域科學人才培育計畫——建立紮根性的研究合作 - 主題計畫 C：醫療史研究群的建構與發展」

表1　2004-2015年衛生史計畫國內合作會議一覽（續）

活動日期	講題	主講人	合辦單位
2014/8/15	「生命醫療史與醫籍文獻」學術沙龍暨青年學者研討會		中原大學通識教育中心、中原大學醫療史與人文社會研究中心
2014/9/22	科技部「新世代跨領域科學人才培育計畫——建立紮根性的研究合作——主題計畫C：醫療史研究群的建構與發展」9月工作坊——日本帝國的金雞納樹移植與金雞納學發展（1912-1945）		國立陽明大學科技與社會所、中央研究院臺灣史研究所
2014/10/18	醫療史與醫學人文教學研討會		國立陽明大學科技與社會所、中央研究院臺灣史研究所
2014/10/21	衛生與東亞社會研究計畫【專題演講】Struggling to Find a Common Language: Prescribers of Self-Produced Tibetan or Chinese Medicaments in Sichuan	Dr. Lena Springer (University of Westminster)	科技部新世代跨領域科學人才培育計畫之建立扎根性的研究合作——主題計畫C：醫療史研究群的建構與發展 國立陽明大學科技與社會研究所
2014/11/3	衛生與東亞社會研究計畫【專題演講】"When meat becomes dangerous": Risk, Science and Policy in debates about Bovine Tuberculosis and BSE The Problem of Progress in Writing the History of Medicine	Prof. Keir Waddington (Professor of History, Cardiff University)	科技部新世代跨領域科學人才培育計畫之建立扎根性的研究合作——主題計畫C：醫療史研究群的建構與發展 中研院、史語所「生命醫療史研究室」與「醫學的物質文化」計畫 國立陽明大學科技與社會研究所
2014/12/3	衛生與東亞社會研究計畫【專題演講】Conversion of the inter-colonial regional health order and the League of Nations' global quest: through the case of the experts at the Far Eastern Association of Tropical Medicine, 1910-1925	Dr. Tomoko Akami (Australian National University)	中研院數位文化中心
2014/12/10	衛生與東亞社會研究計畫【專題演講】Bad Medicine? Poisons and Toxicology in 19th- and Early 20th-Century India / Making Technology Everyday: Bicycles and Typewriters in India, 1890-1960	Professor David Arnold(Professor Emeritus, University of Warwick)	中研院史語所「生命醫療史研究室」與「醫學的物質文化」計畫 科技部新世代跨領域科學人才培育計畫之建立扎根性的研究合作——主題計畫C：醫療史研究群的建構與發展 國立臺灣大學社會學系

表1　2004-2015年衛生史計畫國內合作會議一覽（續）

活動日期	講題	主講人	合辦單位
2015/2/2	閱讀「性別與醫療」工作坊		國立陽明大學科技與社會所、東亞科技與社會研究國際季刊（EASTS）
2015/3/9	科技部「新世代跨領域科學人才培育計畫──建立紮根性的研究合作──主題計畫C：醫療史研究群的建構與發展」「從殖民醫學到國際衛生」工作坊		國立陽明大學科技與社會所、中央研究院臺灣史研究所
2015/3/27	2015年臺灣科技與社會研究學會第七屆年會		主辦單位：臺灣科技與社會研究學會、中研院史語所生命醫療史研究室、中研院民族所醫療人類學研究群、中研院社會所
2015/3/30	「醫療史研究群的建構與發展工作坊──基因科技、種族／族群與社會研究」		中研院社會所「族群、民族與現代國家」主題研究計劃小組、陽明大學──中研院「新世代跨領域科學人才培育計畫──醫療史研究群的建構與發展」子計畫
2015/4/25	2015性別與醫療國際研討會		陽明大學與中央研究院「新世代跨領域科學人才培育計畫」「醫療史研究群的建構與發展」子計畫、陽明大學性別研究學分學程
2015/5/22	科技部「新世代跨領域科學人才培育計畫──建立紮根性的研究合作──主題計畫C：醫療史研究群的建構與發展」5月工作坊──「華人網路與法規導向中藥國際化：以中藥全球化聯盟為例的探討」		國立陽明大學科技與社會所、中央研究院臺灣史研究所
2015/6/12	科技部「新世代跨領域科學人才培育計畫──建立紮根性的研究合作──主題計畫C：醫療史研究群的建構與發展」6月工作坊──「重建針灸的身體：承淡安與現代中國針灸學的誕生」		國立陽明大學科技與社會所、中央研究院臺灣史研究所
2015/7/17	科技部「新世代跨領域科學人才培育計畫─建立紮根性的研究合作─主題計畫C：醫療史研究群的建構與發展」7月工作坊／「一滴血」的認同政治：原住民DNA、臺灣人祖先與多元起源的再發現		國立陽明大學科技與社會所、中央研究院臺灣史研究所

表1　2004-2015年衛生史計畫國內合作會議一覽（續）

活動日期	講題	主講人	合辦單位
2015/9/20	2015年「醫療史研究生論文工作坊」		主辦：陽明大學——中研院「新世代跨領域科學人才培育計畫——醫療史研究群的建構與發展」子計畫合辦：陽明大學科社所、中研院臺灣史研究所、中研院人社中心亞太——衛生與東亞社會研究計畫、中研院史語所生命醫療史研究室。

合辦：陽明大學科社所、中研院臺灣史研究所、中研院人社中心亞太－衛生與東亞社會研究計畫、中研院史語所生命醫療史研究室。
註：上述資料僅列入衛生史計畫主辦或共同主辦者，至於協辦或贊助名義的會議與演講則不在製表範圍中。
資料來源：歷年中研院衛生史計畫檔案資料統計。

　　於是二十一世紀前十年間，在上述兩個組織的協調合作下，一些中國與西方社會的比較研究漸為華人醫學史研究之借鏡或焦點。藉由比較研究，學者得以同時研究中國的個案與介紹西方學術圈的成就。於此其間，中國醫學現代性包括在臺殖民醫學亦成為流行的研究主題。就後見之明來看，原本以另類醫療史為名的生命醫療史研究，以及出身近代中國史的華人衛生史研究，不僅漸有合流貫通的姿態，在領域上更因為與相關學術領域及國際學界之對話頻繁，儼然有自成一學術格局的趨勢。於是，當前臺灣醫學史的研究既保有區域性（華人醫療文化史、醫療社會史）的殊相，也得兼顧全球視野（醫學知識史、疾病史）下人類經驗的共相。相較於之前的附庸於現代化論述以及醫家業餘嗜好，[84] 華人醫學史做為一門自有範疇又能觸類旁通的獨立研究領域，或許有堪稱於焉結成的態勢。此一發展比之於日本醫史學，略見相似卻又各有所重。其差別恐仍在醫學史研究在各自的學界內，採取了怎樣的發展策略使該學科能由庶而嫡，甚且確認其專史的地位。

---

[84] 對於此等觀察，還有兩篇論文足以參考。皮國立，〈臺灣的中國醫療史之過往與傳承——從熱病史談新進路〉，《中國歷史學會史學集刊》，41（宜蘭，2009），頁71-126；郭文華，〈歸檔臺灣醫療：初探醫師書寫的歷史與社會學〉，《臺灣社會研究季刊》，54（臺北，2004），頁105-148。

四、鏡鑑：日本醫學史發展的蠡測

雖說日本醫學史研究起源甚早，但其成史學流派的原因卻與中國醫史不盡相同。暫且不論明治時期以前具有醫學史意味的作品，就一般的看法而言，日本醫史學之開山名家當富士川游莫屬。富士川游早年與精神科醫師吳秀三相友，時就醫學史問答往來頻繁。至1890年任職日本醫學會後，更利用向政府申請贈勳前野良澤[85]時，上書直言要從醫學史當中尋找醫學知識進步、技術精進，乃至於確立醫道之路。富士川游於1904年彙整過去數年間各類雜誌論文的成果，發表專著《日本醫學史》成為確立日本醫學史學門的重要代表作。是書以編年為綱，共分十章凡一千餘頁，從遠古一路描述到明治中期的日本醫學變遷。《日本醫學史》在帝國學士院創設之1912年即獲頒大獎，富士川游更在兩年後（1914）因此獲得多所帝國大學賞識，並在慶應義塾大學長期擔任醫學史講座。[86]根據川上武的看法，在富士川游與日本醫史學會[87]的影響下，日本醫學史寫作自戰前以來即有以下幾個特徵：一、醫學的知識史；二、醫家的地位歷史；三、疾病、國民病的歷史及相關規定。[88]其中的第一、二項特徵，或許是這類書寫風格偏好密技、秘方、與流派之緣故所致，[89]也或與日本醫家特重門閥師承的傳統有所關連，如杉本勳曾據知識系譜的思路，對日本早期醫家之關係如此議論：「在醫學界倡導古學即實學的玄醫……對近代醫學發祥的先頭如杉田玄白、荻生徂徠等人有著強烈的思想上的影

---

[85] 前野良澤，江戶末期豐前國中津藩之藩醫兼蘭學者，其譯著之《解體新書》後被史家視為日本西洋醫學之源始。小傳參見，加藤文三，〈前野良沢〉，收入荒木繁等著，《日本の思想（下）》（東京：新日本出版社，1980），頁69-94。

[86] 有關富士川游的簡要介紹，取材自富士川游顯彰會小傳編集委員會編，《富士川游先生（1975年原版）——復刻》（東京：大空社，1988）。

[87] 該學會乃富士川游於1892年倡議設立，並接收原田貞吉於1880年創刊之《中外醫事新報》為機關誌，該刊物爾後於1941年再更名為現今之《日本醫史學雜誌》。其大事簡史可參見學會官網：http://jsmh.umin.jp/history.html（2015/9/26檢閱）

[88] 川上武，《現代日本病人史——病人處遇の變遷——》（東京：勁草書房，1982），頁61-63。

[89] 不著撰人，〈雜報 例會記事・明治前日本醫學史刊行の計畫〉，《日本醫史學雜誌》，5：1（東京，1954），頁18。

響，這是日本科學發達史上值得注目的一件事……。」[90] 這般的醫學史視角，自然是以醫者及醫療活動相關者為中心出發，而在思想（知識）的系譜性傳遞之餘，由進入近代科學醫學時期之後，這類的敘述更側重於通說性的醫學軌跡與醫療技術發展脈絡。[91] 於是，這種系譜式、線性式的進步史觀不僅是早期日本醫學史發展的特徵，也符合日本醫界家系現實上溯源的需求，以及醫者對於鞏固自身社會地位的期望。是以，醫學史需仰賴醫家方能治史的前提假設，甚或做為表現醫者人文修養的業餘興趣，遂為此時期日本治醫史者的特色。

然從 1980 年代起，隨著醫病糾紛增加、患者意識抬頭，醫家過往的權威與家系榮耀已無法鎮嚇這些紛擾，而醫療行為的歷史觀察乃漸成為日本近代社會史的研究項目。原本延續戰前日本學史書寫風格的作品，在強調醫家方得為醫史家的前提下，反倒出現了如《日本眼科の歷史》這類以自我陳述權威或滿足專科內部歷史癖的各分科專史，[92] 要不就是在各級校友會、同學會與教育機構贊助下編輯之機構史。井本真理即認為這般的歷史資料與相關分析，「不免潛藏著（醫界的）任意性以及客觀判斷上之薄弱面。」[93] 上述發展與研究視角的轉折，儘管未必有內在理路上的互通聲息，但在時間點上卻意外與臺灣從新社會史角度重新推展醫療史相接近。就此言之，臺灣學者如郭文華等人討論現行臺灣醫學史寫作之某些限制，[94] 似也發生於這類型的日本醫學史寫作之中。為導正這般的偏誤，川上武遂從現實的需求出發，鼓吹日本醫學史的研究應當能照顧到國民醫療的現實面，從開業醫的角度重新審視醫學對於地方公共衛生

---

[90] 杉本勳編，《體系日本史 19　科學史》（東京：山川出版社，1967），頁 200。

[91] 井本真理，〈醫療史の可能性——醫學史、衛生史からの飛躍〉，《文化共生學研究》，10（岡山，2011），頁 146。

[92] 日本眼科學會百周年編纂委員會編，《日本眼科の歷史》全七卷（東京：日本眼科學會，1997）。

[93] 井本真理的這段話似乎認為以醫師或專科史為本位的醫學史書寫，頗難避免醫界內部自為主觀判斷與評價的本位主義。井本真理，〈醫療史の可能性——醫學史、衛生史からの飛躍〉，頁 146。

[94] 郭文華，〈歸檔臺灣醫療：初探醫師書寫的歷史與社會學〉，頁 105-148。

與醫療之推進，乃至於整體社會福祉之改善。[95] 川上武的觀點中以「開業醫研究」最受同儕矚目，但亦為現今華人醫學史研究者未有充分涉獵者。對於開業醫或私人診所之研究，就華人醫學史而言或許同樣重要。單從中醫的角度來說，現代中醫醫院的成立最早似乎不過1930年代，而在臺灣則是1970年代以後的事情。據此，提供中醫診療服務者當屬診所為主體，而若再加上泛稱民俗療法之藥舖、推拿等，其總數顯然增加更多。至於在西醫方面，姑且不論1949年以前之大陸地區，在1995年臺灣實施全民健保以前，多數人的就診經驗也仍然是診所醫療。對於開業醫或私人診所醫療行為研究之闕如，或許是爾後華人醫學史可借鏡晚近日本醫史學之處。

與華人醫學史研究相仿，醫師與醫學在日本近代中的角色及功能，也是日本醫學史長期關心的課題之一。只是這個關心從富士川游等人對於醫學員及醫帥家系的關心，在1980年代以後擴大及於醫師與醫療機構對其服務區域的社會與文化衝擊。類似的問題意識，馬場義弘早在1993年即以歷史研究方式，討論1880年代大阪地區，漢方醫學與西洋醫學如何由衝突走向折衷時即已提出。[96] 以私有市場制的醫療服為前提，日本在這段時間傾向於社會史基調的醫學史研究，還有不少足堪借鑒之處。譬如，從經濟發展的角度來看，豬飼周平發現到學歷主義與社會經濟條件，決定了日本醫師服務區域的分布，也影響了該區域內醫師或醫療機構所顯現的的近代化特徵，這些特徵經常會表現在一般民對於現代公共衛生及個人清潔行為上。[97] 這種把醫療及其從業人員關連到更大的社會關懷面上的研究，或許也是華人醫學史日後可以參酌的地方。至少從臺灣現有的現象來看，區域經濟因素與社會環境仍就是醫師決定執業與病人求診

---

[95] 川上武，《現代日本醫療史――開業醫制度の變遷――》（東京：勁草書房，1965）。
[96] 馬場義弘，〈近代的醫師制度の成立と一般開業醫の動向について〉，《歷史科學》，131（大阪，1993），頁38-41。
[97] 豬飼周平，〈明治期日本における開業醫集團の成立：專門醫と一般醫の身分分離構造を欠く日本的醫師集團の源流〉，《大原社會問題研究所雜誌》，511（東京，2001），頁31-57。

的潛在因素。[98] 有趣的是，當時間越往後推移，豬飼似乎認為今日的公共衛生人員（保健師）也有類似的效果，[99] 而這個視角的分析，當下華人醫學史則顯然尚未涉及。如有比較研究之可能，或許 1960 年代以後臺灣之公共衛生護士、大陸之赤腳醫生或許還有再開研究新徑的可能。

儘管日本醫學史的書寫從初期的系譜式書寫，走向近來的社會史系風格，日本醫學教育中，開設醫學史課程的數量，卻依然從 1954 年的兩位數下降到今日僅存個位數的慘況。[100] 其間因素當然跟日本現行醫學教育趨近於美國學制有莫大關係；但也相對地迫使日本醫學史研究者必須不斷尋求其現實意義，從為名醫列傳走向替區域醫療發聲的視角，以求該學科得以勉強維持的基礎。就表面上來看，日本醫學史的傳統甚長，對華人醫學史的影響也深。儘管早在十九世紀末即有「醫史學」這名詞的出現，卻長期都處於附麗於醫學正宗的庶出地位，主要人物成為醫家系權威或名醫言行錄的撰述者。早期醫學史因為醫家名門立傳著史而有價值，1980 年代以後則透過為民間開業醫與患者發聲，才得與醫療社會學或醫療人類學相互參註。

五、小結

華人醫學史發展至二十一世紀，儼然有漸成專史之氣候。然儘管當前在臺灣學界之華人醫學史發展，與民國時期之中國醫學史寫作有輝映之效，但其發軔的動機乃至於面對之知識困境卻不盡相同。回顧華人學界書寫醫學史的歷史脈絡中，據其寫作動機與特徵，可以看出了兩個關鍵階段，一是民國時期因應西醫與西醫學史之衝擊，而試圖透過醫學史

---

[98] 歐陽鍾玲，〈臺北市醫療設施分佈之地理研究〉，《地理研究》，45（臺北，2006），頁 51-72；劉容華、江東亮，〈臺灣小型醫院新設與歇業之影響〉，《臺灣公共衛生雜誌》，20：1（臺北，2001），頁 27-33。

[99] 豬飼周平，〈地域包括ケアと保健師の使命〉，《保健師ジャーナル》（特集地域包括ケア：見えてきた保健師の關わり），70：11（東京，2011），頁 941-946。

[100] 不著撰人，〈雜報 醫史學講座設置校一覽〉，《日本醫史學雜誌》，5：1（東京，1954），頁 84。

書寫力求社會與相關知識的現代化,或是暗示中國醫學有與西醫合一的可能性。而第二階段則生於1980年代後之臺灣歷史學界;其成因來自於當時史學研究與理論之反省。其中後者更可進一步區分為兩股支脈,先是發自於本土史學反省之生命醫療史研究,其後則有英美醫學史專業之接踵。隨著2008年以後上述兩股支脈的趨近與合流,華人醫學史在臺灣之發展,已具備獨立成一專史學門之條件。

過去數十年以來,華人醫學史研究已大幅擴展其範圍。健康多元化與敘事多樣性是當前臺灣華人醫學史發展的一大特徵。數十年以前,一般認為醫學史大體上與專業歷史研究理當無所關聯,尤其是對那些關注社會及政治史的傳統歷史學者而言,醫學史當歸類為醫家嗜好的念頭尤其明顯。這樣的態度,實無異於過往科學史、天文史等之爭辯,華人醫學史誠不必再為此繼續糾纏。況且,面對科學醫學與醫療專業的公眾態度漸趨重要,同時華人醫學史在上個世紀末以來也已成功結合多元學科,成果亦廣泛地受到相關學術界之關注。當1990年代杜正勝在中央研究院史語所成立生命醫療史研究室之際,以其命名之「另類醫療史」看來,當時還不敢輕觸「正宗醫療史」鏑鋒,而僅能依託為社會史研究群之旁系,或換個角度來說,就是庶出的醫學史。但若相較於西方學界長期之關注醫學史,中國醫學與衛生的社會史雖是相對新穎的領域,但以中研院史語所之地位,以及生命醫療史逐年蓄積的成果,終究吸引了中國、臺灣也包含西方學者的注意和跟進。進入二十一世紀後,已逐漸立穩腳跟的生命醫療史研究室與衛生史計畫,逐漸成為研究同好的根據地,聚集更多西方醫學史學觀點在醫療與健康議題上的發問與分析,自也引發本地學者對相關基礎歷史與研究問題意識的深入思考。這個氣氛的出現正是時候,九十年代以來漸次抬頭之中國社會醫療與健康史研究正需要新的視角,以便切入至今仍遭到忽略的許多重要議題,亟待新材料與新視角以奠定華人醫學史的研究特徵。衛生史計畫雖迭經更名,但一直稱職地連結西方學術圈與本地華人醫學史研究社群。世界知名西方醫學史學者如David Arnold、Charlotte Furth和Ruth Rogaski相繼受邀發表演說

或甚至成為該研究計畫的成員。發展至此，生命醫療史研究室及衛生與東亞社會研究計畫，兩個研究單位共同擲地有聲地宣示華人衛生與醫學史的存在。

除了研究機構的組織與著作的持續發表外，華人醫學史由庶而嫡的步伐仍在邁進當中。過程中的一個關鍵，也怕是最後一哩路的努力，是如何讓學界認知到華人醫學史應當擁有其專業領域與定位。與日本醫史學的情況相比，以臺灣地區的華人醫學史而言，當前其顯然具備較佳的客觀條件，以持續其專業學門與研究領域的定位。最明顯的優勢，莫過於中央研究院的內部同時有生命醫療史研究室與衛生史計畫之設置，使得華人醫學史可以在一開始就以學術的姿態面世。而儘管沒有像是《日本醫史學雜誌》般的醫學史專業刊物，但《新史學》或《科技、醫療與社會》期刊等均長期對華人醫學史保持興趣，加上不斷出版的論文集與各類會議、演講的興辦，臺灣華人醫學史的重要性已然不可忽視。只是光芒之下仍有陰影，一方面，臺灣迄今尚無專門之醫學史課程開設，醫學院內的醫學史講授對史學界而言高牆仍在。另一方面，傳統史家也常忽略舊時的醫理思考，甚且是技術與器械，都未必是今日醫家所能掌握者；更遑論對探究特定醫學知識生成所必須之歷史感，這些均屬史家之專業範疇。究其原委，華人醫學史爾後之發展，恐怕還是需要面對「是否只有醫家才能做好醫學史」這個命題，而這個築牆的人經常不一定來自醫學界，也來自於史學界內部。

徵引書目

大鳥蘭三郎，〈我醫學に使用せらるゝ解剖學語彙の變遷〉，《中外醫事新報》，1189-1193（東京，1932-1933）。

川上武，《現代日本醫療史——開業醫制度の變遷——》，東京：勁草書房，1965。

川上武，《現代日本病人史——病人處遇の變遷——》，東京：勁草書房，1982。

不著撰人，〈雜報 例會記事・明治前日本醫學史刊行の計画〉，《日本醫史學雜誌》，5：1（東京，1954），頁 18。

井本真理，〈醫療史の可能性——醫學史、衛生史からの飛躍〉，《文化共生學研究》，10（岡山，2011），頁 145-156。

日本眼科學會百周年編纂委員會編，《日本眼科の歷史》全七卷，東京：日本眼科學會，1997。

王文基，〈「當下為人之大任」——戴秉衡的俗人精神分析〉，《新史學》，17：1（臺北，2006），頁 91-142。

王致譜，〈陳邦賢先生早期醫史學研究工作〉，《中華醫史雜誌》，20：1（北京，1990），頁 14-16。

加藤文三，〈前野良沢〉，收入荒木繁等著，《日本の思想（下）》，東京：新日本出版社，1980，頁 69-94。

史仲序，《中國醫學史》，臺北：正中書局，1984。

皮國立，〈臺灣的中國醫療史之過往與傳承——從熱病史談新進路〉，《中國歷史學會史學集刊》，41（宜蘭，2009），頁 71-126。

皮國立，〈民國時期的醫學革命與醫史研究——余巖（1879-1954）「現代醫學史」的概念及其實踐〉，《中醫藥雜誌》，24：S1（臺中，2013），頁 159-185。

吳易叡，〈超越國家單位的臺灣抗瘧史：回應林宜平〈對蚊子宣戰〉〉，《臺灣社會研究季刊》，88（臺北，2012），頁 229-247。

吳國樑，〈近四十年來香港醫學發展史的研究概況〉，《近代中國史研究通訊》，31（臺北，2001），頁 73-91。

杉本勳編，《體系日本史 19 科學史》，東京：山川出版社，1967。

李尚仁，〈醫學史與醫學教育〉，《醫望》，4：5（臺北，1997），頁 67-70。

李尚仁，《帝國的醫師：萬巴德與英國熱帶醫學的創建》，臺北：允晨文化實業股份有限公司，2012。

李建民，〈傳統醫療史研究的若干省思──《陳勝崑醫師全集》讀後〉，《新史學》，3：3（臺北，1992），頁 123-147。

李建民，《生命史學：從醫療看中國歷史》，臺北：三民書局，2005。

李建民主編，《生命與醫療》，北京：中國大百科全書出版社，2005。

李經緯，〈中國的有名的醫生史學者──陳邦賢〉，《中華醫史雜誌》，16：4（北京，1986），頁 193-198。

李經緯，〈劉伯驥著《中國醫學史》〉，收入任繼愈等主編，《二十世紀中國學術要籍大辭典》，北京：中央黨校，1993，頁 1224。

李濤，《醫學史綱》，上海：中華醫學會出版委員會，1940。

李濤，《醫學史綱》，上海：中華醫學會編譯部出版社，1940。

杜正勝，〈醫療、社會與文化──另類醫療史的思考〉，《新史學》，8：4（臺北，1997），頁 143-171。

杜正勝，《從眉壽到長生──醫療文化與中國古代生命觀》，臺北：三民書局，2005。

杜正勝，〈另類醫療史研究 20 年──史家與醫家對話的臺灣經驗〉，《中醫藥雜誌》，24：S1（臺中，2013），頁 1-34。

杜聰明，《中西醫學史略》，臺北：中華大典編印會，1966。

汪于岡、葛成慧，《新醫業概況》，上海：中華職業教育社，1930。

沈國威著、任鈞華譯，〈明治時代的學術用語〉，《中國文哲研究通訊》，21：4（臺北，2011），頁 93-104。

周作人，《談虎集》，上海：上海書店，1987。

林伯欣,〈築夢與踏實——淺談古典中醫的經史觀〉,《臺灣中醫醫學雜誌》,12:1(臺北,2014),頁1-17。

林宜平,〈對蚊子宣戰:二次戰後臺灣根除瘧疾的科技與社會研究〉,《臺灣社會研究季刊》,81(臺北,2011),頁187-235。

長與專齋,《松香私志》,東京:東京大學醫學部衛生學教室,1985。

范行准撰、余雲岫校,《明季西洋傳入之醫學》,出版地不詳:中華醫學史學會鈞石出版基金委員會,1943。

馬允清,《中國衛生制度變遷史》,天津:天津益世報館,1934。

馬場義弘,〈近代的醫師制度の成立と一般開業醫の動向について〉,《歷史科學》,131(大阪,1993),頁38-41。

張大慶,〈早期醫學名詞統一工作:博醫會的努力和影響〉,《中華醫史雜誌》,24:1(北京,1994),頁15-19。

張大慶,〈醫學史教育在中國:歷史、問題與展望〉,《中國科技史雜誌》,28:4(北京,2007),頁432-439。

張大慶,〈中國醫學人文學科的早期發展:協和中文部〉,《北京大學學報(哲學社會科學版)》,48:6(北京,2011),頁124-129。

張嘉芮,〈道地藥材的東亞移轉:臺灣當歸的興起與科學爭議〉,臺北:國立陽明大學科技與社會研究所碩士論文,2015。

梁其姿,〈疾病與方士之關係:元至清間醫界的看法〉,收入黃克武主編,《性別與醫療:第三屆國際漢學會議論文集‧歷史組》(臺北:中央研究院近代史研究所,2002),頁165-212。

畢華德,《我國西醫眼科之起源及現狀》,上海:中華醫學雜誌社,1931。

郭文華,〈歸檔臺灣醫療:初探醫師書寫的歷史與社會學〉,《臺灣社會研究季刊》,54(臺北,2004),頁105-148。

陳存仁,《中國醫學史圖鑑》,香港:香港上海印書館,1968年。

陳存仁,《中國醫學史》,香港:中國醫學研究所,1969年。

陳秀芬,〈醫療史研究在臺灣(1990-2010)——兼論其與「新史學」的關係〉,《漢學研究通訊》,29:3(臺北,2010),頁19-28。

陳邦賢，《中國醫學史》，上海：上海書店，1984。

陳邦賢，〈醫史研究會小啟〉，收入《「醫史研究會」百年紀念文集》，太原：陳邦賢紀念文集工作組，2014，頁280-281。

陳定閎，〈醫學史家陳邦賢教授的人格修養與學術修養〉，《中華醫史雜誌》，20：1（北京，1990），頁17-19。

陳勝崑，《中國傳統醫學史》，臺北：時報文化出版事業有限公司，1979。

陳勝崑，《中國疾病史》，臺北：自然科學文化事業公司，1981。

陶熾孫，《西洋醫學史》，上海：東南醫學院出版股，1933。

傅維康，〈醫史園地悉心耕耘50年——著名醫史學家王吉民〉，《中華醫史雜誌》，17：3（北京，1987），頁145-148。

富士川游顯彰會小傳編集委員會編，《富士川游先生（1975年原版）——復刻》，東京：大空社，1988。

猪飼周平，〈明治期日本における開業醫集團の成立：專門醫と一般醫の身分分離構造を欠く日本的醫師集團の源流〉，《大原社會問題研究所雜誌》，511（東京，2001），頁31-57。

猪飼周平，〈地域包括ケアと保健師の使命〉，《保健師ジャーナル》（特集 地域包括ケア：見えてきた保健師の關わり），70：11（東京，2011），頁941-946。

葉永文，〈科學化？西醫化？臺灣中醫發展的醫政分析〉，《社會分析》，1（臺北，2010），頁97-130。

雷祥麟，〈負責任的醫生與有信仰的病人——中西醫論爭與醫病關係在民國時期的轉變〉，《新史學》，14：1（臺北，2003），頁45-96。

雷祥麟，〈衛生為何不是保衛生命？民國時期另類的衛生、自我與疾病〉，《臺灣社會研究季刊》，54（臺北，2004），頁17-59。

雷祥麟，〈杜聰明的漢醫藥研究之謎——兼論創造價值的整合醫學研究〉，《科技、醫療與社會》，11（高雄，2010），頁199-263、265。

熊俊、張玉萍,〈惲鐵樵函授中醫學校沿革〉,《中華中醫藥學刊》,29:4(瀋陽,2011),頁765-766。

趙石麟,〈史仲序著《中國醫學史》評述〉,《中華醫史雜誌》,19:3(北京,1989),頁191-193。

劉士永,〈醫學、商業與社會想像:日治臺灣的漢藥科學化與科學中藥〉,《科技、醫療與社會》,11(高雄,2010),頁149-197。

劉伯驥,《中國醫學史》,臺北:華岡出版部,1974。

劉容華、江東亮,〈臺灣小型醫院新設與歇業之影響〉,《臺灣公共衛生雜誌》,20:1(臺北,2001),頁27-33。

歐陽鍾玲,〈臺北市醫療設施分佈之地理研究〉,《地理研究》,45(臺北,2006),頁51-72。

蔡景峰,〈陳邦賢先生對中國疾病史研究的貢獻〉,《中華醫史雜誌》,20:1(北京,1990),頁11-13。

鄭志敏,〈殖民樣板或臺人英雄?:試論杜聰明與日治時期臺灣的醫學教育〉,《臺灣圖書館管理季刊》,1:1(臺北,2005),頁99-123。

鄭曼青、林品石,《中華醫藥學史》,臺北:臺灣商務印書館,1982。

鮑鑒清,《我國新醫之解剖學史》,出版地不詳:自然科學季刊編輯部,1931。

Andrews, Bridie. *The Making of Modern Chinese Medicine, 1850-1960*. Vancouver: University of British Columbia Press, 2014.

Bloor, David. *Knowledge and Social Imagery*. Chicago: The University of Chicago Press, 1991.

Choa, Gerald H. "A history of medicine in Hong Kong," in *Medical Directory of Hong Kong*. Hong Kong: The Federation of Medical Societies of Hong Kong, 1970, pp. 11-26; 1981, pp. 11-27; 1985, pp. 13-29.

Choa, Gerald H. "Hong Kong's Health and Medical Services," in Albert H. Yee, ed., *Whither Hong Kong: China's Shadow or Visionary Gleam*. Lanham: University Press of America, 1999, pp. 153-186.

Cordell, Eugene F. "The importance of the study of the history of medicine," *Medical Library and Historical Journal*, 2:4 (October 1904), pp. 268-282.

Cunningham, Andrew. "Transforming Plague: The Laboratory and the Identity of Infectious Disease," in Andrew Cunningham and Perry Williams eds., *The Laboratory Revolution in Medicine*. Cambridge: Cambridge University Press, 1992, pp. 209-244.

Hsu, Hong-Yen. *Chen's History of Chinese Medical Science*. Hong Kong: Oriental Healing Arts Institute, 1977.

Hutcheon, Robin. *Beside Manner: Hospital and Health Care in Hong Kong*. Hong Kong: The Chinese University Press, 1999.

Jacobson, Nora, Butterill, Dale and Goering, Paula. "Development of a framework for knowledge translation: Understanding user context," *Journal of Health Services Research & Policy*, 8:2 (April 2003), pp. 94-99.

Lei, Sean Hsiang-lin. *Neither Donkey nor Horse: Medicine in the Struggle over China's Modernity*. Chicago: University of Chicago Press, 2014.

Leung, Angela Ki Che ed. *Medicine for Women in Imperial China*. Leiden: Brill, 2006.

Leung, Angela Ki Che and Furth, Charlotte eds. Health and Hygiene in Chinese East Asia: Policies and Publics in the Long Twentieth Century. Durham, NC: Duke University Press, 2010.

Lin, YP and Liu, SY. "A Forgotten war: Malaria eradication in Taiwan 1905-1965," in Angela Ki Che Leung and Charlotte Furth eds., *Health and Hygiene in Chinese East Asia: Policies and Publics in the Long Twentieth Century*. Durham, NC: Duke University Press, 2010, pp. 183-203.

Liu, Michael Shiyung. *Prescribing Colonization: The Role of Medical Practices and Policies in Japan-Ruled Taiwan, 1895-1945*. Ann Arbor: Association for Asian Studies, 2009.

Liu, Shao-hua. *Passage to Manhood Youth Migration, Heroin, and AIDS in Southwest China*. Stanford: Stanford University Press, 2010.

Rogaski, Ruth. *Hygienic Modernity: Meaning of Health and Disease in Treaty-port China*. Berkeley: University of California Press, 2004.

Warner, John Harley and Huisman, Frank eds. *Medical History: The Stories and Their Meanings*. Baltimore: Johns Hopkins University Press, 2004.

Wong, K. Chimin and Wu, Lien-the. *History of Chinese Medicine: Being a Chronicle of Medical Happenings in China from Ancient Times to the Present Period*. Shanghai: National Quarantine Service, 1936.

清末的新性道德論述
——《吾妻鏡》及其讀者[*]

張仲民
復旦大學歷史系副教授

摘要

清末士人楊翥所著《吾妻鏡》一書，係近代中國新式性道德建構過程中的一個重要文本。該書雖然不乏爭議，但也有不少振聾發聵之處，在當時有極大的社會影響，這使其足以成為清末新學史上的一個另類。然而《吾妻鏡》一書的價值在後世長期沒有受到應有的重視，研究者完全忽略了該書之於近代中國新式性道德建構的意義及其導夫先路的作用。

關鍵詞：楊翥、孫寶瑄、《吾妻鏡》、梁啟超、《大陸報》

---

* 本文初稿〈另類的論述 —— 楊翥《吾妻鏡》簡介〉，曾發表於《近代中國婦女史研究》，15（臺北，2007），頁 195-210。這裡是增訂本，篇幅多出一半，特別是增加了一些讀者閱讀和使用該書的材料。上海華東師範大學唐權教授曾在本文初稿的基礎上，重點考察了楊翥此書內容的日本來源，但他討論該書時所用的全部中文資料都已為本文初稿所用（包括《吾妻鏡》一書等材料，亦是筆者贈送給他的）。參看唐權，《「吾妻鏡」の謎：清朝へ渡った明治の性科學》（京都：国際日本文化研究センター，2014），頁 1-71。

An Exposition of New Sexual Morality in the Late Qing Dynasty: *Wuqi Jing* and Its Readers

Zhong-min Zhang

Associate Professor, Department of History, Fudan University

Abstract

Wuqi Jing written by Yang Zhu, a scholar in the late Qing Dynasty, is a text of great importance in the process of construction of new sexual morality in China. Though controversial, this book is quite thought-provoking and exerted great influence on society at the time, which makes it offbeat in the history of new learning/knowledge. While the book has not been paid enough attention to by later generations for a long time, this paper emphasizes its leading/guiding significance to the construction of new sexual morality in modern China.

Keywords: Yang Zhu, Sun Baoxuan, *Wuqi Jing*, Liang Qichao, *China Press*

一、導言

提到民國時的「性學博士」張競生，很多人都可能是如雷貫耳；但若提到楊翥（凌霄）其人，大概沒有多少學者曉得；知道楊翥曾經著有另類的《吾妻鏡》一書的，[1] 更是屈指可數了。不過就是這本《吾妻鏡》，其內容頗有迥乎時流之處，堪稱為近代性學史上一份重要的文獻，尤其是它所標榜的新性道德，非常值得性學史、性別史與書籍史、思想史的研究者重視。但關於《吾妻鏡》的作者楊翥個人的資訊，迄今為止，我們都知道得很少，我們所能知道他的情況，最主要的就是通過孫寶瑄的《忘山廬日記》，才得以窺豹一斑。

在《忘山廬日記》裡，孫寶瑄記載了不少他與楊凌霄（楊翥）的交往情況，[2] 包括他閱讀《吾妻鏡》的一些感受和發揮。從《忘山廬日記》裡孫寶瑄關於楊凌霄的描述，以及他們交遊情況的記載，我們可以知道楊是江蘇海門人；而從孫寶瑄所記載的楊凌霄的自白——「肝膽撐開頹世界，心腸煎暖冷乾坤」句中，[3] 我們可以推知楊是一個很熱心世事的人。在1897年時，楊凌霄曾「欲在海門興議院」，設計議員由官員考取，不是出自民選。[4] 楊還讓孫寶瑄代擬論議院書，但孫認為議院制度在當下條件下並不可行，因為「鄉邑中多一議員，與多一邑長一也。弄權顛倒，曲直不可禁，無益實事。」[5] 楊凌霄也接受了孫寶瑄這樣的觀點，不再堅持在家鄉開設議院的做法。

大約1900-1901年，楊本人還在杭州的日本學堂學習過兩年日語，「凌霄在杭習東國語言文字兩年矣」，楊凌霄並勸同樣正在學習日語的孫

---

[1] 此《吾妻鏡》非日本古代史書《吾妻鏡》。關於日本古代史書《吾妻鏡》及其在中國的流傳情況，可參看馮佐哲、王曉秋，〈《吾妻鏡》與《吾妻鏡補》〉，收入北京市中日文化交流史研究會編，《中日文化交流史論文集》（北京：人民出版社，1982），頁208-217。

[2] 參看孫寶瑄，《忘山廬日記》（上海：上海古籍出版社，1983），頁90、99、273、302、324、325、342、382、383、384、409、410等多處。

[3] 孫寶瑄，《忘山廬日記》，頁90。

[4] 孫寶瑄，《忘山廬日記》，頁90。

[5] 孫寶瑄，《忘山廬日記》，頁99。

寶瑄購買日本字典《言海》一書備用，因其「檢字極便」。[6] 楊淩霄還經常來往於上海、杭州之間，與孫寶瑄是經常往還的好友，同時他與當時浙江名士宋恕、章太炎、陳介石亦有不少交往。其中，楊淩霄可能與宋恕認識比較早，宋恕 1895 年日記裡即有楊淩宵來訪的記載，「十三日，楊淩宵來訪，初見面也。」[7] 他們見面的地點在上海東來升客棧。楊淩霄能進入孫寶瑄的交往圈，也許就得益於宋恕的介紹和引見。孫寶瑄非常推崇楊淩霄，把楊比喻為鷹，將之與章太炎、宋恕並列，「淩霄如鷹，枚叔如鶴，燕生如雁。」[8]

孫寶瑄與楊淩霄還非常投契，在互相的交談中有許多共鳴，特別是在對男女之間關係的看法上。在 1901 年 8 月 22 日日記裡，孫寶瑄曾記道：

> 九日，晴。淩霄來談。男女交合，有肉體之愛，有精神之愛。以肉體之愛而交合者，生子必愚；以精神之愛而交合者，生子必慧。而人自擇配偶，有男女為友數年而婚配者，有為友十餘年而始婚配者，皆精神之愛也。淩霄云：人生有三樂：一男女之樂，一山水之樂，一讀書之樂。[9]

後來，孫寶瑄在讀到楊淩霄所著《吾妻鏡》後，大為嘆服，還在日記中詳記：

> 夜，觀劇，忽厭倦，遂閒步至第一樓品茶。買書二種：曰《吾妻鏡》，曰《男女交合無上之快樂》。《吾妻鏡》，通州楊淩霄著。淩霄與余舊相識也。其論人生三樂，與余不俘而合。又謂：凡歐洲自古大人物，強半野合而生。蓋野合者，必兩情相遂，故其種性精良，造成之人往往不凡。我國男女禁自擇配偶，其交合皆用勉強，故種性不精良，而人才罕覯。國之不振，非一原因也。[10]

---

[6] 孫寶瑄，《忘山廬日記》，頁 324。
[7] 宋恕，《乙未日記摘要》，收入胡珠生編，《宋恕集》（北京：中華書局，1993），頁 934。
[8] 孫寶瑄，《忘山廬日記》，頁 273。
[9] 孫寶瑄，《忘山廬日記》，頁 382-383。
[10] 孫寶瑄，《忘山廬日記》，頁 598。

一部《吾妻鏡》,[11]讓博覽群書的讀者孫寶瑄這樣戚戚於心,其內容究竟為何呢?

二、內容簡介

《吾妻鏡》一書雖列為三十八章,其實每章字數都很少,多為200字左右,全書大約6,000字,其目錄如下:

夫婦恩義為培種第一要事
男女相愛即磁石之理
得交合之道則身強子賢,失交合之道則身弱子愚
受胎之理並得胎之術
種子
絕嗣各病
私奔為動物公理
夫婦異質方成佳偶
淫欲有傷身絕嗣之大患
夫婦不和有害家國,宜逼令離婚以培元氣
鴉片與酒遺禍後裔
小孩食米粉有害智慧
處女亦有破身
男女不交接為淫禍之根
男女宜同飾同服,可減電力、可消恨海
股淫、手淫、宿娼、強姦、夢遺、留精等同一害身之事
避孕法
一夫數妾之國亦宜一女數夫

---

[11] 《吾妻鏡》原書僅署「中國楊翥著、王晟校」,沒有附其他出版資訊。但根據該書中楊翥簡單的《自序》及該書在《中外日報》上的廣告、孫寶瑄的閱讀情況等可知,該書是由杭州圖書公司在1901年出版的。另外,據當時知情人言,《吾妻鏡》係一三十餘歲之人與十餘歲之人合著,以年齡大者、學過三年日文者(應為楊翥)為主,另一人似應為「校者王晟」。參看公人,〈與《新民叢報》記者書〉,《新民叢報》,第29號,光緒二十九年(1903)三月十四日,頁103。

申論精神之愛生豪傑，淫欲之愛生豚犬理由
交合適度活氣血，過度減氣血，獨居亦減氣血
交合過度之害，男子甚於婦人
生兒強弱與夫婦之愛力相比例
男女貞淫無關品學
聰明人好色之理由
醫學家保護子宮即保護家國之根本
女子有外交，父母翁姑無問罪之理
太陽光線為斯人知愚之大原
淫欲能腐敗愛情，愛情能消磨淫欲
股淫宜禁
各動物所食之物，各視其齒之所宜，違則傷身
娶婦有時
臥房
禁同姓為婚之非理
不讀書腦愚，多讀書腦亦受傷而愚
情欲為生天地、生萬物之起點
小兒剃髮傷腦
女子纏足傷身
一女數夫大近人情，一夫數妾不近人情[12]

參考以上各章的具體內容，以今日的「後見之明」來看，當時人比較難以接受的應該是「私奔為動物公理」、「一夫數妾之國亦宜一女數夫」、「男女貞淫無關品學」、「女子有外交，父母翁姑無問罪之理」、「情欲為生天地、生萬物之起點」等章。這些章節的內容對於傳統的禮教秩序和人們的思維慣性來說，不啻是大逆不道的背叛。比如「論私奔為動物公理」章言：

凡動物交合，皆陰陽二電相吸，電止不能自動，電動不能自止。惟人最偽，必告父母，必待媒妁，自賊其本性，不知陰莖

12　楊燾，《吾妻鏡》(杭州：杭州圖書公司，1901)，頁 1-3。

與陰道之適合與否？己非親歷其境，且不能知，彼父母媒妁何能越俎代謀？我不解嚴禁私奔之國，以為兩私相合，此固私事乎？抑公事乎？若固私事也，則私奔乃動物之公理，而不得為之邪僻也！[13]

又比如「論一夫數妾之國亦宜一女數夫」章公然宣傳「一女數夫」之合理性，其所據理由雖不妥當，但這種觀點無疑也是對男權獨大社會的一種抨擊：

華人一妻數妾，大傷公理，為各國所鄙。倘使華女亦可一女數夫，則不獨無傷公理，且有大同氣象。夫造物聚數百年靈秀之氣，生一才子、生一佳人，而使一人得之、千萬人失之，使天下愛才愛色者齊抱不平之憾，有傷天地之和，此凡夫之陋見，而非動物之公理也，有志大同者，其三復我言焉可？[14]

在稍後的「論一女數夫大近人情，一夫數妾不近人情」章，楊淩霄更進一步，從生理角度來建構「一女數夫」現象的符合情理，而「一夫數妾」不合人情：

夫婦者，以合歡為目的也。女子一宵能迎數夫之歡，其數夫，情也。男子一宵不能迎數妾之歡，其數妾，非情也。[15]

再如「男女貞淫無關品學」章，楊淩霄還將「男女貞淫」與否與人品區分開來，一反中國傳統的見解：

夫男女之相愛，其血液中磁氣相感耳。氣之所感，物不能自主，濃者易感，淡者難感。米國為五洲最文明之國，且有自配之權，然每年男女逃亡之數尚有五百人。博士查其品學，未嘗出於人下，不過一時電氣吸力所致，及電氣平流之日，又冰消瓦解，而不能自問者矣。[16]

---

[13] 楊翥，《吾妻鏡》，頁6。
[14] 楊翥，《吾妻鏡》，頁10。
[15] 楊翥，《吾妻鏡》，頁19。
[16] 楊翥，《吾妻鏡》，頁12。

《吾妻鏡》還公然鼓吹情欲解放的必要性與自然性，批判禮教綱常禁欲論的虛偽及無知，認為「情欲為生天地、生萬物之起點」，社會不當禁欲，否則只會培養出更多道貌岸然的偽君子：

> 太陽與地球無愛力，即無天地，天地無愛力，即不生萬物，萬物無愛力，即不傳種類。愛力作何？情欲而已。今日偽君子諱談情欲，以淫書為痛恨，當先痛恨其父母，要知其父母亦以一點情欲結成。惟其父母情欲略淡，故其子孫性情中不能無偽氣耳。雖然若縱欲無度，則愛情亦敗，而種類亦漸衰。試觀蕩婦與蕩子，而恍然矣！自古及今，動植物之古有而今無者，不能以數計，推其滅種之由，非情欲過甚，必情欲過衰，將來滅此人種之起點，非節欲之偽君子，必縱欲之真小人歟？[17]

以上所舉的議論，如公開提倡婚前性行為、婚姻自由、情欲解放和共夫共妻，以及主張一女數夫，從自然進化論角度來反對男權獨尊，主張情欲存在的合法性，將人品、學問與個人的性生活區分開來，這些主張無疑是在鼓吹一種新的婚姻觀和「性道德」。這些見解即使放在今天，亦是很激進的，遑論清末社會的接受能力？難怪有人要對《吾妻鏡》及其作者大相撻伐了（詳後）！《吾妻鏡》這裡的觀點實可與康有為在《實理公法全書・夫婦門》中主張的換夫換妻制有得一拼！[18]

康有為在此根據所謂《實理》：

> 今醫藥家已考明，凡終身一夫一婦，與一夫屢易數婦，一婦屢易數夫，實無所分別。凡魂之與魄，最難久合。相處既久，則相愛之性多變。[19]

由此推出他主張的《公法》：

---

[17] 楊翥，《吾妻鏡》，頁18。
[18] 康有為，《實理公法全書・夫婦門》，收入錢鍾書主編、朱維錚編校，《康有為大同論兩種》（北京：三聯書店，1998），頁10-12。
[19] 康有為，《實理公法全書・夫婦門》，頁10。

凡男女如係兩相愛悅者，則聽其自便，惟不許有立約之事。倘有分毫不相愛悅，即無庸相聚。其有愛惡相攻，則科犯罪者以法焉。[20]

並在《按語》裡用進化論觀點繼續闡釋：

此乃幾何公理所出之法。蓋天既生一男一女，則人道便當有男女之事。既兩相愛悅，理宜任其有自主之權，幾何公理至此而止。若夫立約，則是增以人立之法，非幾何公理所固有者。惟即以不立法為立法，斯為幾何公理所出之法也。[21]

但只有如此，卻不足以使男女個個身體健康，必須有輔助舉措，才能使之效果明顯：

此法當多設醫局以佐之。嚴限每人或三日或五日即赴醫局察驗一次，以聞症筒驗其血管有虧損否，虧損若干，即其戒節色欲若干日。其有過於虧損者，則勒令其暫住數天，略以藥物調養，如此則民無夭箚之患矣。然醫局之宜多設，豈徒用此法為然哉？[22]

當然，男女之間不能無規則在一起，必須要加以立法保障，所由之法亦要根據幾何公理，可也要考慮到特殊性——「而外增以人立之法」：

凡男女相悅者，則立約以三月為期，期滿之後，任其更與他人立約。若原人欲再立約，則須暫停三月，乃許再立。亦許其屢次立約，至於終身。其有數人同時欲合立一約者，詢明果系各相愛悅，則許之，或仍不許。

凡男女立約久暫，聽其自便。約滿則可更與他人立約，亦可再與原人換約。其有數人同時欲合立一約者，詢明果系各相愛悅，則許之，或仍不許。[23]

---

20 康有為，《實理公法全書・夫婦門》，頁 10。
21 康有為，《實理公法全書・夫婦門》，頁 10。
22 康有為，《實理公法全書・夫婦門》，頁 10。
23 康有為，《實理公法全書・夫婦門》，頁 11。

而一夫一妻制則主張：

> 凡男女立約，必立終身之約。又有故乃許離異。又一人不得與二人立約。男女各有自主之權。[24]

該制度雖然也是人立之法，揆諸（法國1891年的）事實，其不合乎「實理」，「無益於人道，更不及以上諸法」。至於由父母包辦婚姻，以及傳統綱常規定的男為女綱、夫為婦綱、一男可以有數婦、一婦不能數夫等不公平現象，更與幾何公理相悖，無益人道。為預防此種弊端，所以要「禁人有夫婦之道」，原因即在於夫婦之道與「實理全反，不惟無益人道，且滅絕人道矣」。鑒於資料的匱乏，我們不能確定《吾妻鏡》與《實理公法全書》（及《大同書》）之間的關聯性，不過兩書此處具有的相似性則是毋庸置疑的。

另外，金天翮有本在中國近代婦女運動史上地位極高的書——《女界鐘》，在該書裡，金天翮就撰有一章《婚姻進化論》，[25] 這章很可能也受到了《吾妻鏡》的影響。在《婚姻進化論》章裡，金天翮先談「愛力」的重要性，「愛力之於世界大矣！一切諸天、行星、地球、生物、無機物、有機物所運行、所簸蕩、所生滅而結集構造，而胚胎，而孳乳，而成立，而悲歡離合……」[26] 對比《吾妻鏡》中關於「愛力」的描繪，「太陽與地球無愛力，即無天地，天地無愛力，即不生萬物，萬物無愛力，即不傳種類。」[27] 兩段表述頗多類似之處。

在《吾妻鏡》一書裡，楊凌霄還結合西方的一些粗淺自然科學知識和進化論觀念，加之他掌握的中國傳統房中醫學，對很多問題都提出了他自己的看法，其中一些觀點不乏遠見卓識，但也有許多觀點有失片面，甚或充滿荒唐。如書中「論男女相愛即磁石之理」章：

---

[24] 康有為，《實理公法全書・夫婦門》，頁11。
[25] 金天翮著，陳雁編校，《女界鐘》（上海：上海古籍出版社，2003），頁67-80。
[26] 金天翮著，陳雁編校，《女界鐘》，頁67。
[27] 楊翥，《吾妻鏡》，頁18。

吸鐵石因電氣有陰陽而相吸，男女亦因電氣有陰陽而相吸。其交合時生電氣三種：一磨擦電，即磨擦而生；一酸鹼電，即男女精中二味製成；一化合電，即二物化合而生。電氣有濃淡，愛力因之而濃淡。電浪有大小，快味因之而大小。電之至數有遲速，呼息因之而遲速，不明電學之理者，不能深知男女相愛之因也。[28]

又比如「論男女宜同飾同服，可減電力，可消恨海」章：

凡光尖等物，最易引動電氣。女子媚髮華服，男子短髮粗服，電浪不均，吸力最大，電生樂，樂生情，情生恨，世間不能無電，即生人不能無恨，消其電力，即填其恨海也。男女同飾、同服，華則同華，樸則同樸，則電氣平流，吸力減，則愛力弱，愛力弱，則恨海枯矣。[29]

從以上楊凌霄這些良莠不齊的見解中，我們可以感受出社會進化論對當時中國趨新人士的影響力，而從《吾妻鏡》作者在光緒二十七年（1901）寫的自序中：「治人之學，治心而已。治心之學，培種而已。是書專講培種之道。」我們也可看出作者賦予該書的目的是「培種」，正是反映出了進化論思想的影響。他在第 1 章〈夫婦恩義為培種第一要事〉中又引伸此義，認為夫妻恩愛結婚，關係甚大，不可以輕忽看待：

夫婦以愛水結成子女，倘恩愛不濃，則愛水自薄，結成之子女其性情才力亦因此而薄。古今大人物，半出於私孩，其父母之愛情濃也。今地球各國，男女不能自擇者，國勢必弱、人心必壞。君相欲家國之治，而男女無自配之權；父母欲子女之賢，而夫婦無恩愛之實，猶欲西行而東其馬首也。有治人之職者，甘自弱其種類，而為強之食焉！哀哉![30]

---

[28] 楊蓍，《吾妻鏡》，頁 1。
[29] 楊蓍，《吾妻鏡》，頁 9。
[30] 楊蓍，《吾妻鏡》，頁 1。

楊淩霄該書裡還有許多將性、感情、婚姻等與傳宗接代、國家興亡聯繫起來的論述，還談及男女乏嗣原因、避孕、懷孕、纏足等多種問題，許多表達都基本符合現在認可的衛生與健康常識。如〈論臥房〉章：

> 臥房為我人半世棲留之地，為小兒成胎分娩之區，最宜講求，以防疾病夭亡愚弱諸患。其所宜之事如左：宜三四面皆琉璃大窗，以通風日；宜少置器具以多養氣，多安花草以吸炭氣；宜每人得室內空氣一百立方尺，能愈多則愈妙；宜室內乾潔，室外近地無腐爛物。[31]

又如「女子纏足傷身」章認為纏足危害性很大，是「戕賊黃種之一大惡習」：

> 運動可增氣血，不待智者而後知。女子纏足，步履艱難，運動必少，亦不待智者而後知。欲快男子一時之心目，而滅女子畢生之氣血，亦戕賊黃種之一大惡習也。[32]

《吾妻鏡》對於社會上流行的禁止同姓為婚的現象也大不以為然，在「論禁同姓為婚之非理」章對此進行了批駁，認為創此說者罪大惡極，「創此說者使同族男女不能親愛，真渙散倫類之罪大惡極人也。」[33] 楊淩霄並援引「米國醫學博士也獨鴉路篤氏」[34] 關於肺病患者的實驗，從而推論只要在兩三代以後，同族結婚就不再是近親結婚，「該患者一千人中，同族結婚之兒女不過六人，其事著明，各國遂馳此禁。今東西國法二三服中即可結婚，於是一族中腦力性理非常者，即可維持不敗，此第一便利，且益奮發。」[35] 甚至還在該章最後咀咒禁止同姓結婚的人「無後」，「中國腐儒沉昏，不悟倫類多而治理難，親愛少而爭端起。創同姓不婚之說者，其無後乎！其無後乎！」[36]

---

[31] 楊燾，《吾妻鏡》，頁 16。
[32] 楊燾，《吾妻鏡》，頁 19。
[33] 楊燾，《吾妻鏡》，頁 17。
[34] 楊燾，《吾妻鏡》，頁 17。
[35] 楊燾，《吾妻鏡》，頁 17。
[36] 楊燾，《吾妻鏡》，頁 17。

同樣，《吾妻鏡》的作者還反對同性戀行為，他在「論股淫宜禁」章認為，同性戀傷害身體，中國應該效法西方各國禁止這種現象。

《吾妻鏡》中還有一些談及普通生活常識的內容，如「論鴉片與酒遺禍後裔」章和「論小孩食米粉有害智慧」章等，其內容茲不再詳引。

《吾妻鏡》中還有一些在現在看來是非常想當然的見解，根本就缺乏相應的「科學」依據，完全屬於作者臆想的結果，如「申論精神之愛生豪傑、淫欲之愛生豚犬理由」章：

> 夫婦交合之念即子女之起點也，起點於淫欲即傳淫欲於子女，起點於恩愛即傳恩愛於子女，故夫婦平日固宜恩愛，而交合之時恩愛宜尤篤，恩愛篤則精神之感動深，呼息緊則血液之迴圈速，遍體之精神俱注，則傳其遍體之精神於子女，有一部之精神不到，其子女即有一部之精神缺乏。今中國之夫婦，本不相識，全憑媒妁而成，苟能動兩人之嗜欲，亦已幸矣。精神之愛，何可望哉！以我人一生之心血，天地生民之大事，而盡付於三姑六婆之手，星卜命相之口，而復決之於木雕泥塑之前，真可為痛哭而流涕者也！[37]

儘管楊淩霄此章所據理由有些荒唐，但他批評當時中國夫婦結合「本不相識，全憑媒妁而成」這樣危害很大的現象，卻是很有針對性。楊淩霄在「論聰明人好色之理由」章，將智愚程度同好色掛鉤，並以此作為「天地自然之理由」；在「論太陽光線為斯人知愚之大原」章，把太陽光線作為黃白紅黑諸種區分的原因，以及將氣候熱冷與否作為人種智慧的差別所在。凡此則足見作者知識之局限。

再從《吾妻鏡》的其他內容來看，楊淩霄該書中還提倡講究交合之道的觀點，如〈論受胎之理並得胎之術〉章，這遠早于民國時期張競生的類似主張：[38]

---

[37] 楊蒼，《吾妻鏡》，頁 10-11。
[38] 關於民國時期張競生的主張，可參看張競生，《張競生文集》（廣州：廣州出版社，1998）；還可參看彭小妍，〈五四的「新性道德」——女性情欲論述與建構民族國家〉，《近代中國婦女史研究》，3（臺北，1995），頁 86-92。

夫犬羊鹿豕之交，每年數次，蓄精至厚，得其道也。必待牝者孕蛋成熟之際，得其時也。必舐其陰具，使牝者春心先發，而後子宮膨脹，宮口下垂，陽精易入，得其術也。故男女多淫，子女必少，蓄精未厚也。女子春心未動，而男子洩精，必難成胎，宮口未下也。女子孕蛋成熟之時，在經盡一日之後，十四日之前，幾經盡七日之內，女子春情多盛於男，故胎易孕女。自七日至十四日，女子之情少衰，男子盛其情以交，合胎易成男。故蜂蛋與雞卵，初生者必牝，後生者必牡，理可推也。又經前三日孕蛋再熟，亦可成胎。男子尿道既窄，精出無力，不能射入子宮，或年高力弱，洩精太早，不能待女子春情發動者，必在未合之前先用一手挑動女子之春情，然後交合，或洩精于水節，使水節之溫度適宜，然後射入，方能得胎。然交合之際，但熾淫情，而無腦筋之愛力，則所生子女必愚蠢無知，或狡詐可鄙。泰西各國故必先親愛，而後訂為夫婦。若先訂夫婦，使成親之夕，先交合而後親愛者，此禽獸交合之道，為伐賊黃種之莫大惡習也。[39]

《吾妻鏡》一書中的這些主張和見解，今天看來自然是卑之無甚高論，但在當時的認知脈絡下，此書裡的許多論述不可謂是不激進。考慮到該書出版於1901年，再參之以孫寶瑄的讀書、購書記載以及他與楊凌霄的交往情況，當時書籍市場上生理衛生類書籍、進化論書籍、自然科學類書籍都已出版不少，而且在上海等地還可以方便地購買到日文書籍。楊凌霄《吾妻鏡》中的主要觀點是來自於這些翻譯出版的西學書籍以及他所能閱讀到的日文生殖醫學書籍，[40]也有可能來自於友朋之間的交流。

其實，類似楊凌霄在《吾妻鏡》中的某些表達，時人也都有一些，如孫寶瑄在《忘山廬日記》中就對同姓為婚現象發表過議論，「同姓為

---

[39] 楊矞，《吾妻鏡》，頁3-4。
[40] 楊矞此書不少內容是改編自日本稍早大量流行的《造化機新論》之類書籍。參看唐權，〈《吾妻鏡》の謎：清朝へ渡った明治の性科學〉，頁1-24。有關明治時期日本此類書籍的情況，可以參看赤川學，〈開化セクソロジーの研究〉，《人間科學論集・人間科學情報編》，32（長野，1998），頁21-39；赤川學，《明治の「性典」を作った男：謎の醫學者・千葉繁を追う》（東京：筑摩書房，2014）。赤川學的研究得自東京大學楊力女士的提示。

婚，其生不善，此我國古語也。見於《左氏傳》。余初不得其實據，今見伊東琴次郎所考得血統婚姻之害，始恍然矣。」[41] 蔡元培在1900年寫的《夫婦公約》中亦曾有過某些類似楊凌霄的看法，如他亦認為：「男子之欲，陽電也；女子之欲，陰電也。電理同則相驅，異則相吸。其相驅也，妨於其體也大矣；其相吸也，益於其體也厚矣。相吸之益，極之生子，而關乎保家，且與保國保種之事相關矣。……」[42] 蔡元培這裡同樣認為「野合之子」「智於家生」，主張禁止纏足，注意居處環境；也同意「生子之事，第一交合得時」，「第二慎胎教」等等觀點，其中許多見解都與楊凌霄《吾妻鏡》中的主張有相似之處。由這些情況我們可推知，楊凌霄在《吾妻鏡》中的表達決非是難鳴的孤掌，當時一些趨新人士如孫寶瑄、蔡元培等人都有類似見解，更早的康有為、譚嗣同等人也有相仿所見，這些人或可能閱讀過相同的書籍、分享過同樣的思想資源、吸納過彼此的意見，而楊凌霄在《吾妻鏡》中的表達，不過是當時諸多趨新士人聲音的集中體現，可能也反映了明治日本出版的大量生殖醫學書籍對他們的影響。

三、讀者反應

綜合來看，《吾妻鏡》的作者將西方生理衛生、進化論知識，推廣到婚姻和中國人種問題上，將性與政治和種族結合起來，揭露諱言性的虛偽與非必要，並強調新式性文化的重要，凸顯由於諱言性所導致的中國種族及國民的「羸弱」現狀，同時借西方的優種現實，來襯托或對比中國種族在與西方競爭中的不利地位，以建構弱國國民需要強種和新式性文化的急迫，進而宣稱自己寫作此類書籍的目的亦在於此。通過這樣的修辭策略，楊凌霄水到渠成地為自己獲得了寫作此書的合法性，同時也獲得了讀者應該閱讀此書的必要性。而報刊上刊載的《吾妻鏡》的出版

---

[41] 孫寶瑄，《忘山廬日記》，頁612-613。
[42] 蔡元培，〈夫婦公約〉，收入高平叔主編，《蔡元培全集》，卷1（北京：中華書局，1984），頁101-104。

廣告，亦是如此建構《吾妻鏡》的著述目的和閱讀該書的正當性（圖1、圖2）。

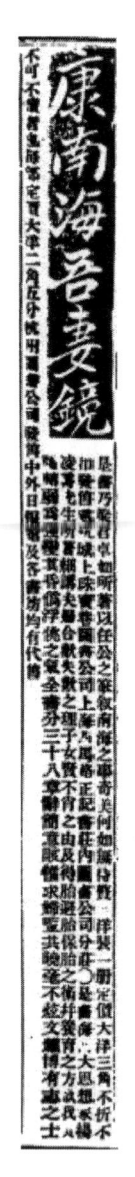

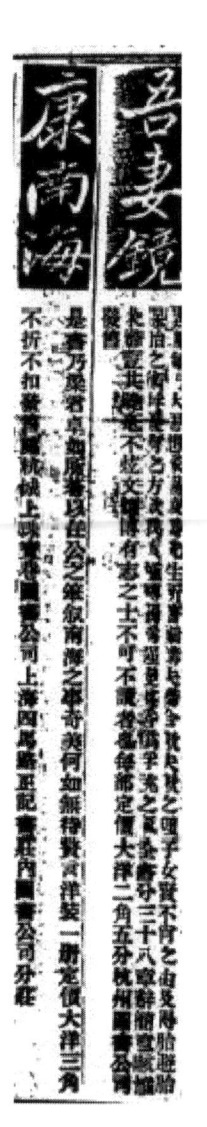

圖1 《中外日報》1902年6月30日，論前廣告第1版

圖2 《中外日報》1902年6月21日，論前廣告第一版

清末的新性道德論述──《吾妻鏡》及其讀者　61

> 是書海門大思想家楊凌霄先生所著,細講夫婦合歡失歡之理,
> 子女賢不肖之由,及得胎、避胎、保胎之術並養育之方,欲我
> 黃種轉弱為強,變其昏偽浮佻之氣。全書分三十八章,辭簡意
> 賅,惟求婦豎共曉,毫不炫文耀博,有志之士不可不讀者也。
> 每部定價大洋二角五分。杭州圖書公司發售,《中外日報》館及
> 各書坊均有代售。[43]

該書和梁啟超所《康南海》一書,往往一起在《中外日報》上的一個固定方塊裡連續作廣告,且《康南海》一書廣告詞在前,《吾妻鏡》的廣告詞在後。這大概不是偶然的巧合,可能系出自書商的促銷策略與特意的安排,企圖讓《康南海》與《吾妻鏡》互搭便車,增加雙方的銷量及知名度。

可以說,《吾妻鏡》一書之所以得到孫寶瑄的青睞,其內容儘管不怎麼具有原創性,但確有振聾發聵之處,這使其足以成為晚清新學史上的一個另類。而從孫寶瑄讀了《吾妻鏡》後的發揮、評論中,我們也可以發現,孫寶瑄這樣的讀者應該是最符合《吾妻鏡》的著譯目的及其廣告詞中所預設的那種類型。當然,潛藏在孫寶瑄閱讀《吾妻鏡》這些書背後的關懷,依舊是他關於中國種族問題的憂慮以及對改良傳種問題的關注,期待中國人能和白種結合,所謂「通種」,產生一個新種族,擺脫被列強輕視的「劣種」狀態,像他在日記中所表露出的擔心與希望:

> 吾始也謂黃種雖不能自立,亦不必滅亡。或與白種人媾和,另
> 化出一種人在黃白之間者,亦未可知。今乃知其難。蓋讀觀雲
> 《中國興亡一問題》,內有云:優種人與劣種人結婚,往往能
> 失優種人之性質。吾恐西人入我國後,有鑑於此,遂懸為厲
> 禁,使黃白人不許為婚,則化種一說亦無望矣。雖然,我國人
> 究不得全謂劣種,其聰明能力有突過西人者,或冀西人之不之
> 禁也。[44]

---
[43] 《中外日報》,1902 年 6 月 21 日,論前廣告第 1 版。
[44] 孫寶瑄,《忘山廬日記》,頁 721。蔣觀雲與孫寶瑄這裡的「化種」思想很可能受到了唐才

不過楊淩霄的標榜以及他在《吾妻鏡》一書中的表達，雖然得到了像孫寶瑄這樣的讀者的擁護，但也招來另外一些讀者的口誅筆伐。如《新民叢報》上就曾發表過一篇應該是出自梁啟超之手的名為《青年之墮落》的未署名文章，梁在文章裡嚴厲批評《吾妻鏡》一書及其作者道：

> 頃見有惡少年某某兩人著一書，題曰《吾妻鏡》者。吾今為誓言於此，吾若無殺人之權則已，苟有此權，不殺著此書之人，傳其首於十八省，非丈夫也。書局遍上海，新出書目告白充斥報紙，而東西大哲之書有關學術道德者，未見一部，惟見所謂《男女交合新論》、《男女婚姻指南》等書，不下數十百種。其書中豈無一二關於衛生、關於哲理者，然勸百諷一，其害人心固已不少，然猶曰其中有一二言衛生、言哲理者存也。何物梟獍，乃作此等明目張膽、誨淫誨盜之語。彼以是為言女權、以是為言平等、以最（應為「是」）為言文明，彼豈知女權、平等、文明三字作何寫法？以狗彘不食之敗類，乃敢搖筆弄舌，以播其毒於血氣未定之少年之腦中，若此等人不殺何待！不殺何待！此等之人、此等之書本，何足以汙《新民叢報》之片紙，然吾深恫乎近日有新中國之新少年者，皆此類也。記曰：國家將亡，必有妖孽。蓋有此等腐敗社會，然後此等妖孽之人、妖孽之書出焉。見被髮于伊川，知百年而為戎，吾安得不為中國前途慟也。吾為此評，于彼何損焉？彼之《吾妻鏡》必驟多銷萬數千部，而彼花酒之費，又可闊數月矣。吾且恐豔羨彼二人而步其後塵者，將日出而未有已也，廉恥道喪，一至此極。國之亡也，復何慰焉？復何慰焉？[45]

暫且不論該文中顯示出的極端武斷、不寬容的思維方式，就以其所指陳之諸事來論，即有許多不實之處。如該文說這類書「不下數十百種」，就是誇大之詞；不過若將當時出版的生理衛生書籍一併計算在內，這個

常的「通種說」的影響，參看唐才常，《通種說》，收入湖南省哲學社會科學研究所編，《唐才常集》（北京：中華書局，1980），頁100-104。
[45]〈青年之墮落（二）〉，《新民叢報》第25號，光緒二十九年（1903）正月十四日，頁78-79。

數目的確「不下數十百種」。至於「東西大哲之書,有關學術道德者,未見一部」的判斷,更非平情之論。事實上,至1903年時,所謂東西大哲所著的倫理學、經濟學、哲學、政治學等書,已經被翻譯到中國不少。當時甚至有人認為此類書籍翻譯太多,與之對應的科學書籍反而翻譯太少,「政治、國家與夫哲理之書,滿街皆是,而實際科學之書則闕然難之覯也。」[46] 又如一位趨新的書商公奴(夏頌萊)所言:

> 自志士東游以來,譯本書如風發雲舉。一切學科日見進步,政法諸書尤辟渾茫,歐西子之學說,滔滔焉飛渡重洋,競灌輸吾同胞之意識界矣。[47]

清末的報章雜誌上更是不斷地刊載關於此內容的著譯和書籍廣告,即使在《新民叢報》上,也有一些這類書籍的廣告與譯著文章出現,晚清趨新士人孫寶瑄還曾就他讀過的此類書籍在日記裡寫下過不少評論。想來作為《新民叢報》的主事者,梁啟超對《新民叢報》上刊登的諸多這類書籍的廣告和評論自然一目了然,對《新民叢報》支店代售諸如《婚姻指南》這類書籍的情況也不會一無所知,對其他日報上刊載的有關書目廣告也應該經常過目,[48] 但梁啟超卻故意誇大其詞,甚至是用語言暴力來突出他對《吾妻鏡》一書的深惡痛絕,與前面所提到的孫寶瑄對《吾妻鏡》的態度適成鮮明對比。

類似梁啟超,當時一個趨新的旗人將領貴林也對《吾妻鏡》一書有過批評:「楊君《吾妻鏡》,書非譯筆,乃渠自著者。立論近西人伯拉圖之說,而幻妄過之。如云:宜於一女數夫,宜同姓為婚,私奔不宜禁,交合大益人等說。」為此,貴林還寫了讀後感寄給作者楊焄進行商榷,並引來楊焄的答辯。但貴林認為楊的答辯為「妄辯」,可笑之至,「弟曾著一《書後》逕致楊君,復書妄辯,謂時至大同,舍一女數夫之道,雖

---

[46] 《譯者宜辨》,《大陸報》,第5期,光緒二十九年(1903)三月初十日,「論說」,頁10。
[47] 公奴,《金陵賣書記》(上海:開明書店,1902),頁2。
[48] 如梁啟超曾在文章中說《大陸報》:「其目錄遍登各日報廣告中」。〈叢報之進步〉,《新民叢報》,第26號,光緒二十九年(1903)正月二十九日,頁82。

以孔子為君,佛耶為相,亦不能治,並引妓女多夫則不生為比例。可謂笑語之至!」貴林一度還打算將楊燾復函抄給好友宋恕一觀,「弟錄有底稿,暇時當再鈔呈,以博一笑。」[49]

悖論的是,梁啟超麾下的廣智書局與《新民叢報》支店也經常出版一些類似《吾妻鏡》這樣的性學書籍,且梁啟超所著的《康南海》一書與《吾妻鏡》,長期一起在《中外日報》上作捆綁廣告,梁啟超可能也會略有所知——「書局遍上海,新出書目告白,充斥報紙」。既然如此,梁啟超居然還肯在《新民叢報》上發表這篇立場偏激的反對文章,實有些自相矛盾和讓人費解![50]如梁啟超的舊時好友宋恕就認為梁對《吾妻鏡》的指責有些過分,同梁素日主張方枘圓鑿:「任公大罵上海新少年,不留餘地,于楊君《吾妻鏡》,尤怒目切齒而罵之。任公素唱思想自由、議論自由,而乃若此,難明其故!」[51]一署名「公人」的知情讀者特意投函《新民叢報》,亦為《吾妻鏡》作者辯護,認為梁啟超對《吾妻鏡》及其作者的看法有些矯枉過正,有失公允:

> 彼著《吾妻鏡》之二人,為之主者,年已三十餘,生平好奇,有僻見。蓋其腦質,已鑄成矣。學日文日語,已三年餘,非若僅讀和文漢讀法而操筆者;遍學歐美物質上學問,而無一卒業。然其製作程度,在日本高等學校上,心不可謂不熱,而識不足以濟之,故為事往往失當,所見往往過度,所語往往過偏。惜乎生於三十年前,無教育以濟其才。若為之附者,年不過十餘,其腦質之聰靈、學術之猛進,蔚然異日之大人物,我敢言之。且不徒富於思想,而兼有記臆力者也,《吾妻鏡》即銷數萬千部,彼不得一錢。吾觀中國青年,持道德心如彼者蓋尠。非誇語也,他日出現於世界,觀之可知。中國之新民,誓

---

[49] 該段引文均見〈貴林致宋恕函〉(二),收入胡珠生編,《東甌三先生集補編》,頁273。引文標點有所更動。
[50] 根據宋教仁的分析,梁啟超在《新民叢報》中的言論,「覺其破綻處甚多,想因自是輕人之心太過,故只求自完其說,不覺悖於理勢也。」宋教仁著,湖南省哲學社會科學研究所古代近代史研究室校注,《宋教仁日記》,頁178。
[51] 宋恕,〈致瑤女書〉(1903年4月12日),見胡珠生編,《宋恕集》,頁714。

有權殺此二人,毋乃過乎?某非黨彼二人,為之訟冤,公言也,幸察之。[52]

對梁啟超更激烈、更全面的質疑來自持比較激進立場的《大陸報》。該報以其人之道還治其人之身,諷刺梁啟超為「鄉愿」,揭發梁啟超之所以撰文批評上海和東京各雜誌的〈叢報之進步〉,[53] 以及專文批評《吾妻鏡》,乃是因為《新民叢報》、《新民叢報》支店出版的《百美圖》、廣智書局出版的《男女婚姻衛生學》等書,同各雜誌及《吾妻鏡》等書有比較激烈的商業競爭關係:

> 蓋該主筆以為自有《吾妻鏡》,而吾之《百美圖》不能暢銷。自有《男女交合新論》等書,而吾之《男女婚姻衛生論》(該為《男女婚姻衛生學》,原文如此,引者注)必至於滯塞,於是該主筆乃不得不作鄉愿,而持哲理、道德、學術等字樣以期壓倒人。豈知彼手制之《百美圖》,寧非導淫之廣告乎?彼豈知哲理、道德、學術三字何從寫法?「以狗彘不食之敗類」,乃敢搖筆弄舌,以播其毒于血氣未定諸少年之腦中,而復作鄉愿以自文。此等之人不殺何待!不殺何待![54]

《大陸報》上另外也有一篇評論同樣針對梁啟超在〈叢報之進步〉一文中表現出來的無知、偏激與自負,挖苦他「責任有餘而自知尚不足」,並特意就梁啟超關於《吾妻鏡》一書的看法批評道:

> 即如足下之詆惡少年,筆伐口誅,亦云至矣!何至以《吾妻鏡》一書而欲傳其首於十八省,然此為風俗人心計,發為深惡痛疾之辭,猶可言也。彼譯書不佳者,奚至課以欺騙殺人之罪?足下豈將以戊戌年之威勢施之於今日之譯界乎?……[55]

---

[52] 公人,〈與《新民叢報》記者書〉,《新民叢報》,第 29 號,頁 103-104。
[53] 梁啟超該文見《新民叢報》第 26 號,頁 81-83。
[54] 〈《新民叢報》批評之批評〉,《大陸報》第 6 期,光緒二十九年(1903)四月初十日,「批評」,頁 4。
[55] 〈敬告中國之新民〉,《大陸報》第 6 期,光緒二十九年(1903)四月初十日,「論說」,頁 8。

之後，一位署名「東京留學生今世楚狂來稿」的文章，又繼續挖苦梁啟超看待《吾妻鏡》等書的雙重標準：

> 彼所深惡而痛疾者，莫《吾妻鏡》等書若，而廣智書局、《新民叢報》支店所恃以覓大利者，非《婚姻衛生學》，即《男女生殖器病秘書》，甚且費十餘年之心力，百計搜求。二十年來之名姝秀媛小影，公諸普天下情人，使少年後生曠其正務，不勝見影相思之感。[56]

該函最後還對梁啟超針對別家雜誌、別家書商、其他譯者別有用心的批評感歎道：「若《新民叢報》、廣智書局等，固諤諤以噶蘇士輩大豪傑之事業自比，[57] 而天下亦謬認之者也，今若此其欺騙之工，賊害之甚，吾雖欲為當事者諱，吾安得不為天下正告之乎？」[58]

另外，還有人從讀者的角度間接回應了梁啟超。如當時的《新世界小說月報》第 6、7 期（1907 年）即合刊有一文〈讀新小說法〉[59]，認為書的內容如何不重要，關鍵在於讀者是否會讀書。對於善於讀書的人而言，「《美人手》可讀，即荒唐如《吾妻鏡》，亦何嘗不可讀？」[60] 對於不善讀

---

[56] 〈論廣東舉人梁啟超書報之價值〉，《大陸報》第 7 期，光緒二十九年（1903）五月初十日，「寄書」，頁 1。該文的批評大體是準確的，梁啟超當時為籌措立憲活動經費，曾指使廣智書局和《新民叢報》支店，出版了很多科場應用的書籍，以及類涉情色的所謂「衛生」書籍等，「藉此漁利」。但科舉廢除後那些科考書籍馬上沒有銷路，積壓虧損，造成書局的財政困難。參看丁文江、趙豐田編，《梁啟超年譜長編》，頁 487。

[57] 梁啟超曾撰寫有連載文章《匈牙利愛國者噶蘇士傳》，表達其願為中國「噶蘇士」的意思：「吾願為之執鞭而忻慕者也」。該文見《新民叢報》第 4 號，光緒二十八年（1902）二月十五日，頁 31-43；《新民叢報》第 6 號，光緒二十八年（1902）三月十五日，頁 25-37；《新民叢報》第 7 號，光緒二十八年（1902）四月一日，頁 39-52。但該文幾乎完全是石川安次郎所著《路易‧噶蘇士》的翻譯本。

[58] 〈論廣東舉人梁啟超書報之價值〉，《大陸報》第 7 期，光緒二十九年（1903）五月初十日，「寄書」，頁 3。

[59] 轉見陳平原、夏曉虹編，《二十世紀中國小說理論資料》（卷 1），頁 273-279。

[60] 《美人手》為連載在《新民叢報》上的翻譯小說，題為法國某著，譯述者署名為「風仙女史」，該小說從《新民叢報》第 36 號開始連載，到第 85 號止，中間偶有幾期沒有刊登。《美人手》為言情偵探小說，常被歸入鴛鴦蝴蝶派小說之內。後曾出單行本，「書共三冊，六十一章……情節離奇，雖非小說中上乘，亦佳構也。」葉聖陶，《葉聖陶日記》，收入鄭逸梅、陳左高主編，《中國近代文學大系‧書信日記集》，頁 788。該單行本曾在《時報》刊出過廣告，廣告詳細介紹了該書的情況，其中曾說到：「是書一出，不脛而走，凡數十

清末的新性道德論述──《吾妻鏡》及其讀者　67

書的讀者來說,「微特《吾妻鏡》不可讀,即孟德斯鳩之哲理、斯賓塞爾之學說,亦何嘗可讀?」[61] 孫寶瑄在《忘山廬日記》裡也表達過相仿意思,「以新眼讀舊書,舊書皆新書也,以舊眼讀新書,新書亦舊書也。」[62] 但對於許多著譯《美人手》、《吾妻鏡》這類書的人,〈讀新小說法〉一文揭露其實質道:

> 無非托西籍以欺人,博花酒之浪費:連篇累牘,不外伯爵夫人、男爵夫人之頭銜;倒篋傾筐,不外《男女交合》、《婚姻指南》之生活。[63]

這說法正與前引梁啟超在《青年之墮落》文中的觀點類似,該作者也認為此類書中所談的內容並非全無道理、全無必要。問題的關鍵是,這類書籍的譯者不過是借「生理」或「衛生」之名,掛羊頭賣狗肉,來為自己牟取利益,其目的並非是為了推廣衛生知識和為了種族的強盛。如時人之譏:「張誨淫之道,猶飾之曰衛生;造不情之談,而謬足謂濬智;外國無是書強稱是譯。是固明知其悖道而不欲自居其名也。」[64] 梁啟超這裡或許正是出於這樣的擔心與若有所指,才不惜暴露破綻為此憤激之言:「何物惡學究,演而為才子佳人、狀元伯爵,一味引火導欲、誨盜誨淫諸惡罵,唯不善讀新舊小說故。」[65] 以〈讀新小說法〉之文推言之,之所以梁啟超對《吾妻鏡》加以嚴辭峻色,則正是因為擔心讀者「以舊眼讀新書」,不善讀此類書籍,捨本逐末,從而造成實際上是「誨淫」的結果。

故此,在一些情況下,讀者的閱讀反應與趨新人士對《吾妻鏡》讀者的期待,或存有契合之處,更多也許還是方枘圓鑿。像孫寶瑄那樣將《吾妻鏡》這類書作為新學理而接受的,應該屬於比較少的個案。而從

版,歐洲諸國爭翻譯之,其聲價可想。」見〈《美人手》全書出現〉,《時報》1907年1月31日,論前廣告版。關於《美人手》的情況,可參看蔣瑞藻,《小說考證》,頁455。
[61] 轉見陳平原、夏曉虹編,《二十世紀中國小說理論資料》(卷1),頁276。
[62] 孫寶瑄,《忘山廬日記》,頁526。
[63] 轉見陳平原、夏曉虹編,《二十世紀中國小說理論資料》(卷1),頁279。
[64] 孫毓修,〈圖書館〉,《教育雜誌》,1:12(上海:1910),頁61。
[65] 轉見陳平原、夏曉虹編,《二十世紀中國小說理論資料》(卷1),頁276-279。

梁啟超上述的憤激表述中，我們可以知道許多讀者確實是將《吾妻鏡》作為「淫書」來購買或閱讀的，這種情況的存在或許無可避免，以當時普遍盛行的關於兩性關係的規範以及一般人的認知程度，像《吾妻鏡》這樣的書被大多數人視為「淫書」來接受也是正常，一定程度上，這正說明該書對於人們新式性道德建構的影響。如到民初還有人援引該書，戲謔地將之作為制訂「多夫會」章程的學理依據：

> 試觀某君所著《吾妻鏡》一書，謂一弱女子頗能連敵數男，一健男子輒難連敵數女；女子多夫，實天演之常例。名言至理，足為吾黨發明；後列各條，尤足備章程之採擇。[66]

當然，這種現象並不只發生在《吾妻鏡》上，像當時出版的與《吾妻鏡》有類似著譯目的及內容表達的其他書籍，如《男女交合新論》、《婚姻指南》、《婚姻衛生學》、《婚姻進化論》、《男女衛生新論》等，也有類似被視為「淫書」的遭遇，但亦是清末新性道德論述的重要構成部分。[67]

四、結語

《吾妻鏡》曾在《中外日報》、《南方報》等清末報刊上做了大量的廣告；[68] 再據《吾妻鏡》在《中外日報》上刊登的書籍簡介也可知道，該書在杭州圖書公司、《中外日報》館及上海各書坊均有銷售。另外，該書也曾被列入開明書店的新書目錄附在《金陵賣書記》後，[69] 很可能還被開明書店帶到了南京、汴梁等地銷售。於此可推知，該書在當時的銷量應

---

[66] 了青戲擬，〈發起多夫會宣言書〉，《申報》，1913年2月27日，第十版。

[67] 有關這些書籍的較詳細情況，可參看拙著，《出版與文化政治——晚清出版的「衛生」書籍研究》，第4章。

[68] 一新書局曾在1905年8月26日《南方報》及以後多期《南方報》上刊載《吾妻鏡》等書的廣告。

[69] 需要說明的是，公奴的《金陵賣書記》書後所附的「開明書店出版新書目錄」，不是開明書店在南京賣書時的書目，因為該書目所標的書籍價格與開明書店在《中外日報》、《新聞報》等報刊上所作書籍廣告的價格是相同的，而這些書籍不可能在被長途跋涉運輸到南京等地後，仍會被保持在上海發賣時的價格水準。這個目錄應該是《金陵賣書記》出版時開明書店的新出書籍目錄。

該很大（只是由於資料的缺乏，我們不可能獲得確切的銷售資料），只可惜《吾妻鏡》在之後的出版市場上就迅速地消失了，不但沒有引起民國以後人們的注意，亦未引起後來相關研究者的重視。但這並不意味著該書沒有產生影響，較之其他生殖醫學書籍，《吾妻鏡》引起的反響顯然很大，圍繞它一度曾產生了不少的討論，讀者也留下了不少關於此書的評論記錄。而且應該是在《吾妻鏡》的影響下，1902年後一批相繼以「鏡」命名的書和文章（主要是小說），不斷在清末文化市場上出現，如《國民內長鏡》、《現世支那鏡》、《新孽鏡》、《孽冤鏡》、《襟紳鏡》、《青年鏡》、《醫界鏡》、《蒙學鏡》、《蒙養鏡》、《學界鏡》、《生活鏡》、《無師自通照相鏡》、《國民鏡》、《女兒鏡》、《新寶鏡》、《立憲鏡》，等等。不僅如此，《吾妻鏡》還是清末五十多種生殖醫學書籍中比較少見的標明中國人自著的書籍，哪怕它的確抄襲和改編了不少來自日本的相關論述。諸如此類，在在說明《吾妻鏡》在近代中國性學史、衛生史乃至書籍史、文化史上的重要地位。

　　事實上，五四時期興起的「新性道德」，以及在1920年代大力提倡性學的張競生，其論述並沒有大家想像中的那樣先知先覺，在很多方面，張的觀點早已經為楊羗的《吾妻鏡》率先揭櫫，只是由於歷史記憶的遺忘，楊羗及《吾妻鏡》倒不太為後人所知。故此，把張競生說成是「中國出版史上的失蹤者」,[70] 將其視作近代中國性學第一人，實際是在割斷過去、發明傳統，我們暫不必遵循「沒有晚清，何來五四」之類的內在理路或思想史邏輯，僅以楊羗的《吾妻鏡》、孫寶瑄的日記、《大陸報》等材料為例，就足以使我們能重新瞭解楊羗在《吾妻鏡》中的表述及其在當時產生的社會影響，乃至其在近代中國新式性道德論述中所起的導夫先路作用。

---

[70] 周彥文，〈張競生：中國出版史上的失蹤者〉，見張競生，《張競生文集》，頁1。

徵引書目

一、原始文獻

《大陸報》（上海）

《中外日報》（上海）

《申報》（上海）

《南方報》（上海）

《時報》（上海）

《新民叢報》（橫濱）

丁文江、趙豐田編，《梁啟超年譜長編》，上海：上海人民出版社，1983。

公奴，《金陵賣書記》，上海：開明書店，1902。

宋恕著，胡珠生編，《宋恕集》，北京：中華書局，1993。

宋教仁著，湖南省哲學社會科學研究所古代近代史研究室校注，《宋教仁日記》，長沙：湖南人民出版社，1980。

陳虯、宋恕、陳黻宸著，胡珠生編，《東甌三先生集補編》，上海：上海社科院出版社，2005。

金天翮著，陳雁編校，《女界鐘》，上海：上海古籍出版社，2003。

唐才常著，湖南省哲學社會科學研究所編，《唐才常集》，北京：中華書局，1980。

陳平原、夏曉虹編，《二十世紀中國小說理論資料》，第1卷，北京：北京大學出版社，1989。

孫毓修，〈圖書館〉，《教育雜誌》，1：12（上海，1910），頁55-64。

孫寶瑄，《忘山廬日記》，上海：上海古籍出版社，1983。

康有為著，錢鍾書主編，朱維錚編校，《康有為大同論兩種》，北京：三聯書店，1998。

張競生，《張競生文集》，廣州：廣州出版社，1998。

楊蓉著，王晟校，《吾妻鏡》，杭州：杭州圖書公司，1901。

蔡元培著，高平叔主編：《蔡元培全集》，第 1 卷，北京：中華書局，1984。

鄭逸梅、陳左高主編，《中國近代文學大系・書信日記集》，上海：上海書店，1993。

二、近人論著

北京市中日文化交流史研究會編，《中日文化交流史論文集》，北京：人民出版社，1982。

赤川學，〈開化セクソロジーの研究〉，《人文科學論集・人間情報學科編》，32（長野：1998），頁 21-39。

赤川學，《明治の「性典」を作った男：謎の醫學者・千葉繁を追う》，東京：築摩書房，2014。

唐權，《《吾妻鏡》の謎：清朝へ渡った明治の性科學》，京都：國際日本文化研究センター，2014。

張仲民，《出版與文化政治——晚清出版的「衛生」書籍研究》，上海：上海書店出版社，2009。

彭小妍，〈五四的「新性道德」——女性情欲論述與建構民族國家〉，《近代中國婦女史研究》，卷 3（臺北，1995），頁 86-92。

蔣瑞藻，《小說考證》，上海：古典文學出版社，1957。

責任與擔當：二十世紀中國的醫學史研究

甄橙

北京大學醫史學研究中心教授

摘要

    本文概述醫史學科在中國建立和發展情況。學科建制方面，回顧了1930年代在中國創建醫史學會，為發展醫史學科搭建平臺、聚攬人才、擴大影響的過程；介紹了前輩學者高瞻遠矚，建立醫史研究機構，搜集整理醫學文獻，調查醫學古迹，為醫史研究積累資料和經驗的過程；闡述了逐層推廣醫史教學，培養醫史人才的情況，中國傳統醫學史教研普遍開展，而世界醫學史教研有待加強；重點介紹了醫史雜誌的創辦和發展。學術研究方面，長篇敘事曾成為中國醫學史的主流研究風格，弘揚中醫曾成為中國傳統醫學史的重要任務，醫學通史類研究成果層出不窮，大型醫史工具書的編撰成為中國醫史研究的特色，醫學人物、疾病史、醫學專科史、醫學交流史、醫學起源問題、少數民族醫學史，醫學考古與出土文物研究成為中國醫學史研究的重要問題，醫史博物館的建立不僅成為醫史研究成果的體現，也成為愛國教育和文化教育的有效渠道。醫學編史學問題的探討，醫學信息學、醫學人類學、醫學社會學、歷史學、科學史等學科的介入，使多學科研究方法滲透到醫史學科的研究中。學科發展方面，穩定醫史隊伍、重視近現代醫史研究、適時調整發展方向是醫史學者的任務，借助多學科互動、探索醫學發展規律、構建醫史學科的未來是醫史學者的責任。

關鍵詞：醫學史、中國醫學史、世界醫學史、教學、研究、二十世紀

Duty and Possibility: The History of Medicine in 20th Century in China

Zhen Cheng

Professor, Center for the History of Medicine, Peking University

Abstract

The article introduces the founding and development of history of medicine in China. On the discipline construction, the article reviewed the process of founding the Society of Medical History of Chinese Medical Association in 1930, which built a platform for medical history, gathered the talent people, enlarged the influence; introduced senior scholars who looked far ahead and established the institute of medical history, collected and reorganized medical literature, investigated medical monuments, accumulated data and experience for medical history; extended the teaching of medical history from college level to graduate level, teaching and research of Chinese medical history carried out generally rather than that of western medical history; mainly discussed the establishment and development of the Chinese Journal of medical History. On the academic research, the long narrative had been a mainstream research style of medical history, a whiggist approach to traditional Chinese Medicine had a vital task for medical history, the research results of general history of Medicine emerged endless; large medical books became a characteristics for medical history with research focus, including story of doctor, history of disease, discipline of medicine, medical communication, origin problem of medicine, minority medicine, medical archaeology and the unearthed cultural relics. Medical museum was not only a fruit but also became an effective channel for patriotic education and cultural education. Discussion on medical historiography promoted multidisciplinary research methods to be involved into the study of medical history, such as medical information, medical anthropology, medical sociology, history, scientific history. On the development of discipline, it was the duty for medical researchers to stabilize the team, pay more attention to the modern medical history, adjust the direction of medical history in time; as well as it was the possibility for medical researchers to use the multi subject interaction, explore the medical law, construct the future for the medical history in the future.

Keywords: medical history, history of traditional Chinese medicine, western medical history, teaching, research, 20th century

1930年代醫史學科在中國開始創建，至今已80餘年，中國的醫史學科從籌建到壯大，經歷了快速發展，也遭遇瓶頸困惑。在中國日益走向國際化的今天，醫學史研究面臨許多問題和挑戰。回溯歷史，與臺灣者共同分享經驗，探索發展之路，努力提高中國醫學史的研究水平是為撰寫本文之主旨（注：本文所及地區均指中國大陸，未包括臺灣、香港、澳門，為行文簡潔，統稱中國，特此說明）。

一、成立醫史學會推動學科發展

1914年陳邦賢首先倡議成立「醫史研究會」，並在《醫史研究會小啟》一文中指出，「本會之宗旨，在研究歷朝醫事之沿革及其所以進化之理由。確定醫史唯一之資料，編輯《中國醫學史》」[1]陳邦賢的初衷是中國醫學史研究應以中國傳統醫學史為主。1915年中華醫學會成立，代表了中國本土醫學界最高水平的學術團體，其成立倡議者均為有留洋經歷的西醫學者。特別是中華醫學會首屆會長伍連德十分支持醫學史研究，1935年他與王吉民、李濤等發起，在中華醫學會之下成立了醫史委員會。1936年2月，由中華醫學會理事會批准，正式成立「中華醫史學會」成為中華醫學會最早的兩個專科分會之一：

> 其間歷經滄桑，多次因故中輟，但學會的成立促進了醫史學的學術研究和經驗交流，對中國醫學史學科之建立、研究領域之擴大、科研教學水平之提高，都發揮了重要作用。雖然中國醫學史研究及教學的繁榮發展僅僅依靠學會是不夠的，而學會的確是一股不可低估的力量。[2]

在第二屆全國醫史大會期間，批准了美國醫史研究院院長西格里斯特（Henry E. Sigerist, 1891-1957）的入會要求，並選舉伍連德為醫史學會

---

[1] 陳邦賢，〈醫史研究會小啟〉，《「醫史研究會」百年紀念文集》（太原：陳邦賢紀念文集工作組，2014），頁280-281。

[2] 李經緯、張志斌，〈中國醫學史研究60年〉，《中華醫史雜誌》，26：3（北京，1996），頁129-136。

名譽會員。[3] 中華醫史學會在當時的國際影響可見一斑。1940 年國際醫史學會承認中華醫史學會為該會會員之一，並在執行委員會中列席，[4] 但由於多種原因中國未能積極地參與到國際醫學史的活動中，實乃遺憾。

自成立學會以來，中華醫史學會克服困難，堅持開展學術活動。期間雖有中斷，但從 1979 年復會後，學會活動即向長期性和計劃性的良好方向發展。1980 年代，學會活動日趨活躍，各省紛紛成立醫史分會（詳細情況見表 1）。1990 年代以後，全國性和地方性醫史學術會議幾乎每年都如期舉行，每次醫史會議都確立了明確的主題，引領了醫學史研究在中國的發展方向。

表 1　各省醫史分會成立時間表

序號	地方醫史分會名稱	成立時間	隸屬醫學組織
1	北京醫史分會	1952 年 12 月	中華醫學會
2	上海醫史分會	1953 年 01 月	中華醫學會
3	廣州醫史分會	1956 年 12 月	中華醫學會
4	浙江醫史分會	1980 年 05 月	中華中醫藥學會
5	福建醫史分會	1980 年 08 月	中華醫學會
6	黑龍江醫史分會	1980 年 08 月	中華醫學會
7	內蒙古醫史分會	1980 年 10 月	中華醫學會
8	遼寧醫史分會	1981 年 09 月	中華醫學會
9	陝西醫史分會	1982 年 06 月	中華醫學會
10	廣西醫史分會	1982 年 12 月	中華中醫藥學會
11	安徽醫史分會	1983 年 09 月	中華醫學會
12	四川醫史分會	1984 年 03 月	中華中醫藥學會
13	吉林醫史分會	1985 年 07 月	中華中醫藥學會
14	河南醫史分會	1986 年 06 月	中華醫學會
15	江西醫史分會	1988 年 05 月	中華醫學會
16	湖北醫史分會	1991 年 05 月	中華醫學會
17	山西醫史分會	2014 年 07 月	中華醫學會

---

[3] 李經緯，〈中國醫史文獻研究的百年回復與展望〉，《中華醫學會醫史學分會第 14 屆 1 次學術年會論文集》（太原：中華醫學會醫史學分會，2014），頁 1-15。

[4] 王吉民，〈中華醫史學會五年來之回顧〉，《中華醫學雜誌》，27：12（北京，1941），頁 795。

除中華醫學會醫史分會以外，中華中醫藥學會、中國科學技術史學會、中國藥學會等學術組織也召開醫學史主題的會議，在國際中國科學史會議、國際亞洲傳統醫學會議、國際東亞傳統醫學史學術大會上都有中國學者參加學術交流。特別是1992年中華醫學會醫史分會在北京舉辦首屆國際中國醫學史會議，來自美、法、德、英、奧、以色列、日、韓、臺灣）及大陸27個省市的代表，共190多人參加會議，收到論文300餘篇。參會學者中，何炳郁（英）、文樹德（德）、戴思博（法）、吉元昭治（日）、鄭遇悅（韓）等都是國際科學史和醫學史的知名學者。此次會議頗有國際影響，可惜未能持續。但不難看出，醫史專業學會組織的建立為發展醫史學科搭建了平臺，聚集了人才，奠定了必要的基礎。

二、建立專門機構促進醫史研究

為加強醫學科學的研究工作，1950年10月在南京中央衛生實驗院和中央衛生實驗院北京分院的基礎上成立了中央衛生研究院。雖然研究院的工作以醫學科研為主，但1951年在中央衛生研究院中國醫藥研究所即成立了醫史研究室，成為最早的醫史研究專門機構。中央衛生研究院院長沈其震指出，中央衛生研究院完成了中國醫學資料的搜集，向全國各地徵集民間單方，編制了北京市公藏的中醫書籍卡片目錄，中醫經典文獻目錄，實地調查了古代名醫史迹，為醫史研究積累了資料。[5] 60餘年後中國首個諾貝爾科學獎的突破更加彰顯了醫史文獻研究的意義和價值。

中國的醫學史研究在保護和開發傳統中醫藥的大背景下得到發展。1955年中國中醫研究院（今中國中醫科學院）成立，分設內外科研究所、中藥研究所、針灸研究所、醫史研究室、編審室等三所二室。醫史文獻研究被列入平行重要位置，李濤、陳邦賢負責醫史研究室工作。醫史研究室在編寫高等醫學院校醫史教材、舉辦醫史師資訓練班、培養醫

---

[5] 沈其震，〈中央衛生研究院成立四年來的工作概況〉，《科學通報》，5：10（北京，1954），頁33-50。

史專門人才、進行名醫遺迹調查、開展醫史學術交流等方面做了重要工作。1971年醫史研究室和編審室合併為醫史文獻研究室，1982年升格為中國醫史文獻研究所，李經緯任所長。先後設立醫學通史、少數民族醫史及東西方比較醫史、基礎文獻、臨床文獻、單秘驗方研究室。適應時代發展需要，現已調整為中醫文獻研究室、中醫數字化研究室、醫史研究室、醫學文物研究室、中醫工具書編研室等。[6] 中國中醫研究院醫史文獻研究所曾是中國傳統醫學史和文獻研究的一面旗幟。

此外，上海市中醫文獻館（1956年成立）、山東中醫藥大學醫史文獻研究所（1985年成立）、南京中醫藥大學醫史文獻研究所（1986年成立）、陝西省中醫藥研究院文獻醫史研究所（1987年成立）、北京醫科大學醫史學研究中心（1989年成立）等單位均較早成立了醫史文獻專門研究機構，推動了中國的醫學史研究。

三、設立醫史講席培養醫史人才

中國的醫史學科一直處於醫學領域的邊緣地帶。中醫醫史文獻學科尚位於中醫學和中藥學的學科分類之下，西醫醫史學科則不在醫學學科的範疇之內，而隸屬於科學技術史一級學科。目前在中國的高等醫學教育中雖然沒有開設醫學史專業的本科生課程，但是醫學史的教學活動已開展多年。

1920年代，為與西醫抗爭求生存誕生一批中醫學校。1925年惲鐵樵、章太炎、張破浪共同組織「中國通函教授學社」（後來的「鐵樵函授中醫學校」），[7] 將1922年孫永祚所編《醫學史》做為教材使用。1929年，王吉民受聘於國立中法醫學院，任醫學史講師，講授醫學史課程。[8] 據北

---

[6] 李經緯，〈中國醫史文獻研究的百年回復與展望〉，《中華醫學會醫史學分會第14屆1次學術年會論文集》，頁1-15。

[7] 熊俊、張玉萍，〈惲鐵樵函授中醫學校沿革〉，《中華中醫藥學刊》，29：4（瀋陽，2011），頁765-766。

[8] 張大慶，〈醫學史教育在中國：歷史、問題與展望〉，《中國科技史雜誌》，28：4（北京，2007），頁432-439。

京協和醫學院 1922-1923 年和 1924-1925 年的課程表顯示，該校已開設了醫學史的講座課程，同時還為護校學生開設了護理學史課程。[9]1930 年代，李濤在協和中文部開設醫學史課程，「鑒於我國各醫校教授醫史之需要，決議編輯醫史大綱以備教學之用」，[10]1940 年出版《醫學史綱》，兼論中西醫學史。1934 年陳果夫在江蘇鎮江創辦江蘇省立醫政學院（今南京醫科大學前身），此時陳邦賢雖在鎮江師範任教，因堅持醫學史研究與寫作多年，被聘為江蘇省立醫政學院醫學史及疾病史教授。

此時期，醫學史教學和研究呈零星開展態勢。1947 年中華醫史學會報請教育部通令醫史為各院校必修課程。1950 年代初期，中華人民共和國衛生部為提高中醫的開業水平，在全國主要大中城市舉辦進修班，醫學史成為中醫進修的必修科目之一，主要講授西醫史。1953 年醫學史納入高等醫學教育計劃。1954 年毛澤東批評了衛生部的中醫政策，提出西醫應該學習中醫，全國各地開始舉辦西醫學習中醫班，醫學史成為入門課程。1956 年衛生部委托中醫研究院醫史研究室和北京醫學院醫史教研室共同開辦醫史高級師資進修班，為高等西醫院校培養醫學史教師。北京大學醫學院、哈爾濱醫科大學、瀋陽醫學院、大連醫學院、同濟醫學院、華西醫學院、中山醫科大學、南京醫科大學等十餘所高等醫學院校，創立了醫史教研室（組），將醫學史作為西醫院校的學習課程，掀起了西醫史教學的小高潮。北醫、哈醫（哈爾濱醫科大學）、上醫（上海醫科大學）、四醫大（第四軍醫大學）、南醫（南京醫科大學）都建立獨立的醫學史教研室，但目前只有北醫和哈醫堅持下來，其餘的西醫院校多設立了醫學史教習，而沒有獨立的醫學史教學機構。1980 年代以後，北醫和哈醫擔負了培養世界醫學史教學和研究的後備力量的重任。[11]

在西醫高等院校內，1946 年李濤創建北醫醫史學科（1949 年後改稱

9　張大慶，〈中國醫學人文學科的早期發展：協和中文部〉，《北京大學學報（哲學社會科學版）》，48：6（北京，2011），頁 124-129。

10　李濤，《醫學史綱》（上海：中華醫學會編譯部出版社，1940），〈序〉。

11　姒元翼，〈紀念我國首屆醫史高級師資班 30 周年〉，《中華醫史雜誌》，17：3（北京，1987），頁 142。

醫史教研組),「該室經費獨立,與別科平等,均列入學校預算,此在吾國尚屬創舉。北大之重視醫學史,於此可見一斑。」[12]1948年至2002年,程之範接替並負責醫史教研室的工作,奠定了北醫醫史教研室的教學和科研基礎,並於1989年建立醫史學研究中心,開拓並完善了以世界醫學史為主的教科研機構,並一度使北醫成為全國高等西醫院校內唯一的醫學史專業博士學位授權單位。[13]2000年北京醫科大學與北京大學合併,該中心更名為「北京大學醫史學研究中心」。北醫的醫史學課程性質幾經調整,從醫學生的必修課程到基礎醫學與臨床醫學之間的橋梁課程,1990年代後期醫學人文的興起,醫學史轉為醫學人文核心課程之一,並被置於通識教育的體系之中。

在高等中醫院校內,已普遍為本科生開設了中國醫學史課程,世界醫學史課程作為選修課程進入到中醫校園。1978年中國恢復高考制度以後,經國務院學位委員會批准,北京、黑龍江、廣州、湖南、哈爾濱、成都、上海等地開始招收中醫醫史文獻專業碩士研究生,1987年招收博士研究生,1993年中國中醫研究院首先獲准招收國外和港臺地區中醫醫史文獻專業博士研究生。

為支持醫學史教學,1956年中華醫史學會建立醫史教材編委會。1984年第五屆全國醫史會議期間,就成立醫史教學學組的問題進行討論,1988年第八屆全國醫史會議上正式成立醫史教學學組。[14]但無論是教學還是科研,西醫史明顯弱於中醫史。鑒於此,1999年北醫召開醫學史學科發展座談會,以推動醫學生的素質教育、深化醫學史教育改革、促進醫學史學科的發展為目的,雖然規模不大,但是受到了學校領導的高度重視,時任北京醫科大學副校長、研究生院院長韓啟德院士主持會議,北京醫科大學前任黨委書記彭瑞驄教授,著名骨科專家馮傳漢教授均到

---

[12] 佚名,〈會員動態〉,《醫史雜誌》,1:2(上海,1947),頁38。
[13] 甄橙,〈程之范教授與北京醫科大學醫史教研室〉,《中華醫史雜誌》,41:6(北京,2011),頁366-372。
[14] 李經緯,〈中國醫史文獻研究的百年回復與展望〉,《中華醫學會醫史學分會第14屆1次學術年會論文集》,頁1-15。

會發言。韓啟德院士在總結發言時指明：

> 醫學史的教學活動應當更加開放，應考慮在職申請學位，舉辦繼續教育等。應加強醫學史研究中心的建設，保持其開放性、流動性，可聘請兼職教授，擴大隊伍，也可考慮與相關學科聯合，加強力量，促進跨學科研究。[15]

四、創辦專業雜誌擴大醫史交流

《醫史雜誌》、《醫學史與保健組織》與《中華醫史雜誌》三者名稱不同，但彼此聯繫緊密。1946年冬，中華醫史學會年會決議，發行《醫史雜誌》，作為學會的機關刊物，以「登載研究中外醫學歷史的譯著為主旨」，1947年3月中華醫學會醫史學會創刊《醫史雜誌》，出版了2卷8期（因有合期實際只有5期），此階段刊出的論著文稿多是在中華醫史學會舉行的學術會議上交流的文章。[16]

1949年《醫史雜誌》停刊，1951年復刊。1953年根據中華醫學會總會決議，自第5卷起更名為《中華醫史雜誌》。1956年，有關部門為給保健組織提供學術交流平臺，同時也為響應政府節約的號召，從1957年起將《中華醫史雜誌》更名為《醫學史與保健組織》。此時醫史方面的論文數量雖少，但質量較高。1959年雜誌又與《中華醫學雜誌》合作，更名為《人民保健》，每期只刊登醫史論文1-2篇，醫史雜誌近於停刊。1980年《中華醫史雜誌》正式復刊，至今未中斷。陳海峰、程之范、李經緯、王永炎先後擔任雜誌總編輯。

縱觀《中華醫史雜誌》的發展，1947-1952年，注重對古代醫學文獻、疾病史及醫史重大問題的探討。這一時期的作者隊伍雖小但水平高。

---

[15] 張大慶，〈北京醫科大學召開醫學史學科發展座談會〉，《中華醫史雜誌》，30：1（北京，2000），頁34。

[16] 陸肇基，〈中華醫史雜誌50年歷程〉，《中華醫史雜誌》，26：4（北京，1996），頁197-204。

高產作者有范行准、王吉民、余雲岫、李濤、宋大仁、吳雲瑞、葉勁秋、耿鑒庭、伊博恩、陳邦賢、謝誦穆、丁濟民等醫史前輩。1953-1955年，雜誌的風格發生明顯地改變，國外醫學史介紹占了很大比例，設置蘇聯醫學、世界醫學等欄目。1980年後，研究領域顯著擴展。在研究內容上，除了中國古代醫學外，近代醫學史、少數民族醫學史、世界醫學史、醫史學理論、醫藥行業史、地方醫學史調查等方面的研究增多，但總體上局限於醫藥學術史本身的問題探討。1990年代以後，中國醫史學者的眼界不斷開闊，積極學習國外經驗，注重從多學科、多角度、多層次來研究醫學在中國的變遷。

有學者對1986-1990年間中國醫史核心期刊進行初步調查，得出《中華醫史雜誌》、《醫學與哲學》、《中國科技史料》、《中國藥學雜誌》、《浙江中醫學院學報》、《自然科學史研究》、《上海中醫藥雜誌》是刊載醫史學文獻較多的期刊。[17]除此之外，《中國中西醫結合雜誌》、《自然辯證法研究》、《自然辯證法通訊》、《中醫文獻雜誌》、《醫古文知識》、《大自然探索》、《科學》、《中國衛生人才》、《健康報》、《中醫藥報》、《中國衛生畫報》、高校學報社科版及各省市專業醫學期刊等也有醫學史論文發表。

五、挖掘醫學史料弘揚中國文化

挖掘史料、弘揚中醫，成為研究中國傳統醫學史的重要任務。長篇敘事的醫學史研究曾在中國成為主流，通史類研究成果層出不窮，如陳邦賢《中國醫學史》（1919）、王吉民和伍連德《王伍醫史》（1932）、李濤《醫學史綱》（1941）、李廷安《中外醫學史概論》（1943）、中醫研究院醫史研究室《中國醫學史簡編》（1956-8）、劉伯驥《中國醫學史》（1974）、賈得道《中國醫學史略》（1979）、趙璞珊《中國古代醫學》（1983）、俞慎初《中國醫學簡史》（1983）、范行准《中國醫學史略》

---

[17] 李成建、柯銀花、孫為民、郭正文，〈我國醫史學核心期刊初步調查〉，《中華醫史雜誌》，22：2（北京，1992），頁125。

（1986）、李經緯《中國古代醫學史略》（1990）、陳海峰《中國衛生保健史》（1993）等著作，以2000年北京人民衛生出版社的《中國醫學通史》為代表，醫學通史類研究達到一個高峰，目前《中國醫學通史》修訂工作正在進行中。

大型醫史工具書的編撰也成為中國醫史研究的特色之一，如《中國醫學大辭典》（1921）、《中國藥學大辭典》（1935）、《中醫圖書聯合目錄》（1961）、《中醫名詞術語選釋》（1973）、《中醫大辭典醫史文獻分冊》（1980）、《二十六史醫學史料彙編》（1982）、《中國醫學百科全書·醫學史》（1987）、《中醫人物辭典》（1988）、《四庫全書總目提要醫家類及續編》（1992）、《中華本草》（1999）、《中醫文獻辭典》（2000）、《中西醫病名對照大辭典》（2002）、《中醫藥基本名詞術語規範化研究》（2005）、《中國本草全書》（2007）、《中華大典·醫藥衛生典》陸續出版，這些工具書為研究醫學史相關內容提供了線索和基礎。

醫學人物是醫學史研究的基礎性工作，屬點狀研究，利於釐清人物對醫學發展做出的貢獻和發揮的作用。中國古代醫學人物研究相對豐富，近代西醫人物研究比較分散，多集中於醫學傳教士及地方西醫學家研究，如于永敏《遼寧醫學人物志》（1990）、盧希謙、趙石麟《陝甘寧邊區醫家傳略》（1991）、趙石麟《陝西現代傑出創新醫家研究》（1999）、劉雋湘《醫學科學家湯飛凡》（1999）、高晞《德貞傳》（2009）。一些科學家傳記叢書，如《中國當代醫學家薈萃》（吉林科學技術出版社，1987）、《中國現代科學家傳記》（科學出版社，1991）、《中國古代科學家傳記》（科學出版社，1992）、《中國科學技術專家傳略·預防醫學卷》（中國科學技術出版社，1993）、《中國科學技術專家傳略·臨床醫學卷》（人民衛生出版社，2000）、《中國科學技術專家傳略·基礎醫學卷》（人民衛生出版社，2005）、《20世紀北京中醫》（2007）、《20世紀中國科學口述史》（湖南教育出版社，2009）、《20世紀知名科學家學術成就概覽》（北京科學出版社，2010）、《老科學家學術成長資料采集工程》（中國科學技術出版社，2013）、《中國工程院院士傳記叢書》（人民出版社，2014）等都有醫學專家被收錄於其中，豐富了醫學人物研究。

疾病史和醫學專科史研究屬線狀研究，可以比較清晰地勾畫出醫學本身的發展和對疾病認知的脈絡，一定程度上反映出醫學的發展及醫學各科的形成軌迹。從 1930 年代始，伍連德、李濤等人率先對鼠疫史、結核病史進行探討，此後陸續出現對天花、肝炎、痢疾、萊姆病、狂犬病、酒病、臌脹病、癩病、血吸蟲病、猩紅熱、流感、肺痹、瘧疾、霍亂、鼠疫、行軍性血紅蛋白尿、鼻淵、口腔粘膜、耳科、職業病等歷史研究的論文，范行准《中國病史新義》（1989）填補了疾病史專著的空白。在醫學專科史方面，李經緯《中國古代外科成就》（1961）、韋以宗《中國骨科技術史》（1983）、賈靜濤《中國法醫學史》（1984）、薛愚《中國藥學史料》（1984）、張仁《中國針刺麻醉發展史》（1989）、王卜雄《中國氣功學術發展史》（1989）、嚴世芸《中醫學術史》（1989）、吳少禎《中國兒科醫學史》（1990）、傅維康《針灸推拿史》（1991）、馬大正《中國婦產科發展史》（1991）、周大成《中國口腔醫學史考》（1991）、姜泗長《中國耳鼻喉科學史》（1992）、傅維康《中藥學史》（1993）、陳新謙《中華藥史紀年》（1994）、林昭庚和鄢良《針灸醫學史》（1995）、王忠仁等《中國結核病學科發展史》（1997）、李春興《中藥炮製發展史》（2000）、陳明齋《外科學簡史》（2001）、黃龍祥《中國針灸史圖鑒》（2003）、李經緯和張志斌《中醫學思想史》（2006）等，成果頗豐。

中國醫史學者在 1930-1940 年代開始對醫學的起源問題進行探討，余雲岫、范行准等提出「醫源於經驗積累」、「醫源於巫」的看法，1950 年代提出醫源於勞動的觀點，1980 年代認識到不能將這一複雜的理論問題簡單化和公式化。有關醫學史的分期也是經常探討的問題，傳統方法多按上古、中古、近世、現代來分述，也有按中國古代歷史朝代來劃分。1950 年代以後，學者多採用原始社會、奴隸社會、封建社會、半封建半殖民地社會等分期法。1980 年代以後傾向於按照醫學發展的內在規律來分期。李經緯強調：

> 在醫學史的分期上首先必須反映出醫學在各個不同時期的不同實質和特點；其次，要考慮到中國醫學技術史和文化史特點的

相對一致性；再次，是在前二者的基礎上注意社會政治、經濟發展的相關性等。這個層次是不能倒置的。[18]

中國是多民族國家。1988-1993年間，《中華醫史雜誌》刊登少數民族醫史文章30篇，涉及蒙、藏、彝、維、壯、朝、苗、金、瑤、侗、拉祜、鄂倫春等12個現代少數民族及匈奴等古代少數民族，研究內容主要包括少數民族醫療經驗的實地調查報告、人物和著述等。1994年以後，在《中華醫史雜誌》發表的少數民族醫學史的研究成果有所下降，但不乏專著問世，如王振弘《安多藏蒙醫藥學史研究》（1994）、格桑陳來《藏族醫學史》（1997）、蔡景峰等《四部醫典考源》（1999）、蔡景峰《藏醫學通史》（2002）。近年由於人類學方法的介入，壯大了少數民族醫學史研究。

關於醫學交流史，王吉民、曹元宇、汪企張、宋大仁、馬堪溫等都做過研究工作。史世勤《中醫傳日史略》（1991）、馬伯英等《中外醫學文化交流史》（1993）、李經緯等《中外醫學交流史》（1998），以及美國中華醫學會基金會資助北醫的項目「中美醫學交流史研究」（2000-2005）、美國魯斯基金會資助北醫的項目「20世紀西方醫學與慈善」（2011-2013），進一步擴大了中外醫學交流史的研究）。

醫學考古與出土文物研究是中國傳統醫學史研究的特色之一，同時醫藥衛生考古發現為醫史博物館的建設奠定了基礎，醫史博物館不僅成為醫學史研究成果的一種體現，同時也是進行愛國教育和文化教育的一種有效渠道。中國目前的醫史博物館中，以中國傳統醫學史博物館為多（表2），在很多中醫藥大學內，又常常與校史館、中藥館合併，有些歷史悠久的醫院設立了院史館。2004年11月廣州中山大學醫學博物館建成，2015年7月河南駝人集團投資興建的醫學博物館在河南長垣正式開館，成為數不多的主要介紹西方醫學的醫學博物館。

---

[18] 李經緯，〈論中國醫學通史古代卷編寫諸問題〉，《中華醫史雜誌》，24：1（北京，1994），頁41。

表2　主要中國醫史博物館列表

省市	名稱	創建時間	備註
上海	上海醫史博物館	1938	現為上海中醫藥博物館的一部分
吉林	長春中醫藥大學醫史陳列室	1963	2009年整合為長春中醫藥大學博物館，2011年又被命名為吉林省中醫藥博物館
陝西	陝西中醫研究院醫史館	1965	
北京	中國醫史博物館	1982	
江蘇	南京中醫藥大學醫史館	1987	
北京	北京中醫藥大學中醫藥博物館	1990	包括醫史館和中藥館
四川	成都中醫藥大學醫史館	1991	
廣州	醫史館	1996	2006年整合為廣東中醫藥博物館

六、探討研究方法提高學術水平

長期以來，中國的醫史研究以歷史文獻分析為主要的研究手段和方法。中國學者對醫學編史學問題並沒有忽略，1970年代曾經展開醫學史研究意義和任務的討論。程之范指出醫學史是聯繫社會、政治、經濟、哲學、科學和其他文化的關係來研究醫學發展的過程和規律的科學，[19]需要借鑒相關學科的研究方法研究醫學史。1980年代，姒元翼提出醫史學的結構和研究方法問題，認為醫史學的結構包括三部分，即：醫史學基礎知識；研究主體－醫學史；醫史學研究方法。[20]1980年代以後開始重視醫學發展與社會、文化等外在因素的關係。趙璞珊、李經緯、鄭金生、馬伯英、鄢良等從古代哲學、政治、經濟、文化、宗教、科技等各方面因素對疾病、醫學、藥學等的影響來探討中國醫藥學的發展規律。1990年代以後提出醫學史「內史」「外史」的概念。後由於科學史、歷史學、社會學、人類學等學科研究方法的引入，消弱了「內史」與「外史」之爭，借用多學科的研究方法已經成為醫史研究不可迴避的現實。1990年代末期以後，中醫社會史和文化史的研究逐漸增多，如〈孫思邈千金方

---

[19] 程之范，《中外醫學史》（北京：北京醫科大學、中國協和醫科大學聯合出版社，1997），頁2。

[20] 姒元翼，龔純，《醫史學》（武漢：湖北科學技術出版社，1988），頁3。

中的佛教影響〉[21]、〈宗教信仰對蒙古醫學的影響〉[22]、〈物性互滲意識與服石煉丹〉[23]、〈宋明理學對中醫學理論的影響〉[24]、〈清明上河圖與北宋醫藥文化〉[25]，更出現了專著《論醫中儒道佛》[26]、《清代江南的瘟疫與社會》[27]，都是比較優秀的作品。歷史學者和醫史學者不約而同以疾疫流行史為切入點，探究相關的社會歷史問題。2003 年 11 月北京大學醫學部召開「首屆中國醫學社會史學術研討會」，2006 年 8 月天津南開大學召開首屆「社會文化視野下的中國疾病醫療史國際學術研討會」，醫療社會史逐漸成為醫學史研究的一個重要領域。

醫學史和醫史學之間一字之差存爭議，《中華醫史雜誌》曾組織關於醫學史與醫史學的討論。從文字表面來看：

> 醫學的歷史謂之醫學史；研究編纂醫學史的系統學問謂之醫史學，展開些說，醫史學具有醫學和史學的交叉學科屬性，是醫學的基礎，是史學的分支。醫史學是為構建醫學發展歷程、揭示其規律而有關史料、史觀、類型結構、表述範式等的系統學問。[28]

總體來看有兩種觀點：

> 第一種觀點認為「醫學史」是指對醫學史實的陳述，是對醫學歷史事件、人物、著作、理論等的介紹，是醫史研究的初級階

---

[21] 朱建平，〈孫思邈千金方中的佛教影響〉，《中華醫史雜誌》，29：4（北京，1999），頁 220-222。

[22] 策・財吉拉胡，〈宗教信仰對蒙古醫學的影響〉，《中華醫史雜誌》，29：2（北京，1999），頁 92-95。

[23] 王振瑞，〈物性互滲意識與服石煉丹〉，《中華醫史雜誌》，30：4（北京，2000），頁 222-224。

[24] 孟慶雲，〈宋明理學對中醫學理論的影響〉，《中華醫史雜誌》，32：3（北京，2002），頁 131-134。

[25] 靳士英、靳朴，〈清明上河圖與北宋醫藥文化〉，《中華醫史雜誌》，33：4（北京，2003），頁 246-248。

[26] 薛公忱，《論醫中儒道佛》（北京：中醫古籍出版社，1999）。

[27] 余新忠，《清代江南的瘟疫與社會：一項醫療社會史的研究》（北京：中國人民大學出版社，2003）。

[28] 梁峻、劉聰、閆曉宇、劉學春、張磊，〈略論醫史學科建設諸問題〉，《中華醫學會醫史學分會第 12 屆 1 次學術年會論文集》（重慶：中華醫學會醫史學分會，2008），頁 1-9。

段;「醫史學」則是以史實為研究素材,論述醫學發展的規律性,是醫史研究比較成熟的階段。第二種觀點認為「醫學史」的研究對象是醫學發生發展的過程,而「醫史學」的研究對象則是研究醫學史的理論和方法。[29]

對於醫史理論問題的探討,雖有爭論,但有助於把握醫史學科的發展方向,提高醫史研究的學術水平,因此應繼續加強醫學編史學理論問題的探討。

七、開拓國際視野研究世界醫史

中國的世界醫學史研究可以分為三個階段:

> 第一階段為 1907-1949 年,以簡述和翻譯國外的醫學史論文為主,多為普及性的醫史知識介紹;第二階段為 1950-1979 年,此階段仍以翻譯介紹國外醫學史論文為主,尤其是前蘇聯和東歐國家的醫學史;第三階段為 1980-1995 年,此階段不僅限於一般的翻譯,而是開始進行專題性研究,研究的範圍不斷擴大。[30]

目前,中國的世界醫學史研究緊跟世界潮流,積極借鑒國外經驗,追求用新方法和新材料加強中國的世界醫學史研究。

一些醫學期刊,如《醫藥學報》、《中西醫學報》、《中華醫學雜誌》、《醫藥學報》、《汽巴季刊》、《大公報醫學周刊》、《醫潮》、《光華醫藥雜誌》等曾不定期地刊登介紹世界醫學史的文章。1950 年代初,《中華醫史雜誌》增設了世界醫史專欄。

翻譯介紹國外的醫學史作品是研究世界醫學史的必要途徑,蘇聯彼得羅夫《醫學史》(1957)、德國文茲梅爾《世界醫學五千年史》(1985)、

---

[29] 王振瑞,〈簡論醫學史與醫史學〉,《中華醫學會醫史學分會第 13 屆 1 次學術年會論文集》(北京:中華醫學會醫史學分會,2011),頁 107-111。
[30] 程之范、張大慶,〈我國的世界醫學史研究〉,《中華醫史雜誌》,26:4(北京,1996),頁 193-196。

義大利卡斯蒂廖尼《醫學史》（1986，2003，2013）、羅伊・波特《劍橋醫學史》（1999）、美國杜菲《從體液論到醫學科學：美國醫學的演進歷程》（2000）、美國瑪格納《生命科學史》（2002）、英國基普爾《劍橋世界人類疾病史》（2007）、美國伯納姆《什麼是醫學史》（2009）等譯著拓展了中國學者瞭解和研究世界醫學史的視野。

近些年來，國際上對比較醫學史的研究重視起來，如美國芝加哥大學科學史與醫學史研究中心設有西方與非西方的醫學史比較研究專題，日本順天堂大學多次主持東西方比較醫學史討論會。程之范、馬堪溫較早提倡應該加強中西比較醫學史的研究。程之范指出：

> 1950年代中華人民共和國剛剛成立不久，醫學史研究找出誰是世界第一還是應當的，因為那時中國剛剛從半殖民地半封建的壓迫中解放出來，需要挖掘中國醫學的領先成就，以此增強民族意識非常必要。但是現在中國的情況已經大不相同，中西比較醫學史的研究不能再只是誰第一的問題的討論，而是要真正尋找中西醫學的差異和產生差異的因素，科學地對待二者的差異和衝突，發現衰退、進步和繁榮的原因，總結經驗和教訓，讓歷史為現在和將來服務。[31]

但是從目前《中華醫史雜誌》發表的文章看，反映出西方醫學史在內容、題材和研究深度上遠不及中國醫學史。[32] 因此，中西比較醫學史研究依然有待加強。

八、海納百川經驗迎接機遇挑戰

安貧樂道，穩定醫史隊伍。1950年代以前，中國的醫史隊伍包括專業人員和兼職人員在內不過50餘位，他們憑藉對醫學史專業的熱愛不僅

---

[31] 程之范，〈21世紀應該關注中西醫學史的比較研究〉，《中華醫史雜誌》，31：2（北京，2001），頁67-68。

[32] 甄橙，〈中國的西方醫學史研究〉，《中華醫學會醫史學分會第11屆3次學術年會論文集》（北京，中華醫學會醫史學分會，2007），頁93-101。

開拓了中國醫史學科而且堅守了這個陣地。1980年代初在經濟浪潮的吸引下，一些醫史人員下海轉型。中國經濟發展的良好態勢，使醫學史研究再度回暖，一些醫學科研工作者、臨床醫生、歷史學者、語言學者，科技史、哲學、科技哲學、人類學等專業學者加入到醫學史領域，壯大了研究隊伍。張慰豐指出，多年來我國的醫學史著作大多圍繞醫學人物、典籍、事件展開，研究內容處於自身系統的封閉狀態，因此不能深入研究醫學的歷史淵源與文化背景，極大地限制了研究視野。[33] 而醫史隊伍知識結構的豐富彌補了單純醫學背景的缺憾，為多視角研究醫學史提供了可能和保證，也考驗了醫史學者甘於「清貧」的生活態度。

著眼實際，重視近現代中國醫學史。中國的醫學史研究偏重於史料的挖掘和整理，這種厚古薄今的現象應當得到改變。認真總結中醫學近百年發展緩慢的歷史教訓，探討西醫學在同一時期突飛猛進發展的原因，探索其規律，探討其內在聯繫，為中醫學、中西醫結合醫學提供有力的依據和具有指導意義的見解，是需要長期堅持的工作。對於中國近現代醫學史研究，無論是百年中醫史還是百年西醫史，都有很多內容值得深入挖掘。相對於古代醫學史和世界醫學史來說，中國近現代醫學史研究更容易找到原始素材，而且可以結合文化研究、實地考察、人物訪談等多種手段，分析近現代醫學發生變化的原因和規律。

放眼未來，調整醫史發展方向。在中國醫史學科的初創階段，醫史學科肩負著推動科學史及人文學科發展的任務，1990年代以後這種情況逐漸發生改變。醫學人文概念的提出，使醫史學科的主導作用被實用性更強的學科，如醫學倫理學、衛生法學、醫學心理學、醫學社會學等學科替代。現實狀況使醫史學科要甘做綠葉，為醫學人文其他學科提供歷史積澱，但也不能因此忽略醫史學科的學術價值。中國科學家屠呦呦2011年度獲得拉斯克獎，2015年摘得中國首個諾貝爾科學獎，中醫文獻《肘後備急方》功不可沒。屠氏的獲獎再度揭示了醫史學科的重要性，不僅中醫史研究要為臨證實踐服務，西醫史也同樣。

---

[33] 張慰豐，〈開展醫學文化史的研究〉，《中華醫史雜誌》，27：4（北京，1997），頁193-194。

本文簡要回顧了 20 世紀醫學史研究在中國的開展情況，個別內容的時間下限略有延伸。在有限的篇幅內試圖全面介紹中國的醫學史研究是一件極為困難的事情。鑒於作者能力所限，闡述不當之處敬請學者斧正。人類學研究方法告訴我們，視角與方法的轉換很有可能帶來令人耳目一新的結論與觀點，並拓展原來的研究視野，[34] 醫學史研究也遵循這樣的規律。隨著醫學信息科學、醫學人類學、醫學社會學、歷史學、科學史等學科研究方法的引入，中國的醫學史研究一定會在深度和廣度上得到提高，期待著優秀的醫史研究成果不斷涌現，借助多學科互動，探索醫學的發展規律，探討醫學發生轉向的各種因素，努力構建更加廣闊的中國醫學史的研究空間是中國醫史工作者的重任與擔當。

---

[34] 劉巍，〈帶上人類學的眼鏡看醫學史〉，《廣西民族學院學報（自然科學版）》，11：4（南寧，2005），頁 55-60。

徵引書目

王吉民，〈中華醫史學會五年來之回顧〉，《中華醫學雜誌》，27：12（北京，1941），頁795-799。

王振瑞，〈物性互滲意識與服石煉丹〉，《中華醫史雜誌》，30：4（北京，2000），頁222-224。

王振瑞，〈簡論醫學史與醫史學〉，收入中華醫學會醫史學分會第13屆委員會主編，《中華醫學會醫史學分會第13屆1次學術年會論文集》（北京：中華醫學會醫史學分會，2011），頁107-111。

朱建平，〈孫思邈千金方中的佛教影響〉，《中華醫史雜誌》，29：4（北京，1999），頁220-222。

余新忠，《清代江南的瘟疫與社會：一項醫療社會史的研究》，北京：中國人民大學出版社，2003。

佚名，〈會員動態〉，《醫史雜誌》，1：2（上海，1947），頁38。

李成建、柯銀花、孫為民、郭正文，〈我國醫史學核心期刊初步調查〉，《中華醫史雜誌》，22：2（北京，1992），頁125。

李經緯，〈中國醫史文獻研究的百年回復與展望〉，收入中華醫學會醫史學分會第14屆委員會主編，《中華醫學會醫史學分會第14屆1次學術年會論文集》（太原：中華醫學會醫史學分會，2014），頁1-15。

李經緯，〈論中國醫學通史古代卷編寫諸問題〉，《中華醫史雜誌》，24：1（北京，1994），頁41。

李經緯、張志斌，〈中國醫學史研究60年〉，《中華醫史雜誌》，26：3（北京，1996），頁129-136。

李濤，《醫學史綱》，上海：中華醫學會編譯部出版社，1940。

沈其震，〈中央衛生研究院成立四年來的工作概況〉，《科學通報》，5：10（北京，1954），頁33-50。

姒元翼，〈紀念我國首屆醫史高級師資班30周年〉，《中華醫史雜誌》，17：3（北京，1987），頁142。

姒元翼、龔純,《醫史學》,武漢:湖北科學技術出版社,1988。

孟慶雲,〈宋明理學對中醫學理論的影響〉,《中華醫史雜誌》,32:3(北京,2002),頁131-134。

張大慶,〈中國醫學人文學科的早期發展:協和中文部〉,《北京大學學報(哲學社會科學版)》,48:6(北京,2011),頁124-129。

張大慶,〈北京醫科大學召開醫學史學科發展座談會〉,《中華醫史雜誌》,30:1(北京,2000),頁34。

張大慶,〈醫學史教育在中國:歷史、問題與展望〉,《中國科技史雜誌》,28:4(北京,2007),頁432-439。

張慰豐,〈開展醫學文化史的研究〉,《中華醫史雜誌》,27:4(北京,1997),頁193-194。

梁峻、劉聰、閆曉宇、劉學春、張磊,〈略論醫史學科建設諸問題〉,收入中華醫學會醫史學分會第12屆委員會主編,《中華醫學會醫史學分會第12屆1次學術年會論文集》(重慶:中華醫學會醫史學分會,2008),頁1-9。

陳邦賢,〈醫史研究會小啟〉,收入陳邦賢紀念文集工作組主編,《「醫史研究會」百年紀念文集》(太原:陳邦賢紀念文集工作組,2014),頁280-281。

陸肇基,〈中華醫史雜誌50年歷程〉,《中華醫史雜誌》,26:4(北京,1996),頁197-204。

程之范,〈21世紀應該關注中西醫學史的比較研究〉,《中華醫史雜誌》,31:2(北京,2001),頁67-68。

程之范,《中外醫學史》,北京:北京醫科大學、中國協和醫科大學聯合出版社,1997。

程之范、張大慶,〈我國的世界醫學史研究〉,《中華醫史雜誌》,26:4(北京,1996),頁193-196。

策·財吉拉胡,〈宗教信仰對蒙古醫學的影響〉,《中華醫史雜誌》,29:2(北京,1999),頁92-95。

靳士英、靳朴,〈清明上河圖與北宋醫藥文化〉,《中華醫史雜誌》,33:4(北京,2003),頁 246-248。

熊俊、張玉萍,〈惲鐵樵函授中醫學校沿革〉,《中華中醫藥學刊》,29:4(瀋陽,2011),頁 765-766。

甄橙,〈中國的西方醫學史研究〉,收入中華醫學會醫史學分會第 11 屆委員會主編,《中華醫學會醫史學分會第 11 屆 3 次學術年會論文集》(北京,中華醫學會醫史學分會,2007),頁 93-101。

甄橙,〈程之范教授與北京醫科大學醫史教研室〉,《中華醫史雜誌》,41:6(北京,2011),頁 366-372。

劉巍,〈帶上人類學的眼鏡看醫學史〉,《廣西民族學院學報(自然科學版)》,11:4(南寧,2005),頁 55-60。

薛公忱,《論醫中儒道佛》,北京:中醫古籍出版社,1999。

醫療與救國想像——論蔣渭水〈臨床講義〉的醫療隱喻與主體再現

陳康芬

中原大學通識教育中心助理教授

摘要

　　蔣渭水〈臨床講義〉以主治醫生身分為患者臺灣進行臨床上的病理診斷，其中所關涉的疾病身體與民族命運的隱喻關係，雖然啟動臺灣進步知識份子對救國想像的現代形式論述，但其再現臺灣的修辭策略的曖昧性，啟動日本殖民現實語境下遊走於漢民族文化主體與臺灣漢民族自決政治主體之間的臺灣人認同意識，以及臺灣人進步知識分子之「腦」如何完成臺灣民族之健康強壯之「政治身體」的啟蒙思維。

關鍵詞：蔣渭水、臨床講義、醫療、隱喻、主體

Medical Treatment and National Salvation: A Study for the Connection Involved with Metaphor of Medical Treatment and National Subject in "Clinical Handout" by Jiang Uei-Shuei

Kang-fen Chen

Assistant Professor, Center for General Education, Chung Yuan Christian University

Abstract

Jiang Uei-Shuei's literature work "Clinical Handout" is about the medical record of a male patient named "Taiwan" that is revealing Jiang Uei-Shuei's imagination about the subject of Taiwanese. The first notice is to enlighten a modern discourse of form to practice the Taiwanese intellectuals' political desire into action. The second is to inspire the Taiwanese intellectuals to pursue the subject of Taiwanese. But Jiang Uei-Shuei's imagination is still limited in struggling in the Identification of Hans People and Taiwanese. It never stops the progressivity of Taiwanese's enlightenment for a possibility to be a modern nation. It brings a western approach as "mind form" to shape Taiwanese political body instead of "heart form."

Keywords: Jiang Uei-Shuei, Clinical Handout, therapy, metaphor, subject

一、前言

　　蔣渭水之所以有「臺灣的孫中山」的美喻，主要的原因在於兩人的共通性──既是醫病的醫生，更是終生投入醫國醫民的救國理想實踐家；惟不同的是，孫、蔣兩人因客觀現實條件之不同，分別走向政黨革命之路與政黨政治、文化反殖民的政治社會運動。蔣氏一生尊崇孫中山，尤其佩服其革命人格與三民主義思想。黃煌雄曾讚譽地指出：「在朝野共同致力於臺灣歷史的整理聲中，如果提及日據時代的臺灣近代抗日運動史，就不能不提到蔣渭水。因為蔣氏不僅是臺灣同胞非武裝抗日運動最具影響力、最能刺痛日據當局，並最能喚醒寂靜的民族與社會良知的運動家，也是日據時代臺灣同胞之中最能堅持民族運動路線……從歷史觀點比較，蔣渭水在領導臺灣近代非武裝抗日運動史上所享的地位，也如孫中山在領導中國近代革命所享有的地位一樣，是崇高的、不朽的、不容抹殺的，尤其不容歪曲的。」[1]

　　蔣渭水雖然只有享年四十年六個月的短暫一生（1891.2-1931.8.5），但卻為臺灣近代民族運動留下深刻的歷史印跡。這些印跡包括：1921年春參加議會請願運動開始，與蔡培火等人磋商成立「臺灣議會期成同盟會」（1923），要求日本正視臺灣自決法權；歷經「治警事件」兩次入獄；與林獻堂合組「臺灣文化協會」，積極推動開發民智與啟蒙建設工作，文協分裂後組織「臺灣自治會」，繼續臺灣自治實現與社會制度進步改革政策；應時勢之需要而開辦「文化書局」，間接助益於臺灣新文學的發展；透過《臺灣雜誌》、《臺灣民報》等公共空間立論臺灣與世界時勢，樹立知識份子論述典範；創籌「臺灣民眾黨」，「以確立民本政治建設合理的經濟組織以及改除社會制度之缺陷為綱領」，以及「臺灣工友總聯盟」。

　　回顧蔣渭水的一生，文學並不是他的旨趣，作品亦不算多，除了仿古文的〈快來入辭〉、〈送王君入監獄序〉、〈春日集監獄署序〉、〈入獄

---

[1] 黃煌雄，〈初版序〉，《蔣渭水傳──臺灣的孫中山》（臺北：時報文化，2006），頁12-13。

賦〉、〈獄歌行〉、〈牢舍銘〉等,還有〈獄中日記〉、〈入獄感想〉、〈獄中隨筆〉、〈北署遊記〉、〈再遊北署〉、〈三遊北署〉等獄中報導散文,以及可以說明他為何獻身臺灣政治社會運動熱情與使命感的代表作品〈臨床講義〉。

〈臨床講義〉以日文發表於《臺灣文化協會第一期會報》,有別於一般文學性的散文書寫格式,全篇以醫療的臨床診斷書形式寫作。蔣渭水以主治醫生的身分為患者臺灣進行臨床上的病理診斷。疾病身體與民族命運因之被聯繫起來,正式為臺灣知識份子提供一個不必處理清廷政府因馬關條約將臺灣割讓給日本的殖民歷史傷痛、而能直接訴諸知識主體的論述空間。疾病與醫療之間的隱喻關係為臺灣進步知識份子形塑出一個政治文化言說的潘朵拉之盒,直接或間接地開啟了知識份子對政治行動的想像正當性,並付諸實踐。本文擬從這個角度分析蔣渭水〈臨床講義〉透過疾病與醫療隱喻所開展的救國想像論述,並探討這個隱喻所引出臺灣知識份子在日本殖民處境中走向民族自決的政治主體意識,以及蔣渭水以「醫生之名」所啟動「未竟的國族想像」的個體化公共空間論述的曖昧性,對應在現代中國國族想像的「身體與國家」隱喻關係中,其不可言喻、但又隱而不彰地漸沉漸浮於想像間隙的「臺灣人」身分認同,擺蕩在殖民語境的漢民族文化主體認同與臺灣漢民族所自決的政治主體之間。而〈臨床講義〉的現代性言說形式,在主訴病癥與醫療所進行的過程中,一再透露出知識份子主體意志對大眾教育開發的欲望,以及指向足以完成建構臺灣民族自決的希望想像。知識份子之「腦」如何完成臺灣民族之健康強壯的「政治身體」,因之成為〈臨床講義〉中最理所當然、也最弔詭存在的主體建構的「啟蒙」隱喻。

二、〈臨床講義〉中的「再現」臺灣的修辭策略

從文學語言形式的創新角度來說,〈臨床講義〉以擬人化的筆法將臺灣視為一個男性病人,接著作者以醫生的身分,從建立病人臺灣的基本

資料開始,詳細地描述病人所患的諸多病症,並就病理推判其病灶之形成的前因後果,以及所需要的合適治療處方。全文以文化思想為病理之推敲與觀察線索,簡單地勾勒出臺灣的殖民社會歷史的歷史演變與目前現況,並推敲這兩者之間的延變與病人的病癥之間的共構關係。〈臨床講義〉透過醫生診察病患並開立病歷紀錄與處方的醫療行為的散文虛構方式,確實是臺灣文學史上絕無僅有的行文原創性。但〈臨床講義〉最重要的文本價值並不是行文形式的原創性,而是以醫療之名的隱喻所承載殖民語境不能言說的知識份子的主體意志建構與欲望實踐。

王德威曾針對蔣渭水的〈臨床講義〉指出:「疾病與醫療,頹敗與批判,壓迫與抗爭;臺灣的現代性論述是以身體缺陷的修辭為起點,開出主體建構的欲望。」[2]但是,為何是從身體缺陷的修辭為起點?回到中國現代文學的脈絡,身體與救國的修辭想像一直是現代中國想像重要的一環,也是左翼與右翼政治文學中的知識份子以革命欲望獻身於國族寓言的起點;唯不同的是,左翼知識份子走的是身體自主解放的想像路線,而右翼知識份子要求的是回歸儒家倫理秩序的規範身體。現代文學、特別是小說以虛構的語言形式所指向的本質真實探討,是現代文學極精彩的一個建構面向,也讓文學語言在「現代」之名的承載下,更自覺地揭發「我」或「我們」在現實中不可言喻的真實欲望;但是,散文卻是現代文學中與傳統最為接近的文類——從明清文言小品文到白話的美文,散文文類的作者個體性書寫特質與直指真實的寫作倫理,使得散文的本質基本上是傾向真實的自由。因之,蔣渭水〈臨床講義〉以醫療診斷書格式化的散文虛構的行文方式,既有形式散文的真實、也有跨小說虛構性質的內容,進而又更顯得曖昧。

這個曖昧性使得〈臨床講義〉形成文本的醫療現象敘述與意義實指的殖民政治語境敘述兩個層次的解讀空間。這兩個層次的解讀空間加入文本原存的醫病隱喻關係,則又可有更多元指涉的探討路徑:一、臨床診斷敘述的醫生與病人;二、臨床診斷敘述的醫療紀錄與病理分析;三、

---

[2] 王德威,〈大病文人醫——兩位大夫的故事〉,《中國時報》,2004 年 4 月 12 日。

殖民政治語境敘述的知識份子主體與社會大眾客體；四、殖民政治語境敘述的知識份子主體再現與社會大眾主體建構；五、反殖民論述的未竟想像——臺灣島的身分認同。這些多元指涉探討路徑將說明〈臨床講義〉以醫療語境隱喻殖民政治語境所開啟的臺灣主體想像欲望，也將指出臺灣現代知識份子在現代性論述中隱而未現的知識意志，為何必然以身體缺陷的修辭作為啟蒙實踐的起點？這在殖民語境中又具有什麼樣的意義開展？與蔣渭水的書寫策略之間的關聯性又是什麼？

首先回到〈臨床講義〉的書寫形式，就像所有的病歷紀錄一樣，蔣渭水醫生有條不紊地將這姓名為「臺灣島」的男性病人的基本資料羅列出來。從這些基本資料中，我們清楚看到臺灣所經歷的殖民地歷史演變與現狀，以及這些演變現況所造成臺灣在自我認知上的多重角度。包括「原籍」與「現住所」的政治角度；「番地」以地理經緯所投涉的世界角度；「遺傳」、「素質」代表的文化角度。這些不同角度的多重認知勾勒出蔣渭水「再現」臺灣的複雜性。從歷史現實來說，臺灣自1885年馬關條約割讓給日本、成為日本在亞洲的第一個殖民地，但在日本殖民的27年中，孫中山領導國民革命，推翻清廷，創立以「中華民國」為名的現代民族國家，對應於日本殖民統治之下的臺灣，孫中山率先實踐了一次世界大戰美國總統威爾遜所倡議的民族自決，也成為蔣渭水一生掛念的「祖國」；「祖國」的作為對應日本殖民地的臺灣，無疑是激勵蔣渭水不只從事文化抗日運動，也致力以議會請願與組織政黨的政治形式追求臺灣的民族自治與社會民主；因之，在日本帝國殖民強權下，臺灣如何走出民族自治與社會民主之路，也就促使臺灣有了「世界和平第一關門的守衛」的職業。

然而，這個原本應該擔任「世界和平第一關門的守衛」的臺灣卻生病了。醫生蔣渭水以「現症」描述：道德頹廢，人心澆漓，物欲旺盛，精神生活貧瘠，風俗醜陋，迷信深固，頑迷不悟，罔顧衛生，智慮淺薄，不知永久大計，只圖眼前小利，墮落怠惰，腐敗，卑屈，怠慢，虛榮，寡廉鮮恥，四肢倦怠，惰氣滿滿，意氣消沉，了無生氣。」[3]臺灣的「現

---

[3] 蔣渭水，〈臨床講義〉，《蔣渭水傳——臺灣的孫中山》，頁24。

症」讓我們看到了兩個蔣渭水對臺灣病癥研判的思維線索：道德精神的頹廢與文化智識的蒙昧。前者來自傳統知識份子的儒家政治道德化思維模式；後者則與現代知識份子要求現代化與理性思維相關。值得留意的是：這兩種思維模式雖然都是以訴諸個體的精神性塑造為起點，但是不管在傳統儒家思維的繼承脈絡或是現代理性思維的改造脈絡，「臺灣島」的病人始終都不在「個體」的脈絡下進行思考，而是理所當然地以「群體」之名為主要想像路徑。

這可以看到：知識份子的救國欲望與文化啟蒙理想之間一直存有一種如何改造與型塑他者的權力意志的合理化。在〈臨床講義〉中，蔣渭水的醫生身分與臺灣的病人身分的隱喻關係，不言而喻了知識份子救國想像中透過「道德」與「知識」兩種進路所啟動的言說意志與正當權力。因此，醫生蔣渭水對病人臺灣島的治療，不只以疾病的修辭想像開啟知識份子救國如救人的主體欲望，也以醫療正當性保障知識份子改造大眾的權力意志——畢竟，醫生對病人的身體在醫療行為中是擁有絕對的主導權；疾病的身體修辭所合理展現的是醫生的主體性與病人身體的客體性，以及兩者心照不宣所進行的醫生主控—病人配合的「合作」默契。因此，明明是道德頹廢與智識蒙昧的「抽象」問題，一但被具體描述為「四肢倦怠、惰氣滿滿、意氣消沉、了無生氣」的病癥現象，接下來的必然就是正當的醫療診斷。〈臨床講義〉以「頭痛、眩暈、腹內肌餓感」的「主訴」敘述進行。蔣渭水清楚地透過對病癥現象的描述語言，展開對臺灣島病人在文化思想程度的推斷：

> 最初診察患者時，以其頭較身大，理應富於思考力，但以二、三常識問題試加詢問，其回答卻不得要領，可想像患者是個低能兒，頭骨雖大，理應富於思考力，但以二、三常識問題試加詢問，其回答卻不得要領，可想像患著是個低能兒，頭骨雖大，內容空虛，腦髓並不充實及稍微深入的哲學數學科學及世界大勢，便目暈頭痛。[4]

---

[4] 蔣渭水，〈臨床講義〉，《蔣渭水傳——臺灣的孫中山》，頁247。

而導致「腹內肌餓感」的原因有二,一是過度勞動,在身體顯現的證據是「手足頑陳發達」;另一身體的病症跡象就是「腹部纖細凹陷,一如已產婦人,腹壁發皺,留有白線」——這是不正常的身體現象,因為病人是男性,正常的男性腹部不可能有產後的妊娠紋,因此,合理的推論是病人的腹部曾經膨脹肥大而急速萎縮,但為什麼會產生這樣的現象發生呢?蔣渭水針對臺灣在日本殖民處境以及世界局勢,作出了以下的推論:

> 這大概是大正五年歐洲大戰以來,因一時僥倖,腹部頓形肥大,但自去夏吹起講和之風,腸部即染感冒,又在嚴重的下痢摧殘下,使原本極為擴張的腹壁急遽縮小所引起的。[5]

從上述等醫療診斷語言指涉文化思想作為病人之所以會有頭痛、暈眩、腹內肌餓感等身體病癥的病理原因,前後貫串臺灣病人「道德頹廢、智識蒙昧的現症」與「慢性中毒達三百年之久的既往症」,使得蔣渭水迅速作出「世界文化的低能兒」的診斷。值得注意的是,「慢性中毒」所指涉長達三百年之久的臺灣漢民族的殖民歷史,以及身心變化情況:

> 幼年時(即鄭成功時代),身體頗為強壯,頭腦明晰,意志堅強,品行高尚,身手矯健。自入清朝,因受政策毒害,身體逐漸衰弱,意志薄弱,品行卑劣,節操低下。轉日本帝國後,接受不完整的治療,稍見恢復。[6]

這段敘述有趣的地方在於:為什麼鄭明統治就是身強體壯腦明?到了清廷統治就開始日漸出現身體與道德病癥?因為鄭明與清廷除了政權上漢族與非漢族的女真族之別,以及清廷多了以漢制漢的奴化政策之外,兩者在中國帝王政治歷史只是改朝換代,本質差異並不大;除了點出蔣渭水的漢民族主義者的身分認同之外,其實說服力不強。再來,蔣氏的

---

[5] 蔣渭水,〈臨床講義〉,《蔣渭水傳——臺灣的孫中山》,頁246。
[6] 蔣渭水,〈臨床講義〉,《蔣渭水傳——臺灣的孫中山》,頁246。

漢民族身分認同並不是來自儒家傳統知識價值的人文理性，而是一種來自傳統漢文教育所累積的文化情感認同與自我表述方式——特別是傳統知識份子在不遇語境下的自我排遣與言志肯定。根據他的〈入獄日記〉所述：能誦的古文有〈楚辭〉二篇、〈春夜宴桃李園序〉、〈送李愿歸盤谷序〉、〈顏先生祠堂記〉、〈前赤壁賦〉、〈短歌行〉、〈陋室銘〉、〈愛蓮說〉、〈蘭亭記〉（即〈蘭亭集序〉）、〈送董紹南序〉、〈歸去來辭〉；他個人也以上述仿作了〈快入來辭〉、〈送王君入監獄〉、〈入獄賦〉、〈春日集監獄署序〉、〈牢舍銘〉、〈獄歌行〉等古文。[7] 可以看出蔣渭水對漢民族與漢傳統文化的情感認同程度是很深的。

然而真正值得關注的重點是：蔣氏對接受日文現代化教育啟蒙而來的「不完整的治療」敘述——他用「不完整的治療」作為「轉入日本帝國」主謂語的述語補充。這相當耐人尋味——所謂的治療是什麼？為什麼不完整？與日本帝國統治臺灣的政治現實有什麼樣的關聯？

蔣渭水寫〈臨床講義〉時，正值文化協會初成立之時，而日本殖民統治臺灣也已經長達二十七年之久。日本對臺灣的殖民統治到了這階段，基本上在礁吧年事件之後已不採取軍事武力的血腥鎮壓手段，而致力以系統性的國家現代化管理思維，透過客觀科學與憲政法治的制度形式，促使臺灣的政治、經濟、文化、社會、教育等各方面也開始現代化。但是，「殖民」的事實本質卻根本暴露出日本對臺灣的現代化「啟蒙」的最大病癥：法治僅只於是日本政府單方對臺灣施行強權管理的「合法」工具，而無關乎真正法治施行基礎的自由平等思維與精神價值。臺灣人民在日本的警察與地方保正形成的嚴密監控系統，雖然也養成守法習慣，但日本政府有法治之形式而無法治之實質的「殖民」統治，卻造成日本警察任意以法之名欺壓剝削臺人的現象發生，臺灣新文學之父賴和的〈一根秤桿〉即以此諷刺日本殖民法治的荒謬。

然而對接受日文現代化教育啟蒙的知識份子來說，最難忍受的部分

---

[7] 蔣渭水，〈入獄日記〉。這些古文除了曹操〈短歌行〉是一種面對歷史的壯志豪情的言志之作外，其他都與傳統知識份子如何處理際遇（特別是不遇）的自我價值定向有關。

應該是：思維與精神因啟蒙而自由，但所能認知到的自由卻沒有任何可合理實踐的客觀現實。這個客觀現實對於知識份子而言不僅僅是外在，也包含內在的緊張關係。前者來自於殖民臺灣日人與臺人不平等的醫政現實；後者則與帝國殖民語境中以醫學知識主體爭取政治與文化主體自由的「僭越」張力有關。

三、日治殖民的臺灣醫政現實與知識份子的主體意識追求

從西方醫學史的角度而言，醫學的存在發展並不具有關乎身體健康的單純性，反而往往是相隨於帝國擴張版圖或得以控制的相關政治問題而出現——醫學與帝國殖民的親和關係，也決定了醫學在殖民帝國的位置——醫學既享有其自身專業的知識權力，但也深受政治所支配。

臺灣現代醫療早在 1865 年就開始所謂的教會醫學，這些以傳播基督教為目的而展開的醫療行動的醫生或傳教士：其代表性從南到北有萬巴德在高雄、馬雅各在臺南新樓醫院、蘭大衛在彰化、馬偕在淡水。但真正建立臺灣現代醫療體系、並將臺灣醫學文明提升到一定水平程度的卻是日本殖民統治政府。臺灣作為日本帝國的第一個殖民地，接收過程除了遭遇到民間武裝反抗勢力之外，臺灣低於日本緯度的濕熱環境，也讓日本意識到：若要能有效統治臺灣，必須克服風土所產生的問題。1899年臺灣協會雜誌譯述歐洲殖民熱帶地區相關經驗一文〈風土馴化及熱帶地衛生論〉，提出溫帶人種可以透過「風土馴化」的概念實踐而成功適應當地環境，以確保殖民統治成功；馴化風土的概念是以十九世紀生物學說為基礎，提出溫帶人種可以建置現代文明環境的方式克服未能適應地理環境而產生影響健康的問題。[8]

基本上，西方帝國的「風土馴化」經驗理論，奠定了日本積極將日本明治維新後所發展的近代醫學體系輸入臺灣的政策基礎。1898 年至

---

[8] 范燕秋，《疾病、醫學與殖民現代性——日治臺灣醫學史》（臺北：稻鄉出版社，2010），頁 14-17。

1906年，後藤新平擔任總督府民政長官，主導臺灣輸入西方醫學的帝國控制過程，積極展開日本對臺灣的近現代醫學組織、制度的體系化政策執行。也因後藤新平政策性的影響，「（西）醫生」漸次成為日治時期臺灣公共知識份子典範類型的一項關鍵制度。但很可惜，後藤原先規畫公醫制度成為臺灣殖民地唯一醫療體系的理想未能完全落實；影響所及，只有1899年以培增本土醫療人力為目的而制訂的總督府醫學校官制，不過也開啟後來的臺灣總督府醫學校，以及國家培育醫護人員的核心價值。

　　臺灣總督府醫學校的學制歷經1919年至1936年的「臺北醫學專門學校」，1935年至1945年「臺北帝國大學醫學部」的改制。從歷年來臺灣醫學教育升級改制的時間來看，醫專與醫學專門部存在時間就長達四十年（臺灣總督府醫學校與臺北醫學專門學校共計二十四年，加上臺北帝大附屬醫學專門部十六年）；[9]其授課內容與訓練都是側重一般性醫學與臨床教育，一方面解決了殖民政府所面對「醫療人力不敷應付人口快速成長」的壓力，一方面也提供臺灣社會轉變以私人開業醫為主的醫療模式的人力資源。

　　簡單地說，西醫師既是日本殖民政府刻意培植少數可與殖民政府共享經濟利益的臺灣知識份子精英階層，但也在醫療實踐中從公醫制度推行的理想承繼殖民政府賦予照顧全島人口健康的社會責任與理念價值。但是，為何西醫生的臺灣知識精英會從原本只要負責人口健康就可以享有優渥經濟生活的醫學專業知識份子，同時也成為熱心於社會政治實踐的公共知識份子？蔣渭水在〈五個年中的我〉曾提到：「我的政治煩悶的魔病，是從醫學校時代，便發生起來的了。」之所以發生，從蔣渭水在醫校時間的幾個事蹟可以看出端倪：在校內毆打日人被禁足；擬訂刺殺袁世凱愛國計畫；發動國民捐；動員醫校與國語學校及總督府農事試驗場學生在課餘時間舉行學生大會，痛斥日本當局壓迫，鼓吹革命。[10]這些事蹟說明了蔣渭水等臺灣知識精英相對於日本殖民現實處境的民族主義與知識份子的主體意識。

---

[9]　葉勇文，《臺灣醫療發展史──醫政關係》（臺北：洪葉文化，2006），頁70-72。
[10]　黃煌雄，《蔣渭水傳──臺灣的孫中山》，頁28-30。

基本上,蔣渭水的活躍顯示了臺灣第一批接受日本新式教育知識份子的文化思想啟蒙特殊性——透過日本的文明開化、以及日文所仲介的近現代文明思想,開啟了不同於傳統漢文教育的進步世界觀。日本的文明開化雖從民治維新開始,是亞洲第一個現代化民族國家,但日本現代性發展到了大正民主時代才真正顯示出亞洲主體意識與多元發展的特殊面向。在大正時期,日本經歷了工業經濟的空前繁榮的躍進發展、民主立憲思想的政治實踐、與國際接軌的思想自由——尤其表現在自由主義、社會主義、民本思想的社會實踐的活躍性。[11]大正時期所標示出日本的新時代自由風氣,也從東京蔓延到臺灣,但相對於日本殖民母國的民主自由風氣發展,臺灣總督府卻透過「六三法」集大權於一身,合法施行對臺灣進行殖民剝削,日臺之間原本就不對等的矛盾更加地被突顯出來。

　　對二零年代的臺灣新式教育知識份子來說,從日本殖民所形成的壓迫已不只是日本大和民族與臺灣漢民族之間的對立,還有現代知識份子從接軌世界與進步世界觀中的人權自由、民族平等的啟蒙反省,這些啟蒙反省讓知識菁英更能深刻體會到日本殖民統治在「現代化」技術背後的制度性與結構性的不平等——如:日本當局以「法」之名保障對臺灣的「合法」壓迫、剝削與歧視政策;臺灣在殖民語境中屬於「被殖民低等一方」的特殊性,以及庶民生活中無時無刻都能感受到的日人優越社會地位與種性意識⋯⋯。接受過新式教育啟蒙的知識份子,其對日本殖民政權的反抗意識不只是基於漢民族本位的情感,還有訴諸理性反思所檢視出的根本性不平等與不合理。更糟糕的是,這些根本性的不平等與不合理都是透過日本對臺人教育權的嚴格控制,以及在殖民同化教育體制中的絕對服從學習,強迫這些知識精英接受。

　　因此,新式的西方近現代教育在殖民語境與殖民權力體系中,被扭曲為殖民者與被殖民者階層之間執行殖民權力意志的「技術工具」;也就是說,日本殖民政府為了確保自己的殖民優勢,將殖民意志滲透到近現代教育體制之後,不只在知識學習過程中以強化工具理性思維教育方式

---

[11] 范燕秋,《疾病、醫學與殖民現代性——日治臺灣醫學史》,頁99-105。

取代啟蒙理性，所有施為更是以政治目的為核心價值。日治時期日本殖民政府「以政領醫」的醫政關係，更能突顯出這個殖民語境的矛盾。

也就是說，在殖民醫療體系中，一方面以「進步」的醫學知識提供能夠保障人種健康與相對衍生的無形、有形醫療資源，但一方面也以「文明」之姿強化殖民政治「日人優越—臺人落後」的人種階級分化的正當性。殖民者與被殖民者之間以文明分化的不平等，以及合理強迫被殖民者順服殖民者統治的同化政策，都被包裝在「進步的」醫療知識權力結構中。

蔣渭水的〈臨床講義〉之所以成為日治時期相當重要的臺灣文學作品，就是因為這是第一篇以非文學形式的醫學知識語言結構所指涉的寓言式散文，透過疾病與醫療的隱喻關係，為我們揭露了殖民語境中「殖民者—殖民知識精英—大眾」之間複雜的權力展現藍圖，以及知識精英夾在此權力結構的主體意識與現實矛盾。范燕秋的研究指出：

> 臺籍醫師展現作為「民族醫師」的視野，而最具象徵性的意涵者，是蔣渭水為臺灣社會開出的病理「診斷書」。在此，蔣渭水以生物學的隱喻，將「臺灣」比喻為特殊體質的人體；亦即原有優良的漢文化遺傳，但是深受政策毒害的虛弱身體，也可說是「民族的身體」。進而提出以「文化運動，也就是以「後天」的教育文化，作為此人體素質改良的策略。換言之，蔣渭水明確標示了此「劣弱的、群體的臺灣」，必須進行廣泛的社會文化教育活動，落實在臺灣文化協會的活動中，即是舉辦各地的講演及講習會。
> 蔣渭水這種生物社會學（socialbiology）的診斷，可能是深受當時中國的「政治醫生」孫文啟發的結果。無論如何，藉由這項診斷的象徵意義，蔣渭水對於「民族醫生」的角色，作了最佳的詮釋。[12]

從「民族醫生」的象徵到「生物社會學」的診斷，說明了蔣渭水

---

[12] 范燕秋，《疾病、醫學與殖民現代性——日治臺灣醫學史》，頁111。

以醫生身分投入民族運動的正當性——不管是從傳統知識份子經世濟民政治意識切入的「上醫醫國」認知；或是將公共衛生的醫療概念擴充到政治的心理衛生範圍，回應近代「社會醫學」（SocialMedicine）之父 RudolphVirchow 的觀點——醫學者欲有效改善群眾的生活與健康狀況，不能侷限在個人的生理、病理層次，而必須面對更大的社會結構性，甚至有必要投入政治場域、影響政治決策。[13]Virchow 的觀點涉及了國民健康的政治問題，尤其突顯出國家在政策制度擬定的權力導向、以及醫療經濟與階級性社會資源分配等問題。Virchow 以左翼社會主義立場啟動的是醫療改革，但將醫療行為的身體場域擴大到身體的公共政治場域中的權力結構。然而，蔣渭水較 Virchow 的社會醫學實踐更形困難的是，蔣渭水的〈臨床講義〉並不只停留在醫療主體的政治社會改革，而是藉由醫療隱喻的知識權力展演，根本否定殖民統治的意識形態，要求足以平等互對的主體性。這才真的是日本殖民政府難以忍受的部分，也說明〈臨床講義〉所潛藏知識份子追求臺灣主體意識與行動的歷史文本意義。

這個意義是雙向的——透過文學話語與知識話語的共構性，展現反殖民權力意志控制的主體性，但相對的，殖民權力意志也會不無餘力地以國家機器壓迫之；如果說，反殖民主體的確立必然證明從意識到行動的歷史發展邏輯，殖民的權力意志必會以更嚴密監控的國家意識形態機器監視之。蔣渭水的〈臨床講義〉在這個意義上，並不只是訴諸「民族主義」主體意識的反抗文本，而是觸及到殖民語境中殖民統治正當性矛盾的論述文本。簡單來說，這是一篇以臨床醫學的知識話語挑戰殖民現代性的權力話語，並言說一則日治時期臺灣知識份子以反殖民展演主體意識的現代性論述文本。

---

[13] 范燕秋，《疾病、醫學與殖民現代性——日治臺灣醫學史》，頁 110-113。

四、醫學話語的政治隱喻與知識權力展演——主體意識 VS. 政治身分

〈臨床講義〉從文學形式來說，是一篇以醫學臨床講義為結構的散文；以文學內容來說，這是一篇訴諸疾病與醫療隱喻的救國寓言。但是，這樣的文學作品在政治現實卻是立即遭到禁刊的命運，顯示殖民政府對該文的高度敏感。然而，蔣渭水在本質上就不是文學作家，而是兼擅於言說與寫作的政治社會運動的革命者。因此，禁刊歸禁刊，禁刊之後只是加速蔣渭水更熱衷將文學想像付諸更具體的政治與文化改革行動，其中，積極加入介於傳統文人結社與現代組織形式的文化協會的大眾啟蒙志業，籌創指導臺灣第一個民主政黨的臺灣民眾黨、以實踐其追求臺灣民族自決與政治民主理想，是蔣渭水最具代表性的結社組織參與，也提點出蔣渭水與其同儕知識份子追求主體實踐的反殖民行動。

啟蒙是一個不依靠外力而可以用自我理性認識自己與人之所以為人的發現過程，自我啟蒙亦即謂：擁有一種能正視自己與他人所在的客觀處境的能力。但是啟蒙在殖民現代性語境中卻被扭曲為「文明他者的啟蒙」，即殖民者以其文明的現代化開發與意識形態讓被殖民者對其產生認同，進而同化被殖民者，但又以種性的文明優越意識形態否認兩者之間存有對等的可能性。換句話說，被殖民者的啟蒙之路並不只是單純的理性的自我認知過程，而是在認識自我之前先認識殖民他者的文明優越與自身的落後。因此，殖民者與被殖民者之間的不對等位階之所以能根深蒂固，就是因為在殖民語境中，殖民者的文明邏輯優先於接受被殖民者的認識自我；被殖民者只能依照殖民者的意志接受，而不能被言說。但是，蔣渭水的〈臨床講義〉卻以殖民者的文明邏輯間接挑戰日本殖民政府對被殖民者臺灣的統治正當性。

從上述而知，殖民者對被殖民者的同化統治，是將民族優越的合理性等同於文明的開發程度認知，並以殖民者的文明優越的事實，反證其統治權力的必然性。這是殖民者以文明邏輯進行種性階層統治的思維實

踐——我們因之看到了近現代文明以帝國主義征服形式傳播過程中，文明理性必須合理化自身不合理的地方以說服理性繼續完成目的。殖民者的文明邏輯基本上就是一種知識的論述展演過程，並自證其權力的完成。〈臨床講義〉則是以醫病隱喻的知識權力展現的論述過程，完成被殖民者的自身主體性。當被殖民者擁有其自身主體性，他將不再只是被觀看、被定義的被動性客體，而是一個可以真正決定自己命運的由由意志行動者。因此，〈臨床講義〉不只是醫師的臺灣知識精英對病人的臺灣大眾進行臨床醫療現象，而是直指知識份子如何以自己的知識力量啟蒙大眾而完成救國使命的一則政治寓言——對蔣渭水而言，〈臨床講義〉不只是寓言，更是政治行動綱領。「臨床講義」的革命性在於以「臨床」形式的知識論述的權力展演，自證式地完成臺灣未來主體的想像，並以行動實踐。

首先，〈臨床講義〉是模擬臨床醫學進行教學時候所使用的案例寫作而成。

臨床醫學的誕生是近現代歐洲知識體系中極特別的一個環節——死亡不再是不可知，也一改過去經由解剖屍體的靜態描述，轉由疾病在病人身體的「空間」動態發展與構組方式來掌握，疾病的病理現象與造成死亡的病理現象因而被區隔開來。病癥與病理的分析語言在時間的觀察過程中，直指疾病的實在性存在；這使得疾病不再以死亡的身體或本質現象的方式被認識，而能透過對病人的活體觀察，以語言的形式掌握其意向，意向不是疾病本身但卻能指向本質的存在；疾病因之成為能被思考的客體。臨床醫療即意謂著醫生在病人床邊查考病人身體出現的癥狀、然後進行分析推論、確定其疾病而將之治癒的過程。「臨床」中的醫、病之間的敘述關係與疾病的被命名，通常都是建立在病人以沉默的身體展現、而醫生以語言描述之的單向性教喻中；臨床醫學教育複製了這經由展現而證明的技術。正如法國外科醫師、解剖學家狄索（Pierre-Joseph Desault）對其所授課的臨床外科的理解：

他將那些病狀最嚴重的病患帶到其聽眾之眼前，對他們的疾病

進行分類，分析其特徵並解釋其將採行的措施。隨著便執行必要之手術，說明其方法並解釋其理由。手術後並逐日地講解發生的種種變化。最後將被治癒的病人的狀況展現出來⋯⋯或者以那屍體來展示那使其醫術變得徒勞無功之變化。[14]

　　狄索的敘述指出醫療過程中，醫生對病人的絕對權力，以及醫生言說疾病所決定的醫師主體與病人客體的存在關係。因此，蔣渭水的臨床講義的言說形式，在這個意義脈絡上不僅僅將醫生對病人的醫療診斷，以一種「知識─經驗」文本的書寫方式進行醫療過程「疾病如何被言說命名」的展演，也必須直接在病人床邊進行醫療實踐。這指出醫師的主體性在醫與病關係中的權力展演，既是知識性，也是實踐性。在殖民語境中，一方面，醫病關係的政治隱喻不可言喻了臺灣第一批接受新式教育知識份子以知識啟蒙大眾的主體欲望與意志實踐；另一方面，知識份子的啟蒙救國想像所展演的知識主體的權力正當性，透過隱喻中不可言喻的潛在力量，召喚更多知識份子將醫療的言說文本擴展到社會政治的行動文本。透過隱喻的概念，蔣渭水對臺灣病人的疾病關懷，得以從醫療空間轉化到殖民歷史的政治社會空間──日本帝國統治下的殖民地臺灣。

　　〈臨床講義〉則以「頭痛、眩暈、腹內肌餓感」等癥候與身體「腹部纖細凹陷，一如已產婦人，腹壁發皺，留有白線」等病症現象，推斷出病人臺灣因智識不良而成為世界文化的低能兒。因臺灣病人的遺傳素質佳，所以智識不良是後天環境所造成，但若療法錯誤或放任下去，則有「病入膏肓死亡之虞」。蔣渭水迅速以原因療法的根本治療法作出回應──開出「正規學校教育、補習教育、幼稚園、圖書館、讀報社最大量的處方」，並斷言「二十年內根治」。蔣渭水的診斷直接點出正規教育與知識啟蒙對民智開發的重要性，也是一個民族是否能夠「健康」發展的根本基礎。在這些敘述中，蔣渭水以醫生的知識主體，指出臺灣病人的活路：透過教育與知識的「文化」啟蒙──而不是「理性」啟蒙。

---

[14] 米歇爾・傅柯（Michael Foucault），劉絮愷譯，《臨床醫學的誕生》（臺北：時報文化，1994），頁103。

蔣渭水以文化啟蒙而不是理性啟蒙的想像思維與臨床論述形式開啟知識份子救國救民的熱情與欲望，顯示文化啟蒙與臨床論述形式之間，分別以知識份子與知識主體相互對應的主賓結構，不管是內容上以知識份子對大眾的文化啟蒙，或是以臨床醫學的知識形式透過隱喻所轉化而指出的民族之路，都可以看到蔣渭水〈臨床講義〉所展現的多重主體性特質——包括傳統知識份子的漢民族屬性、近現代知識份子的世界性民族自決屬性、文化啟蒙的近現代（殖民語境）知識份子屬性，透過現代臨床醫學論述的知識主體的展演與醫病隱喻，要求臺灣漢民族自決的正當性，都再再逾越日本殖民政府同化臺灣知識份子作為中介帝國與臺灣大眾的管理階層控制。

　　也就是說，殖民地臺灣的政治身分在殖民語境中只能是以被殖民的客體存在，但蔣渭水卻以醫病的政治隱喻開啟了臺灣知識份子實踐民族自決的現代主體論述——尤其表現在「世界文化的低能兒」的診斷語彙——所有主訴的頭痛、眩暈、腹內肌餓感等瘀候與腹部纖細凹陷病症，都是為了指向「低能」而存在。「低能」在身體修辭中對應的是「腦」。在殖民語境中，若以身體修辭來比喻殖民帝國與殖民地的關係，應該就是「頭」與「肢體」。大腦作為頭部最重要、也是管理身體的中樞器官，即殖民統治權力的實指。因此，回到蔣渭水〈臨床講義〉所不言而喻的救國想像——知識份子作為臺灣之腦，而以文化啟蒙完成臺灣民族自決的命運實踐。這絕對是日本殖民政權所不能容忍的想像。

五、結語

　　在殖民語境中，當「屬下不只可說話，還可以與殖民者共享平權」的時候，殖民者與被殖民者的從屬關係也就不再存在了——〈臨床講義〉以臨床醫學語言形式與醫病關係的政治性隱喻內涵，展演了臺灣日治時期知識份子在殖民統治之下的主體欲望與救國想像。醫師的蔣渭水以臺灣病人的遺傳素質為起點，以揚溢的漢民族情感認同的民族主體性，以

及嚴謹的臨床醫學語言的知識主體性，挑戰日本殖民語境的政治主體。在這個過程中，蔣渭水敘述了臺灣從滿清王朝統治之下得到「道德墮落」的「慢性中毒」，但到了日本殖民統治之下、因「接受不完全的治療」，而有更形嚴重的「頭痛、眩暈、腹內饑餓感」症候與「腹部纖細凹陷」的身體症狀，雖不至馬上死亡，但不及時以正確療法治療，則會有「病入膏肓死亡之虞」。蔣渭水的病理推敲，無關儒家道德政治身體修辭的「心」，而與現代理性身體修辭的「腦」相聯結，為我們勾勒出臺灣主體意識追求的象徵性歷史圖象——知識份子精英階層作為「腦」、臺灣大眾作為「身體」、日本殖民統治作為疾病之真實（即疾病實體）。

雖然對醫師而言，疾病的實體與病人的身體疊合是具有暫時性的歷史性事實，但對於疾病實體而言，死亡才是目的；不管是病人或醫師，死亡的威脅總是無所不在；醫師的職責就是要讓病人的身體不再有疾病，並阻擋死亡的發生。醫師、大眾、疾病與死亡在醫療關係中的角力關係，如何排除恐懼，將原不可見的疾病一一透過症候與症狀的察考與描述，變成可見；現代醫療的疾病知識，讓原本無法言說的死亡，可以被具體地析解。臨床醫學語言的理性力量，改變了疾病與死亡的隱隱威脅。蔣渭水〈臨床講義〉中的臨床醫療語言形式、醫病關係的隱喻內涵，都再再指涉二零年代臺灣日治時期知識份子的知識理性主體與漢民族情感主體的獨特樣貌。〈臨床講義〉無法見容於日本殖民政權，本是預期的事，但〈臨床講義〉以醫療語言形式所展演的知識主體，卻為漢民族情感與臺灣意識在殖民統治下無法言說的救國想像與實踐，爭取到更多「合法」的現代性論述空間。

徵引書目

江漢聲,《歷史教我的醫學—— 16堂經典醫學史》,臺北:原水文化,2009。

米歇爾・傅柯(Michael Foucault),劉絮愷譯,《臨床醫學的誕生》,臺北:時報文化,1994。

林秀蓉,《從蔣渭水到侯文詠——臺灣醫事作家的現實關懷》,高雄:春暉出版社,2011。

范燕秋,《疾病、醫學與殖民現代性——日治臺灣醫學史》,臺北:稻鄉出版社,2010。

陳永興,《臺灣醫療發展史》,臺北:月旦出版社,1997。

黃武雄,《日據時代臺灣新文學作家小傳》,臺北:時報文化,1980。

黃煌雄,《蔣渭水傳——臺灣的先知先覺》,臺北:前衛出版社,1999。

黃煌雄,《蔣渭水傳——臺灣的孫中山》,臺北:時報文化,2006。

經典雜誌編著,《臺灣醫療400年》,臺北:經典雜誌,2006年

葉永文,《臺灣醫療發展史——醫政關係》,臺北:洪葉文化,2006。

貳

疾病與醫治的歷史

近代中國的大流感：
1919-1920 年疫情之研究[*]

皮國立

中原大學通識教育中心助理教授

摘要

　　1918 年的世界大流感疫情，筆者已初步撰文探討。由於這波疫情具有延續性，部分也延續至 1919，甚至到 1920 年，故本文主要以 1919 年為起點，延伸探討至 1920 年的疫情，考察當時疫病在中國社會流行之概況；文初也回顧一下世界的疫情，不是做一種鳥瞰式的回顧，而是藉當時的報刊媒體，來分析當時中國民眾所理解的大流感疫情景象，以便和中國本地疫情做一些對照。需知道流感之疫情對中國人而言是「陌生」的，不是中國過往的歷史中沒有流感，而是對該病的名稱與定義，其實都是全新的，需要被在地（localization）進行理解。探討流感疫情，在中國疾病史上，有具有特殊意義，因為流感的症狀比較多，特異性也比較強，而且和一般感冒的症狀類似，這些因素導致考察流感的疫情要比鼠疫、霍亂、天花等疫情要來得更困難。流感疫情透過報刊媒體的介紹，使人們知道了如何預防，並汲取其他區域乃至外國的防治經驗，這個轉變在近代中國是一次全新的體驗。經過本文的梳理，可以發現流感在 1919 至 1920 年間在中國並不算太嚴重，相對於美國 1920 年初的疫情，芝加哥竟就有 11000 多人是因為感冒而死，可以說中國沒有爆發全國性大規模的流行，而只在局部區域流行。

關鍵詞：流感、疾病史、社會史、醫療、瘟疫

---

[*] 本文為科技部多年期研究計畫「醫療、疾病與社會——民國時期對流感（Influenza）疫情的認識與應對」成果之一部分，研究回顧的部分予以省略，請參考筆者另一篇文章，將刊載於《新史學》（臺北），該篇文章為探討 1918 年的中國疫情狀況與社會應對，與 1919 年的情況有所差異。文章寫作過程中復得兩位匿名審查人細心的指正，僅於文初一併致謝。

Flu Pandemic in Modern China: Outbreaks from 1919 to 1920

Kuoli Pi

Assistant Professor, Center for General Education, Chung Yuan Christian University

Abstract

The author has previously made a preliminary attempt to investigate into the 1918 flu pandemic. Given the continuity of the pandemic, however, it continued to 1919, even 1920 in some places. This paper, therefore, sets out to probe into the outbreaks until 1920 to see their prevalence in the Chinese society with 1919 as the starting point. This paper begins with a review of the outbreaks around the world not from a bird's-eye view, but rather on the basis of the news coverage on papers and other media. The aim is to analyze the scenes of the flu pandemic as the Chinese people at that time understood it and compare it with the outbreaks in China. It should be noted that flu pandemic was "strange" to the Chinese at that time, not because there was no such pandemics in Chinese history, but because the name and definition of the disease was new to the people and needed to be understood after some localization. The investigation into flu pandemics is of special significance to the disease history of China. Given the greater number of resultant symptoms, higher specificity and the similarity of symptoms to common colds, flu pandemics are actually more difficult to be studied than such outbreaks as cholera, the plague and smallpox. In the case of the flu pandemic, thanks to the introductions made in papers and other media, the people were able to know how to prevent it and take it the prevention experiences in other regions and countries. This change was quite a new experience in modern China. After combing all the facts, it is found the flu pandemic was not rampant in China during the years between 1919 and 1920. Compared with the outbreaks at the beginning of 1920 in the United States that caused more than 11,000 people to die merely in Chicago, China could be said to be free of a national outbreak and susceptible only to some regional outbreaks.

Keywords: influenza, history of disease, social history, medical treatment, plague

一、前言

　　1918年爆發的世界流感，震撼了全世界，這波疫情也傳到了中國。根據當時的認知，罹患流行性感冒者，不拘年齡、體質而受病者，以20歲至40歲之間的人最多，與現今的病象頗不一致。然起始之病象，多類傷風，如噴嚏、咳嗽、鼻涕、既感寒冷又發熱（大抵甚輕）、虛弱倒臥、神志糢糊；有時背、頭、胸或他處肌肉會爆發劇烈疼痛，還有精神昏亂、心臟病等，亦為常發之現象，甚有犯自殺或殺人之事者，非常嚴重。[1] 又有一說，即當時之流感還會導致上吐下瀉，「如食物不能消化者然」，也有僅發微熱的。[2]

　　有關1918年的疫情，筆者已初步撰文探討。[3] 由於這波疫情有延續性，部分也延續至1919年，甚至1920年；[4] 雖然殘存的科學證據顯示中國是這次大流感的源頭，[5] 但我們卻對中國的疫情所知甚少。雖然飯島涉曾梳理過中國的疫情，但該文顯然未全面梳理中文的報刊，也沒有對接下來的疫情作全面的討論。[6] 故本文主要以1919年為起點，延伸探討至1920年的疫情，考察當時疫病在中國社會流行之概況；文初也回顧了世界的疫情，不是做一種鳥瞰式的回顧，而是藉當時的報刊媒體，來分析當時中國民眾所理解的大流感疫情景象，以便和中國本地疫情進行對照；需知道流感之疫情對中國人而言是「陌生」的，不是中國過往的歷史中沒有流感，而是該病的名稱與定義，其實都是全新的，需要被在地（localization）進

---

[1] 立文思頓（W. J. N. Livingston）原著，葆穌譯，〈流行性感冒〉，《青年進步》，22（上海，1919），頁41。

[2] 上海愛仁醫學院醫學博士周森友，〈流行熱症 Influenza（一）〉，《申報》，1919年12月7日，第14版。

[3] 皮國立，〈民初疫病與社會應對 ── 1918大流感在京、津與滬、紹之區域對比研究〉，《西安2010年醫學史教育及醫療社會史國際學術研討會論文集》（西安：陝西師範大學，2010），頁90-115（本文修改後經審查通過，即將刊載於《新史學》〔臺北〕，裡面有比較詳盡的研究回顧，本文不再重覆論述）。

[4] 約翰·M·巴瑞（John M. Barry）著，王新雨譯，《大流感：致命的瘟疫史》（臺北：臺灣商務印書館，2006），頁384-394。

[5] Tom Quinn, *Flu: A Social History of Influenza* (London: New Holland, 2008), pp. 125.

[6] Howard Phillips and David Killingray eds., *The Spanish influenza pandemic of 1918-1919* (London: Routledge, 2003), pp. 107-109.

行理解的。最後，探討流感疫情，在中國疾病史上具有特殊意義，因為流感的症狀較多，特異性也比較強，又和一般感冒的症狀類似，這些因素導致考察流感的疫情要比鼠疫、霍亂、天花等疫情要來得更困難，讀者在筆者行文中，自可看見這些疫病交雜，以及考察的困難程度。

二、1919-1920年的全球流感疫情

在流感疫情最嚴重的幾年，其實中國人是可以透過報刊雜誌等媒體來瞭解當時全球流感疫情的狀況的。整個歐洲的疫情，在年初時並不明顯，而是從1918年9月大規模爆發，一直蔓延到12月，英國《泰晤士報》報導，幾個月來全球就死了600萬人。[7] 另有外國報導：流行性感冒（Influenzaor Grippe）在1918年蔓及全世界，大概3個多月就死了五六百萬人，為禍之慘烈，甚於歐戰。其實該病也是有「歷史」的，有謂此病於十二世紀時，已發現於義大利，「今所行者，實質上無甚差異，惟其病象及夾雜之病證隨氣候時令寒暖及病人之習慣而異。」又自1173年至1870年之中，屬於流行性感冒疫情者已有百餘種。該文作者言：「流行性感冒，大抵起於東方，向西流行，1889年至1890年之大流行病，於5月發生於布哈爾Bolehara（在中央亞細亞）、10月達聖彼得堡。1月行至柏林、12月傳及倫敦，12月中旬延及美國東部，由此可知流行性感冒傳染雖速，然不能速於人之行程，且考知其傳布不為風力所影響，以此之故，流行性感冒為一種接觸傳染病，即謂此病發生於一種特別微菌，為其他犯同一病症之人所傳遞者。」[8] 近代流感之根源，似不在「中國」，而是於亞細亞洲俄國境內，而遍及全球，但還是有「東方」的因素在。[9] 報紙報導：美國一位軍醫基恩氏，於1918年10月醫學雜誌內論西

---

[7] 〈蔓延全球之時症〉，《華工雜誌》，30（巴黎，1919），頁7。

[8] 「傳染 Infectionus 與接觸傳染 Contagious 二字，往往誤用，傳染適用於疾病之由一種特別微菌所發生者，然不必由此人傳至彼人；接觸傳染表明多種疾病，其發病之微菌，必由一人而傳至餘人者。」引自立文思頓（W. J. N. Livingston）原著，葆穌譯，《青年進步》，22（上海，1919），頁40-41。

[9] 上海愛仁醫學院醫學博士周森友，〈流行熱症 Influenza（一）〉，《申報》（上海），1919年

班牙流行性感冒病之由來時,說此病與肺炎疫(筆者按:肺鼠疫)同類,乃來自中國;這與倫敦地方行政會發表報告,論流感疫情早在1916年的中國、日本兩處爆發類似,但英國認為此症是發源於中國。[10] 美國人則認為此疫於1910年哈爾濱首先發現,不久傳遍於中國。華北1917年有20萬華工送至法國,參加第一次世界大戰,故此病乃延及歐洲。一開始發生在德國軍營,因該營中有被俘華工之故,繼傳至西班牙,遂有「西班牙感冒病」之名。不久即遍及全歐,後竟傳至美洲云云,這完全是美國人的說法,認為疫情總是離他們比較遠;但根據伍連德指,這種說法很不精確,因為感冒病新近傳至中國,伍曾經考察其微菌與肺炎疫是不同的疫病,因為肺鼠疫的微菌不能寄存於人身,而遠傳海外,所以肺炎疫致死率甚高,未有醫治獲愈者,美國人患感冒病而轉成肺炎者,只有十分之一的機率,而死於肺炎者僅占百分之三,可見感冒病與肺炎疫之各異矣云云。[11] 由此得知,當時連肺炎與流感是不是同一種傳染病,當時都還不太清楚。以今日來看,伍氏推測較為正確,因為1917年底到1918年初的那場疫情是肺鼠疫,與流感根本無關,美醫的推論確實有誤。並且,流感在1918年的上海曾發現兩次,但染者不多,而且華人感染此病高峰乃該年5月和10月,離美國爆發疫情的3月,還慢了許多,該次疫情在日人方面亦很嚴重,但反而是租界區的西人比較少。[12]

對中國人來說,第一波發於1918年春季的疫情並不嚴重,直到進入秋天,疫情才開始轉趨嚴重。報載淞滬警察廳廳長徐國樑,在1919年發令所屬各區署所文云:「美國紅十字會來函調查世界各國1918年秋冬間患染流行性感冒病者及死者人數,擬編製詳細報告以資考證。查上年秋冬之交,發現流行性感冒,此病起時發熱頭痛身疼咳嗽多痰,間有咳血轉入肺炎或燥神經迷亂各症狀,在一星期後或治愈或死亡不等,希轉飭各地方官查明,如有上項病症,速即分別開單,尅日報部以憑轉復等,

---

12月7日,第14版。
[10] 〈英國之瘴症報告〉,《申報》,1920年1月19日,第3版。
[11] 〈流行性感冒病之研究〉,《申報》,1919年1月19日,第10版。
[12] 〈流行性感冒病之防衛談〉《通問報:耶穌教家庭新聞》,847(上海,1919),頁14。

因合亟電令廳長知事，仰速遵照，於電到五日內查明，去年秋冬間有無前項流行病症，即速開單快郵電復，以憑報部勿延。」[13] 可見，這場疫情對於中國一線城市的衝擊，也不如想像之大，因為在追索疫情之時，警察單位竟然沒有記錄，真正的疫情，恐怕還需要找尋報紙的零星報導。例如報載：「入秋以來天時寒燠不齊」，鎮江一些鄉鎮開始流行一種「頭暈、發熱、咳嗽、喉痛」的疾病，據言與上半年所流行的疾病屬於同一種疾病，當地鄉民都認為是「亢旱」所導致，而且都地的農產確實因為天候乾燥的關係而導致欠收，甚至鄉民希望透過集資來顧請戲班演戲，以祈禱降雨，[14] 可以發現在中國人的觀感中，天候影響人事疫病之發生，還是比較嚴重的。[15]

中國流感的疫情，也不是一直延續的，到 1920 年底為止，還是有部分疫情會爆發，下一段再來討論，先來梳理一下當時國人所熟知的世界疫情為何，從 1919 年開始看起。當時整個東亞的疫情都不輕，特別是日本，報載東京流感嚴重，患感冒致死的人多到火葬場都應接不暇。[16] 在 2 月初還有消息指出，東京爆發時症，頗感醫治無法周全，[17] 甚至有消息指出，東京一地一天就有 300 人死亡，疫情更甚去年，從去年秋天到此時，罹病人數高達 81 萬人，死亡人數有 5,079 人，[18] 至今每日死亡人數約 245 人，[19] 連外務大臣和前首相都罹患流感而在家靜臥。[20] 一直到 1920 年初，日本都還陸續有疫情傳出，1 月 7 日一天，大阪就死了 150 多人、神戶則有近 200 人死亡。[21] 朝鮮和日本，在 1919 年 8 至 11 月，也有霍亂疫情，可加以區別。[22] 至 1920 年中期後，日本疫情則趨於減緩；1919 年入秋，韓

---

[13] 〈去年秋冬間流行病之調查〉，《申報》，1919 年 3 月 6 日，第 10 版。
[14] 上海申報館編輯，〈鎮江——亢旱與時疫之關係〉，《申報》，1918 年 10 月 23 日，第 2 版。
[15] 上海愛仁醫學院醫學博士周森友，〈流行熱症 Influenza（二）〉，《申報》，1919 年 12 月 8 日，第 14 版。
[16] 〈世界小新聞〉，《申報》，1919 年 1 月 6 日，第 14 版。
[17] 〈國外大事記〉，《來復》，46（太原，1919），頁 28。
[18] 〈各通信社電〉，《申報》，1919 年 2 月 6 日，第 6 版。
[19] 〈東京通信〉，《申報》，1919 年 2 月 12 日，第 6 版。
[20] 〈各通信社電〉，《申報》，1919 年 2 月 4 日，第 6、7 版。
[21] 〈太平洋路透電〉，《申報》，1920 年 1 月 8 日，第 3 版。
[22] 〈北滿防疫局長之第七期報告〉，《申報》，1920 年 1 月 1 日，第 10 版。

國漢城也有流感疫情爆發,[23] 很多疫情的報導,都是因為有外國的將軍或官員死亡,才會被報導。[24]

　　在其他國家疫情報導上,英美還是比較受矚目的,其他國家的疫情,報導不及這兩國多。在 1919 年初,還有報導美國去年流感疫情之慘狀,死者在嚥氣之前留下「痛淚」,因為神經失去作用,聽不見也看不見,在痛苦中流淚死去,非常恐怖;[25] 而且當時人們對流感的認識,跟我們今日還是有所差距的,當時翻譯流感還謂「蔭福露恩撒」(Influenza)者,[26] 至 1919 年 2 月 26 日倫敦電:兩個禮拜內英國倫敦與韋爾斯等大城市死亡都達到兩、三千人。[27] 英屬西印度金斯敦電,該島居民患流感已經有 4,000 餘人死亡。[28] 美國方面,紐約在 1920 年初也有流感疫情,到達一日死 30 人的程度;[29] 芝加哥每日感染者達 1,100 人,兩天內該城就死了 26 人;又得肺炎者有 282 例,死者 66 人。[30] 美國參議院,甚至通過相關法案,動用 50 萬美元來防治流感。[31] 2 月初,疫勢稍減,華盛頓區軍中患病共 2,800 例,死亡 48 例。[32] 但中國報紙卻沒有對 1919 年的美國疫情有太多著墨,筆者以為並非當年沒有疫情,而是報紙在翻譯外電報導時,沒有特別重視有關,故相關外國疫情之報導,還是比較零星。報導外國的流感疫情,可能是為了讓本國人警覺到該病的嚴重性,倒不完全是基於追蹤或關心全球疫情消長的興趣吧。報紙消息的強調,或許是閱讀新式大眾媒體民眾的關切之處:美國因流感而死者,大概是參戰戰死人數的五倍,而且大流行所導致的死亡人數,往往是好幾次小流行期的總和,疫情的大流行,從歷史上來看,也一次比一次更嚴重。[33] 據美國衛生局員柯白蘭醫師

---

[23] 〈各通信社電〉,《申報》,1919 年 4 月 19 日,第 3 版。
[24] 〈路透電〉,《申報》,1919 年 9 月 1 日,第 6 版。
[25] 〈旅美觀察(六)〉,《申報》,1919 年 2 月 9 日,第 14 版。
[26] 〈旅美觀察(二)(五)(十)〉,《申報》,1919 年 2 月 28 日,第 14 版。
[27] 〈各國時事雜電〉,《申報》,1919 年 3 月 5 日,第 3 版。
[28] 〈路透電〉,《申報》,1919 年 1 月 12 日,第 3 版。
[29] 〈中美新聞社電〉,《申報》,1920 年 1 月 31 日,第 6 版。
[30] 〈美國之痒症與極端派〉,《申報》,1920 年 1 月 27 日,第 3 版。
[31] 〈各國近事記〉,《申報》,1920 年 2 月 3 日,第 6 版。
[32] 〈中美新聞社電〉,《申報》,1920 年 2 月 14 日,第 6 版。
[33] 上海愛仁醫學院醫學博士周森友,〈流行熱症 Influenza(一)〉,《申報》,1919 年 12 月 7

稱：根據1918年的統計，最容易感受此症者，多為25歲至45歲之人，死者半屬此年齡層。反而45歲以上之染病者甚少。[34] 更有意思的是：「野蠻人怕猛獸，文明人怕微菌；猛獸傷人有限，微菌傷人無限，只看去年西班牙風邪（即流行性感冒）大流行的時候世界上死的人數，據說比死於歐洲大戰還要多，便是一個最近的證據。」[35] 對微菌的害怕，可能是此時建立起來的，或者，至少是從1910年以來，最大的一次西方醫學對抗微菌的戰疫。

三、1919年的情況——流感或其他？

1919年的流感疫情，似乎與1918年的疫情不同，所謂的不同，是指當時的報導沒有強調疫情的連續性，而且疫情是在2月才開始；更重要的是，這次疫情從上海租界區開始擴散，且無全國各地之大疫情爆發。2月底時，上海美國人所辦之學校，發現傳染性感冒，前一日午後住校學生患病者共20人、教員3人染病，而走讀學生報病者，至少亦有3人，故該校決計隔日暫時停課。據校長說，不是險症，但下星期內未必開課。近數日來租界中染此感冒者，已有多起。[36] 又3月時報導，美童學校之學生，患病者仍在家休養，尚有教員1人，在醫院療治，是以此星期內，該校尚未能開課。[37] 一開始，租界的民眾染此症者日見增多，許多學校都有零星的病例，虹口和徐家匯的學校，都有不少學生患者，醫院附近的工作人員，有十分之七都病倒了，幸好死亡人數不多。[38] 又如漢壁禮養蒙學堂有流行性感冒症十起，聖約翰大學之學生，則有患者約30人，該校醫院已滿，目前多數學生已經回家。工部局醫官史丹萊醫士及衛生處之檢查員，曾視察工部局各學校及公立學校，並教導防範方法。

日，第14版。
[34] 〈西報警告流行性感冒病將復發〉，《申報》，1919年10月1日，第10版。
[35] 〈蠅與微菌之關係〉，《申報》，1920年7月3日，第17、18版。
[36] 〈美人學校發現傳染病〉，《申報》，1919年2月24日，第10版。
[37] 〈流行性感冒病之防衛談〉，《申報》，1919年3月6日，第10版。
[38] 〈流行病日見劇烈〉，《申報》，1919年3月12日，第10版。

但多數學校還未爆發此症,故史認為當下尚無全面停課之必要,死者也很少。[39] 故只發布了:「公立學校學生之上課者,⋯⋯如有類於流行性感冒症者,則即囑其歸家,須俟病愈,始許上課。衛生處現正日夜緊製舊金山式之面具,今日可以發至各分局,以便任人領取。此項面具製法甚為簡便,家庭中大可仿製,法以外科用之紗布疊成四層,廣約四吋、長約七吋,兩端置帶,俾可套於耳上。如無紗布,以稀布亦可為之,惟用後須加沈濯。」[40]

當時中國人稱流感為「痧症」,徐相宸寫稿指出:「天氣暴暖矣,流行之症,非惟不減,較前更烈,不佞前日之論驗矣,西人謂之痧症,名義原因,仍為普通社會所弗解,請仍以華醫名詞言,似較易曉也;今之時症,與前半月實大不相同,其見證不必有寒熱,其病盛於裡,有頭暈嘔惡肢麻、極似痧氣,其舌濁膩而厚,亦與痧氣無異,施以宣刮,即時現況紅色,又與痧氣同;亦有吐瀉交作者,亦有神昏者。」[41] 可見當時也有醫者用「痧氣」來解釋「痧症」。林天樹指出:近日讀滬報,痧症於租界爆發,且有侵入內地之勢,「回憶去年之餘痛未息,而今歲之恐怖又起。」後來「接友人寄西洋醫報乙卷,觀及本題原文精而且詳,更以心得示世,始亦有心人之作歟?因亟譯之藉餉內地之閱者。」[42] 當時翻譯外國的流感疫情,有時是為了解釋本國的疫情需求。

1919 年初上海的病例,似乎是西人感染得比較厲害,當時推測,1918 年疫情華人染病數比較多,可能已有一定的抵抗能力,今年初已是第三次疫情,估計不會太嚴重,但也有持悲觀態度的,認為疫情會更嚴重。據載當時有一位醫者,每天診此病約 30 人,但死者僅有 1 人,醫者認為,若有適當之防衛,應不致死亡。[43] 工部局史醫士交代防禦法說:「流行性感冒病原非險症,惟年衰者與年極幼者染此則較棘手所,可慮者患

---

[39] 〈流行性感冒症不致蔓延〉,《申報》,1919 年 3 月 10 日,第 10 版。
[40] 〈流行性感冒症之近報〉,《申報》,1919 年 3 月 8 日,第 10 版。
[41] 徐相宸,〈致上海各報論時症〉,《紹興醫藥學報》,9:4(紹興,1919),頁 46。
[42] 林天樹,〈流行性感冒症(痧)〉,《廣濟醫報》,4:3(杭州,1919),頁 24。
[43] 〈流行性感冒病之防衛談〉,《申報》,1919 年 3 月 6 日,第 10 版。

病之人病勢甫退熱度甫低，便自言霍然全愈出外行走，不獨自己疫氣尚未全銷，立以傳疫於人，且亦易罹肺炎症也。防衛之法在不入人羣之中，如萬不得已，則戴面具以掩口鼻，在電車中尤不可無此，如自覺不適宜，即靜臥，非至病全愈後不宜出外云云。查此種面具極易製作，去歲防肺疫時曾製就甚多，上星期中，華人患此病者亦多，聞已死三十人，惟此星期中漸見減少。」根據史氏的意見：「華人之感此病者，去年既已染之，今歲當可不受沾染，故此次流行病在華人中不致猖獗云云。」[44] 一般的清潔衛生，當然還是最重要的，例如傳出外海有船夫、海軍等感染病例，[45] 軍隊的神經第一時間就緊繃起來。陸軍第10師步兵37團團長陳景初，以上海發現流行感冒病，為預防所部官兵傳染時症起見，特別以清潔衛生一項，尤應注意。特別親往所部各營檢查內務，諭令各官兵對於所居之房屋及臥床被褥均當洗刷清潔以後，並要隨時赴各營檢查，倘不遵辦或查出汙穢不潔之處，必當從重懲罰。[46] 虹口衛生分所的西人，以時屆春令，天氣漸暖，且值時症流行之際，特別注意講求衛生，故特別告知租界內居民、鋪戶，需要注意清潔，並常使用癖疫藥水（俗呼臭藥水）灑洗，以避免時症傳染。[47] 大城市的衛生還是比較好的，報載自該年上海流行性感冒疫情爆發以來，死亡頗多，但南市上海醫院，就備有藥液注射及製有藥粉服食，故於該症預防成績頗佳，患此症若求醫，則大概可以免於危險。[48]

　　一開始華人死亡的人數似無擴大，報載：「滬上之患此症已為第三次矣，大約不致較去年初二次為烈，據衛生處檢查員報告，本星期內華人死亡率未見增多，第流行性感冒症不在應報告衛生處諸病症之列故，衛生處不能得患者之確數。史丹萊醫士則估計患者約有百人，其中數人會轉為肺炎，自星期日報告死去一人後，尚未有以死見報者。」[49] 但租界

---

[44]〈流行性感冒病之防衛談〉，《通問報：耶穌教家庭新聞》，847（上海，1919），頁14。
[45]〈流行病蔓延益廣〉，《申報》，1919年3月15日，第10版。
[46]〈軍營中傳染時症之預防〉，《申報》，1919年3月1日，第10版。
[47]〈虹口衛生分所之預防時症〉，《申報》，1919年3月17日，第11版。
[48]〈發現流行性腦脊髓膜炎症〉，《申報》，1919年4月5日，第10版。
[49]〈流行性感冒症之近報〉，《申報》，1919年3月8日，第10版。

政府仍不敢掉以輕心，英文滬報云：近數日內，法租界內流行性感冒症傳染頗甚，昨日各學校均奉命停課，新由歐洲回滬之費來松醫士，防治此症甚有經驗，現充法公董局防遏流行性感冒症委員會主任，[50] 中華基督教會還請西醫來演講疾病預防法，希望能讓大家免於被傳染。[51] 當然，畢竟疫情變化難測，還是有一些疫情漸趨嚴重的現象，當時人對疫情的推估，恐怕多是經驗之談，實際上不一定如此。報載流行性感冒初起時，僅患寒熱、胸悶、咳嗽數日即愈，尚無大害。但近日天時忽寒，此病症又加劇了。各地醫家大有應接不暇之勢，如新普育堂病院，並無家屬之張桂堂，又蘇人謝朝卿和十歲小孩周永福等，均醫治無效而死，已由堂報請同仁輔元堂，給棺收殮。[52]

疫情在 3 月中似乎有些嚴重的趨勢，[53] 有許多病患增多的消息，甚至有西醫染病死亡的消息。[54] 江蘇的嘉興有不少人罹患四肢痠痛、咳嗽的流行病，應該就是流感，但有時患者又會出現「風痧」，是很特別的描述。[55] 東北的長春也爆發「春瘟」，症狀為頭痛、腹痛、乍寒乍熱，調治失當，則說會轉為「傷寒」，報紙推測此疫事由於「客冬即今春雪稀雨少，天氣乾燥，倘一不慎，即易感染是症。」此症狀應該像是流感，不過與南方的疫情難以連結在一起，很難說有甚麼關聯。[56] 又根據上海租界衛生處所造表上來看，3 月 12 日前後各一個禮拜，外國人死於是症者有 3 人，華人死者已有 107 人，可惜的是，「惟患者人數幾何，無冊可查，故無從定患者與死者比較之確數。但此症蔓延似屬頗廣，而死額尚不為高耳。」也就是還算樂觀。[57] 在這當中，也有一些不知何名的「時症」為亂，例如《申報》有載：「鎮郡對江二橋老洲一帶，最近天氣還暖不調，忽發現

---

[50] 〈流行性感冒症傳染漸多〉，《申報》，1919 年 3 月 9 日，第 10 版。
[51] 〈演說流行病〉，《申報》，1919 年 3 月 27 日，第 11 版。
[52] 〈流行病傳染加劇〉，《申報》，1919 年 3 月 11 日，第 11 版。
[53] 〈民國八年上海大事紀（一）〉，《申報》，1919 年 12 月 27 日，第 10 版。
[54] 〈醫生張汝舟逝世〉，《申報》，1919 年 3 月 19 日，第 11 版。
[55] 〈嘉興：四鄉發生流行病〉，《申報》，1919 年 3 月 14 日，第 7 版。
[56] 〈哈長兩埠之防疫消息〉，《申報》，1919 年 3 月 25 日，第 6 版。
[57] 〈上星期流行病死亡之人數〉，《申報》，1919 年 3 月 19 日，第 10 版。

一種流行時症，傳染迅速，其患病情形都係發熱咳嗽、疲倦不思飲食，以下等社會之人為多。」[58] 還有生紅痧者，但有肢體痠痛、喉痛，應該也是流感。[59] 又有載：「天時不正春寒特甚，近日丹陽天王寺一帶，忽發現一種流行之時症，初起時週身發冷、四肢酸痛、喉音瘖啞，兼帶咳嗽，患是症者，危險異常，傳染極速，醫生藥肆，幾有應接不暇之勢。」[60] 到3月底時，又有：「鎮屬揚中縣，新洲五圩一帶，近日發現一種時症流行甚廣，起病時四肢冰冷、咳嗽不止，繼即徧身發熱，日輕夜重，經絡抽痛，危險異常，昨今兩日患病死者已有六人。」[61] 由這些症狀來看，如不是特別的傳染病，應該就是流感無誤，其實，有些「發現時症」的消息，也會指出確切的疾病，例如當時就還有別的疫情，例如：「春來寒暖不時，致校中染受腥紅熱者，已有數人。聞病勢尚不甚重。」[62] 又，當年3月也有腦脊炎症流行，「華人與外人各二，皆不相關涉，其中三人，顯皆自行起病，而非受染者，除一人乃來自香港蓋為此症發生之地也。」[63] 同時期有別於流感的疫情也是有的，但似乎更加零星，而且報刊知道，也會加以報導的。一直到3月底，流感有加重的趨勢，但疫情多在南方。[64] 報紙上也有幾則官員生病請假或因此無法開會的新聞，在北京、杭州也有官員感冒，[65] 但似乎無成大疫。[66] 當然，有時是感冒還是流感，這是兩個不同的疾病，但報導中沒有特別說明，不似日本，官員真正都是因流感而休養。[67]

到了夏天，「時疫」依舊有，但筆者認為流感疫情、照氣候的常理推斷，夏天不是其流行的高峰期，即使是1918年夏天，流感案例也很少，

---

[58] 〈鎮江：鄉間之時症〉，《申報》，1919年3月9日，第7版。
[59] 〈流行病用藥之研究〉，《申報》，1919年3月14日，第11版。
[60] 〈鎮江：流行症之近狀〉，《申報》，1919年3月18日，第7版。
[61] 〈鎮江：揚中發現時症〉，《申報》，1919年3月26日，第7版。
[62] 〈發現時症〉，《清華週刊》，161（北京，1919），頁7。
[63] 〈流行性感冒症之近報〉，《申報》，1919年3月8日，第10版。
[64] 〈流行症仍不少減〉，《申報》，1919年3月24日，第10版。
[65] 〈杭州快信〉，《申報》，1919年4月5日，第7版。
[66] 〈專電〉，《申報》，1919年3月24日，第2、3版。
[67] 〈各通信社電〉，《申報》，1919年4月2日，第3版。

到秋天才開始增多，故這時的時疫，很有可能是霍亂。在6月底的報紙報導中提到：「今年入夏以來，梅雨連綿瞬，屆小暑而氣候宛若九秋，故近日發現一種四肢疲乏，頭暈嘔吐、不思飲食之時症，雖無大礙，二三天可癒，而含有傳染性質，故患者頗多。」[68] 雖然有嘔吐一症，卻與當年流感疫情有些不同，不過沒有瀉泄，也很難認定是霍亂，但時近夏令，腸胃疾病也一定會增加。此時，近代中國定期在夏日舉辦慈善醫藥施予、開辦時疫醫院的機制又展開了，閘北慈善團體董事趙灼臣，就獨力捐資創建閘北醫院，由總董錢貴三、沈聯芳協同贊助，已於春季開院施診。據報自陽曆4月1日起至7月初，施診內外各科，共開方2171號，留院者也有不少人。報載：「現屆夏令，天時寒煖不定」，並「逆料今秋時症必盛，為特多備防疫要藥。」[69] 去年同樣爆發過夏季霍亂之疫情，今年也不例外。7月的報紙記載到：「邇來霉雨連朝，晴曦少見，且天時不正，冷熱不勻，市上已發現寒熱吐瀉等時症。」而且忽然大雨傾盆而下，陰溝積水、糞汙滿街，垃圾四散，急待清潔。[70] 這年的這場夏季疾病，應是霍亂吐瀉或中國人俗稱之「痧症」，也被報紙證實了。[71] 這次的時疫，與公廁、環境衛生、垃圾汙穢等比較有關，論述上也比較不注意空氣的問題。[72] 從此波的時疫可看出，當時人對霍亂的害怕，似乎超過人們對流感的畏懼，防範的措施與相關宣傳也相對多很多，[73] 而且從流感的施醫給藥狀況，也不如1918那年來得特別；今年的施醫給藥，例如供給痧藥水，依舊是以霍亂為主，[74] 紅十字會也照1918年的往例，繼續投入時疫救援。[75] 還有一種可能就是，其實1919年上半年的流感疫情，對中國民眾而言，並不算嚴重。

---

[68] 〈發現時疫〉，《申報》，1919年6月30日，第11版。
[69] 〈閘北醫院近訊〉，《申報》，1919年7月7日，第11版。
[70] 〈紀昨日之大風雨〉，《申報》，1919年7月8日，第10版。
[71] 〈疫勢流行更甚〉，《申報》，1919年7月19日，第10版。
[72] 〈疫症消息之昨聞〉，《申報》，1919年7月22日，第10版。
[73] 〈各方之救濟時疫〉，《申報》，1919年7月23日，第10版。
[74] 〈疫勢愈傳愈盛〉，《申報》，1919年7月26日，第10版。
[75] 〈關於時疫之消息〉，《申報》，1919年8月7日，第10版。

疫情有時會交雜出現，增加史家判斷的難度。7 月底的時候，有一則新聞指出：「南方議和代表章行嚴君，向住新聞路三十一號岑宅。近日染患時疫勢甚，忽險，已入時疫醫院請治，由西林公子岑心叔代為照料。暨南學校華僑學生某，亦染得時疫，勢頗危險，現在上海醫院醫治。滬南董家渡大新街楊家渡一帶，近亦發生時疫，傳染頗甚，患者以江北苦力為多，死亡相繼，新普育堂特日夕為若輩施診，頗為忙碌，該堂對面新建之時疫醫院，因內部尚未工竣，不及提前開診，現正督工從速畢事，以便救濟時症。」[76] 這則資料所顯示的時症，是否還是霍亂？就無從得知。但筆者推測，還是以霍亂疫情較為可能，因為中國其他的地方，前後幾個禮拜都沒有流感疫情的報導，反倒是在北方的東北地區、北京皆傳出霍亂疫情，至於北京也還有痢疾的疫情，但較零星，[77] 可見該時疫指的應該是霍亂，而其他疫情之報導，也以傷寒、痢疾、霍亂居多。[78] 8 月初，已有多數西人開始注射霍亂血清，很多工廠也希望能幫工人注射血清，一些藥房都緊急向歐美下訂單以購買血清。[79] 到 8 月底，原本似乎有消散跡象的霍亂疫，此時又釀新一波的疫情，報載：「入秋來，天氣寒冷，不時忽然熱到九十餘度，忽然降至六十餘度，以之易受感冒泄瀉及寒熱病者甚多，前日來竟有虎列拉症之發現，驟然倒斃者已有數人。論云自哈爾濱傳染過來者，蓋哈埠此症極盛，言者亦不為無因，刻警局正在想法防禦及救治中。」[80] 禍不單行的是，傷寒和痢疾也有日漸增加的趨勢。[81]

至於流感，也不是完全沒有，而且正好搭上這波霍亂疫情的順風車，也來分「痧藥水」一杯羹，這是很有意思的現象。報載當時虹口梧州路，上海聯益施材會施棺材以埋葬路倒病死之患者，該會主任有鑑於「天時不正，除原有散施時疫藥水處所外，近又附設分送痧藥水處。」以方便

---

[76] 〈疫症之昨聞〉，《申報》，1919 年 7 月 25 日，第 10 版。
[77] 〈北方之防疫談〉，《申報》，1919 年 8 月 9 日，第 7 版。
[78] 〈王彰孚勸人注意時疫〉，《申報》，1919 年 8 月 3 日，第 11 版。
[79] 〈關於時疫之消息〉，《申報》，1919 年 8 月 11 日，第 10 版。
[80] 〈龍沙通訊：中東路罷工聲中之現狀〉，《申報》，1919 年 8 月 21 日，第 7 版。
[81] 〈關於時疫之消息〉，《申報》，1919 年 8 月 22 日，第 11 版。

感冒者就近索取。[82] 痧藥原來以治療腸胃炎、中暑、霍亂吐瀉為主，現在也拿來治療流感了，擴大了某些傳統藥品的功能。[83] 待時序漸漸進入秋季，流感警報又起，一位叫蔣天痴的讀者投書報紙，說浦西各處碼頭、大街屋會、骯髒不堪，恐「秋瘟」再起，希望相關單位注意。[84] 而《字林西報》載：「就已往之經驗觀之流行生感冒病往往年兩作現美國已有秋季將復生此症之警告矣，上海人士其勿忽諸。⋯⋯一二月內或將重行發現，聞查覺者已有一二起，係從租界外傳入者，如果發作。則其劇烈未必如前，蓋在一年前曾患之者，可免再染也。」[85] 在這當中，也有醫師出來演講預防時疫的重要，西醫趙和卿在奉賢城內縣立第一高小校演講指出：近日疫勢已平靜，就他診療處所求診的病患，多是輕症，並言：「雖然現在之時疫似已消滅，而無形中之時疫正多也（經驗上最多為赤痢）。今年之時疫為時尚有限，蓋至秋涼後天然能減少，而來歲之時疫又不能阻其不再發也，故欲免此種憂慮以引起一種警衛心，則時疫演講亦屬不可少。」他明確指出當時的時疫是指霍亂轉筋吐瀉等症。[86] 不過，另一則報導指出，某些地區是猩紅熱、霍亂、喉痛傷寒一起爆發的，最後一項即可能是流感。[87] 上海衛生處10月的報告指出：當年上海流行病較前「無甚差異」，病分為三種，有腦膜發炎、流行感冒及時疫（筆者按：霍亂），即可推知一二。[88]

到了冬天，果然是流感的好發期，疫情又捲土重來，幸好不甚嚴重，沒有像去年那樣第二次捲土重來時嚴重。報載：「昨據醫士云，上海現又發見痧症（即流行性感冒病），但其勢甚輕未聞有因患此而死者。今雖有漸見蔓延之象，然尚無戴上面具之必要，就調查所及，肺炎症未隨痧

---

[82] 〈聯益會擴充施藥處所〉，《申報》，1919年8月4日，第11版。
[83] 皮國立，〈中西醫學話語與近代商業論述——以《申報》上的「痧藥水」為例〉，《上海學術月刊》，1（上海，2013），頁149-164。
[84] 〈蔣天痴來函〉，《申報》，1919年8月17日，第11版。
[85] 〈西報警告流行性感冒病將復發〉，《申報》，1919年10月1日，第10版。
[86] 〈趙和卿醫生之時疫演說〉，《申報》，1919年10月6日，第11版。
[87] 〈嘉興：禾城又患猩紅熱〉，《申報》，1919年9月16日，第7版。
[88] 〈中華民國七年上海口華洋貿易情形論略（四續）〉，《申報》，1919年10月16日，第11版。

症而俱來，鮮有傷及肺部者。此次痧症，誠極輕淡，某醫士曰：事態殊不嚴重，患者少則四日，多則十日，即完全無恙，面具一層實非必要；且面具之是否有益，尚屬疑問，蓋美國各處去年於痧症流行時，曾戴面具，而醫界意見則不一致，謂為有益也，又一醫士云：面具確為有益，惟上海目前情形除入病室者外，不必戴上面具云。」[89] 從上述討論可知，其實大家對疫情的擴散仍抱持著樂觀的心態，認為不嚴重。另一些消息指，此次疫情「其病狀並不劇烈，祇表現畏寒、心悶、咳嗽、發熱、體倦、喉痛而已」併發症也很少。[90] 比較特別的是這一波疫情多有喉痛的症狀，正如報載：「近日本埠發生一種流行感冒症，初起時略有寒熱，嗣或牙痛、喉痛，故比較有名之醫生藥店，無不忙碌異常，聞醫家言此等感冒症，若醫治得宜尚無大礙云。」[91]

報刊報導的疫情消息並不算多，也沒有家家有僵屍之痛的可怖情形，北四川路北浸會堂教會組辦之明強中學校，分中學、高小兩部，共有學生240餘人。上星期以來，該校學生感染流感症者，約佔六分之一。[92] 症狀為初起時頭部暈痛，繼即嘔吐發熱、不思飲食，經邀請西醫診治，據云：「係本屆伏暑未洩，氣候不和，風燥積蘊所致，苟能自慎起居，調治一星期，即可復原，必無大礙云云。」其他附近學校也有疫情，但皆不嚴重。[93] 1920年的第一天，報載：北滿防疫局長伍連德，發出第七期常年報告：指出：「痧症與虎列剌症，於去年數月後流行中國，染此兩症而亡者，不下60萬人，痧症之入中國為禍，尚不若在他國之甚，痧症熾時，凡在醫院及人業中，究以戴紗布面具為宜。……虎列剌症由蒼蠅與水傳染，八月間最盛、九月稍減。」[94] 大概具體的點出疫情流行之梗概，本文只針對流感疫情來考察。伍氏所謂「不下60萬人」，不知如何推估，或有誇大之嫌？亦或是皆為霍亂所造成？不得而知，但從報載的疫

---

[89] 〈滬上發現輕痧症〉，《申報》，1919年11月27日，第10版。
[90] 〈滬上又有痧症發生〉，《申報》，1919年12月6日，第10版。
[91] 〈又有一種流行病〉，《申報》，1919年12月14日，第11版。
[92] 〈流行感冒症漸多〉，《通俗醫事月刊》，4（北京，1920），頁49。
[93] 〈流行感冒症漸多〉，《申報》，1919年12月15日，第11版。
[94] 〈北滿防疫局長之第七期報告〉，《申報》，1920年1月1日，第10版。

情來分析,似乎沒有到如此誇張的地步,各地也沒有大規模的疫情新聞,跟 1918 年比起來,應是輕微許多的。

四、1920 年——疫情從零星到消散

　　1920 年初,罹患傷風感冒、咳嗽頭疼的患者依舊相當多。[95] 加上氣候天久不雨,乾燥異常,報載:「近日城廂內外,已發現喉症及咳嗽發熱頭痛肺炎等症,傳染甚廣,衛生者須預防之。」[96] 另一則報導指出:1920 年初雨雪稀少、河水乾涸、空氣乾燥,喉痧時症流行,蔓延迅速,還有零星的天花疫情。[97] 喉痧的疫情似乎在年初蓋過了流感,中醫周小農指出:「己未(1919)之冬,亢旱燥冷,風轉東南,冬日中行可畏,御單裘已嫌過熱,現下見證,目赤、咳嗽,小孩則有肺脹鼻煽之劇,轉瞬交春,喉患堪虞。」[98] 這可能是猩紅熱的疫情,不過,有時外感的症狀極為類似,很難斷定,但喉嚨紅腫是肯定有的。[99]《紹興醫藥學報星期增刊》則持續刊載了流感跨年傳染的新聞,而且猩紅熱及喉痧等症,也漸漸增加。後者之起,大概也有寒熱、頭痛、倦怠等症,很似感冒而毒勢劇烈,流行甚速,甚至早發夕死,「吾國法律,亦列入傳染病中,惜衛生行政官,素不注重衛生知識,人民亦少研究」若一有寒熱喉痛感覺,即應迅速送入醫院醫治(注射血清等)或隔離居住,免致不治,而絕蔓延。[100] 其實在整個 1920 年,都不斷有猩紅熱的疫情,裘吉生曾指出:

近來紹興發發生一種極厲害的小兒傳染病,初起惡寒發熱,咳嗽頭痛,宛然傷風的樣子,當即舌紅苔黃,偶有苔不黃的,唇

---

[95] 〈患傷風者注意〉,《申報》,1920 年 1 月 1 日,第 4 版。
[96] 〈鎮江:時症流行甚廣〉,《申報》,1920 年 1 月 27 日,第 7 版。
[97] 〈嘉興:冬令流行症〉,《申報》,1920 年 1 月 30 日,第 7 版。
[98] 周小農,〈冬未雨雪弭病策(未雨綢繆)〉,《紹興醫藥學報星期增刊》,5(紹興,1920),頁 3。
[99] 「紅熱症」、「喉痧」、「爛喉」、「猩紅熱」等,皆為同一病。參考楊熙齡,《著園醫話》,收入陸拯主編,《近代中醫珍本集──醫話分冊》(杭州:浙江科學技術出版社,1994),頁 582。
[100] 公立上海醫院,〈上海時症未絕〉,《紹興醫藥學報星期增刊》,5(紹興,1920),頁 3。

舌必紅，眼淚汪汪，二三日面頰上手足臂理，發見紅暈，漸即成疹，大概都當瘄子醫治，用的荊芥防風等風寒藥，一經入口，立刻發燥氣急鼻煽，弄到不治，因為這是一種時毒病，新醫學所謂猩紅熱，用藥初起就須清透，大忌溫燥升表，聽得四處殤掉的小孩，已經不少。或因父母以為瘄子，不必醫治致誤，及危，已難救治，或因醫士常他作風寒，所以本社月刊中，也有說明，未免知道的尚少，特地再作一個警告。[101]

由此可見，猩紅熱很常會和流感疫情混在一起，增加醫者辨識的難度，但「出疹」顯然是前者一個重大的症狀，待病勢起來之後，又不難辨認。

在眾多疫情一齊爆發的同時，報載江蘇洙涇鎮因去冬氣候不正，致發生一種流行症甚為劇烈，初起於四鄉，每日死亡數 10 人，西鄉一帶更嚴重，竟有一家旬日間死七八人或五六人，後來疫情漸漸擴散至市區，例如：「縣署收銀處職員湯姓家，子女三人，兩週內相繼死亡，甚至傳染鄰近多人，至臘底更劇，吳姓僕婦，朱姓婢女等，起病至死，不過半點鐘。」這些病患的症狀為：「其頭痛與寒熱雖同、而狀類痴癲、均抱病半月餘而死、或謂此即西醫所謂痒症，中醫概謂之冬瘟，惟來勢甚惡，醫均束手無策，病家因延醫無效，轉而許願祈神，致陳三太太，與平湖太太等怪名詞，到處皆有，家中更羅列滿堂，相率搗鬼云。」[102] 當時報導該年初流感的症狀是「發熱、頭痛、喉痛、筋骨痛」等症，但也不甚嚴重。[103] 1920 年初，「浦東奉賢一帶，旬日以來，時症盛行，多患傷寒咳嗽，輕則三四天即愈，患重症而死亡者，亦頗不少。南橋附近，前日有一家相繼死亡三人，其故由於天時亢旱，河中水淺，飲料不潔所致，前晚大雪紛飛，時症當可減少矣。」[104] 上海也有許多人罹患流感的消息，但轉為肺炎的人較少。[105] 怎麼一到 3 月就變嚴重了呢？「冬瘟」是中醫的名

---

[101] 裘吉生，〈紹興時病發生〉，《紹興醫藥學報星期增刊》，5（紹興，1920），頁 2-3。
[102] 〈金山：發生劇烈流行症〉，《申報》，1920 年 3 月 1 日，第 8 版。
[103] 〈上海又發現痒症〉，《申報》，1920 年 2 月 10 日，第 10 版。
[104] 〈奉賢時症盛行〉，《申報》，1920 年 2 月 4 日，第 11 版。
[105] 〈上海又發現痒症〉，《申報》，1920 年 2 月 10 日，第 10 版。

詞,當氣候轉往春天時,這個病又變成「春溫」了,當時軍隊也有士兵感染「春溫病」,該軍隊團長指出是因為士兵不重衛生所致。[106] 又,盧育相論「頭痛時症」時指出:「敝地亦有發生,以鄰縣義烏等處最為劇烈,甚至不及延醫,旋即告變,傷心慘目誠堪憫。近有無名氏者,刊印藥方張貼通衢,以大蒜和白礬煎服,初起即愈,又有游埠友人,述及該處間有傳染,每囑患者服哥囉顛藥水七八滴,據稱親見多人特著奇效。僕中醫一道,深慚寡學,何敢妄言,西藥連其名稱,亦屬茫然,姑據友人所告,而請正之伏乞諸有道君子,普濟為懷,研究賜教以拯災黎。」[107] 3月初時,報載「時症日劇」,多歸咎於天氣的問題,其言:「入春以來,天氣未見溫和,疫勢更劇,惟查罹此症死者,除陳廣卿,沈友棋,爐雲州等數人外,餘均十齡內外之孩童,祇市區一處,已死五六十人,皆不過一二小時,不及救治而死。東西市上下塘幾至無日不有,間有一二醫生,於病初起時、投以猛攻劑、亦有用西法之灌腸器者,皆已獲效,昨聞有人傳說用生蘿蔔一根,浸於鹹滷中七日,取出晒乾,當此病初起時、搗汁服之亦可大瀉而愈。蓋致病之原,十九寒、食相攻云。」[108] 由這則時疫的消息看來,筆者並無法肯定該疫是否為流感,但可能與腸胃疾病有關,而又與月底爆發的新疫有所不同。

　　該年3月底,報載新聞:「嘉邑自入春以來,小兒之疫死者,已百餘人,不料北鄉一帶,又有一種時症發現,起時手足麻木,閉口昏倒,旋即謝世,現棺木鋪存貨已空,近城已有傳染者,各居民多飲清涼解毒劑,以資預防。」[109] 到3月底,這「又有一種時症」,報紙已確定當時流行的是腦膜炎症,但其實與上段所論的時症又不相同,[110] 有時報紙又說該症中醫叫「伏溫傷寒」,後面加「以注射血清為最有功效」,則是西醫的話

---

[106]〈王團長慎重兵士衛生〉,《申報》,1920年3月2日,第11版。
[107] 方肇元,〈春溫時症質正〉,《紹興醫藥學報星期增刊》,16(紹興,1920),頁5-6。
[108]〈金山:時症日劇〉,《申報》,1920年3月10日,第8版。
[109]〈嘉興:又有時症發現〉,《申報》,1920年3月18日,第8版。
[110]〈關於預防時疫症之要函〉,《申報》,1920年3月27日,第10版。

語。[111] 如果到了3月底4月初，單只有流感疫情的話，就去年的經驗，應該不致於擔憂，但此時卻爆發了腦炎疫。報載：

> 近日發生形似腦脊炎症之傳染病、朝患夕死、日以百計、其病狀乍起時、大概體熱法倫表百五度以上、頭痛脊冷、頸項發硬、逾數小時、即不省人事、至久不過二十四小時即斃、江陰本有教會設立之福音醫院一所、可容納男女病人甚眾、現遠近望門求治者、踵趾相接、據該院院長美人華爾德君語人云、專治腦脊炎之血清注射藥、適已用罄、因上海亦缺乏此藥、致無從購處、日前曾有患此病之窶人某甲、投院求治、該院適僅存有血清一針、擬即為之注射、同時忽有富人某乙、亦患此症、來院求治、聞注射藥祇有一針、願費巨資、乞將該藥先為彼注射、華君因窶人某甲先來、不允負彼、育不取分文、為某甲注射、遂得告痊、而富人某乙、辛救不救、聞昆鄰江陰之常州無錫一帶、類此病症、亦正在盛行、間亦有痧症云。[112]

此資料可見流感與腦炎疫在該年是交互出現的，而且醫者對這兩個疾病是可以分辨的。這其中還有腦脊炎的介紹，大概可理解當時人對該疫的掌握。報載：

> 河南開封發現流行性腦脊髓膜炎 Meningieis Geredros Finalin Epideiou 後，該院院長王彰孚鑒於去年發見該症幾乎措手不及即往外洋定購對於該症有效之血清等藥預備療治不意血清尚未到滬而該院院長及各醫員已遇此症四起均因病家不知該病凶險誤不醫治或被誤治軏延時日四起之中三起均在將死時送往該院致不及救治。……原因為一種微生物入腦脊髓液中，大概突然惡寒戰慄之後，發熱頭痛、嘔吐、皮膚及筋肉之知覺過敏、意識昏迷，經一二日覺背柱疼痛頭項強直，此外尚有牙關緊急，後弓反張，即背臥伸展之，下肢不能屈成直角形，或已屈之下

---

[111]〈鎮江：發現流行危症〉，《申報》，1920年3月30日，第7版。
[112]〈江陰：發生類似腦炎症〉，《申報》，1920年3月26日，第8版。

腿不能伸展等。若感突然之惡寒及發熱頭痛，等速往專門西醫處診治，用腰椎穿刺法檢查細菌速用血清等注射，否則延誤即無辦法。此症流行於冬季及春季，小兒及壯年者最易罹染一病。[113]

不過，如不經驗血，恐怕無法知道疾病為何。即使是同年的時症，也很難確知到底某一疫是何病。中醫盧育和指出：「病有奇奇怪怪，傳變遲速，不近情理」，他說春分以後，各地出現一種時疫，又與浙滬所興之腦脊炎有所差異，其寫到說：「北山有農夫某，日前在塘邊挑水，擔甫上肩，忽腰痛如折，漸至口不語，三小時即死；十二圩鎮有一少年，前日午後偕兩友同往浴堂洗澡，適行至天一池（浴堂）門首，忽云心內擾亂，勢欲作痛，頭部微痛，隨即仆臥於地，氣絕而斃；又西鄉有一孫姓，約三十餘歲，其人素為船夥，日前運米往錫，染受時症，頭疼體倦周身無力，四肢俱軟如癱，當即回家，未經醫治 三日內即死。」[114] 他說提出這些案例，指出「病有奇奇怪怪，傳變遲速，不近情理」，作者也不知道該病是何病，只能請求大家多研究。筆者也不能斷言該疫為何，也許有可能是流感，但也有可能是腦脊炎，這都不是僅用文獻就可以斷言的，但可以談的是：腦脊炎的疫情，在1920年上半年似乎壓過了流感疫情，上半年的流感疫情並不嚴重，而且病例資料太少，很難有積極的討論。

6月底，時序進入夏天，還發生了一種莫名怪疫：報載：「天時不正，城鄉各處，近日發現一種時症，初起時狂笑不語，手足漸冷，三四小時即損命，中西醫咸莫辨其為何症，無從施救云。」[115] 這則資料恰可作為一對照，當時其實中西醫都對流感、霍亂、腦脊炎等這些疫病有所瞭解，卻發生了這種莫名症狀之時疫，可見當時對「疫」的定義，有時還是處於一種模糊的狀態。整個夏季，依舊有霍亂和腸胃炎等疾病，中國

---

[113] 〈發見流行性腦脊髓膜炎症〉，《申報》，1919年4月5日，第10版。
[114] 盧育和，〈儀徵又發現疫症〉，《紹興醫藥學報星期增刊》，16（紹興，1920），頁5。
[115] 〈鎮江：發現奇異時症〉，《申報》，1920年6月21日，第7版。

人或以「痧」來加以解讀。報載：「近日天時不正，致人民多發生疾病，或係寒痧或係熱閉、又有一種似痧非痧之病，發現時僅止頭暈，肚中稍有反胃，不及一週時，即已不省人事，無可救藥矣。下鄉各處，且又有一種爛喉痧症，傳染甚速、死亡已有多人云。」[116] 很多夏天還是霍亂、腸胃炎等症。8月6日，杭州爆發一種時症，手足抽搐、神經昏亂，醫者則說是「護心痧」，可以用針灸治療。[117] 在其中，也有一些偏方會被介紹，例如：「新北門內開設珠寶店之陳某，膝下單生一子，年將弱冠，昨日方從邑廟品茗歸，忽頭痛、身寒、吐瀉兼作，陳即為之延醫療治，診脈後醫即斷為時症，並謂余（醫自稱）有一經驗奇方，請當場試之。乃飭人往購蕎麥粉數兩，用燒酒及蛋白、蔥、薑等調之成團，乃於病者之胸腹四肢揩擦，一週將團剖視，中有紅黃藍白黑五色之毛無數，長約寸許，遂即檢去復擦，以無毛為止，後果獲驗，立見霍然云。」[118] 當年夏天應該還是有霍亂疫情，當時稱霍亂轉筋，並希望大家不要將瓜果和油膩之物一起吃，可見還是以胃腸的傳染病為主，這也是時症之一。[119] 至於時序進入秋冬以後，流感似乎又現蹤了，江蘇嘉興10月爆發時症，「初起時身熱、飲食少進、皮膚乾燥亦不出汗，若看護不慎，四五日後必至發狂，再延半日或一日必隕命，迨發狂後，雖任何醫治必無效果，且死後屍身上多現紅綠瘢點，或細如泥沙、或大如痘子，中醫謂之秋瘟症，現城中居民之因此而死者，已有多人，此外因看護得宜不藥而愈者，亦頗不少，尚望衛生者留意焉。」[120] 雖然症狀有些奇特，但畢竟「秋瘟」是前年流感之名稱，而這些症狀和當時其他的疫情沒有共通點，故是流感的可能性較高。10月中的報紙記載：「鎮埠城內外，日來發現頭痛腦痛之時症，不數小時，即已斃命，傳染極速，諸醫束手。」[121] 這已不是吐瀉之症，而

---

[116]〈蘇州：蘇州發現時症〉，《申報》，1920年7月28日，第7版。
[117]〈杭州快信〉，《申報》，1920年8月6日，第7版。
[118]〈新聞拾遺：奇病幸有奇方〉，《申報》，1920年8月7日，第14版。
[119]〈小工吐瀉獲救〉，《申報》，1920年8月9日，第11版。
[120]〈嘉興：發現秋症〉，《申報》，1920年10月16日，第7版。
[121]〈鎮江：西醫救治時疫〉，《申報》，1920年10月17日，第7版。

偏向外感，但也不能斷言是流感，只能說大流感疫情在整個 1920 年是逐漸消散了，並非完全消失，只是沒有疫情傳出，而成為一般性的秋冬季節性流感高峰，為 1918 年來的疫情畫下了句點。

五、結論

中國的瘟疫，從來就跟政府的關係不大，疫情的發生與消散，大多聽任自然，[122] 醫者與民眾也只能從古典醫書和時人經驗中，一步步摸索診斷的訣竅和治療的方法。自西醫傳入以後，新的疾病定義改變了原有中國醫學界對疾病的認知，[123] 更重要的是，現在各種「大疫」的疫情，加入了更多全球性的語境和地域視角，已不再是中國本土之事而已；其實，就算僅止於中國本地的視角，也和過去不一樣了，因為時疫會跨過區域流行，地區性的疫情有時會擴散成全國性的大疫，現在透過新興媒體，人們知道了如何預防，汲取其他區域乃至國家的防治經驗，這個轉變在近代中國是一次全新的體驗。

中醫張國華在 1924 年出版的醫話中指出，「中國」位於亞洲的東南，溫帶居多，「人在氣交之中，影響於人事者，幾動輒是火」，他推測，包括四時感症，也是以火居多，將來的熱病只會愈來愈猛烈。[124] 他已意識到整個知識體系的變動，要融入中國在世界的地理因素了。不過，透過本文所論，可知世界疫情還是很可怕的，但當時中國人如果透過報刊上的訊息來與自身所遭遇的流感疫情相較，則中國流感疫情似乎不如世界疫情那般嚴重。中國民眾害怕的，反而在於各種不同疫情的交互出現，難以辨別。作為史家，在考察流感疫情時，這同樣造成了一些困境，當時流感的名稱，其實還未確定，連當時的人都不太能準確判斷，史家當然無法奢言有能力建構精準疫情流行之狀況。如 1918 年中醫的秋瘟，後來

---

[122] 賴文、李永宸著，《嶺南瘟疫史》（廣州：廣東人民出版社，2004），第 4 章。
[123] 中國醫學在近代對疫病認識觀點的變與不變，可參閱拙著，《「氣」與「細菌」的近代中國醫療史——外感熱病的知識轉型與日常生活》（臺北：國立中國醫藥研究所，2012）。
[124] 張國華，《醫學達變》，收入陸拯主編，《近代中醫珍本集——醫話分冊》（杭州：浙江科學技術出版社，1994），頁 245。

的傷寒、痧症、寒熱病[125]、時症等等,這些名稱,非但當時民眾不能全部理解,對現代史家而言更是難以分析的散亂資料。不過,雖然這些資料有相當多混淆的可能,但也有可以供辨認之處,特別是當時的人對霍亂、猩紅熱、腦脊炎等,其實都已有比較清楚的認識,所以當不明的時疫爆發開來,資料若沒有針對特定病源,如蒼蠅、老鼠等進行懷疑,而是歸咎於氣候、空氣等因子時,則幾乎都可以視為是流感;時人對症狀的描述,有時多是偏向特異性的,是為了強調疫病的可怕,但文字所描述的,可能只是某一病人的症狀表現,而非普遍的疫情病況,這點必須加以考慮。

經過本文的梳理,可以發現流感在 1919 至 1920 年間的中國,並不算太嚴重,相對於美國 1920 年初的疫情,芝加哥就有 1 萬 1 千多人是因為感冒而死,[126] 相較之下,可以說中國並沒有爆發全國性大規模的流行,而只在局部區域流行。本文主要用的資料為報刊,其特質可能跟醫書有所不同,它們所呈現的流感疫情,很多都指向季節、氣候的問題,但很難對疫情的區域性作出評估,僅能描述出大略之輪廓與特性,這個案例,也可作為對區域疾病史的一種新考察,至於治療與調養的文化史,只能留待另文再探了。

---

[125] 〈醫生之時症談〉,《申報》,1919 年 3 月 1 日,第 10 版。
[126] 約翰・M・巴瑞(John M. Barry)著,王新雨譯,《大流感:致命的瘟疫史》,頁 386。

徵引書目

一、傳統文獻

《申報》（上海），1872-1949。

《來復》（山西），1918-1930。

《青年進步》（上海），1917-1932。

《通問報：耶穌教家庭新聞》（上海），1906-1948。

《通俗醫事月刊》（北京），1919-1921。

《紹興醫藥學報》（紹興），1908-1923。

《紹興醫藥學報星期增刊》（紹興），1920-1922。

《華工雜誌》（巴黎），1917-1920。

《廣濟醫報》（杭州），1916-1922。

二、近人論著

皮國立，〈中西醫學話語與近代商業論述——以《申報》上的「痧藥水」為例〉，《上海學術月刊》，2013：1（上海，2013），頁149-164。

皮國立，〈民初疫病與社會應對——1918大流感在京、津與滬、紹之區域對比研究〉，《西安2010年醫學史教育及醫療社會史國際學術研討會論文集》，西安：陝西師範大學，2010，頁90-115。

皮國立，《「氣」與「細菌」的近代中國醫療史——外感熱病的知識轉型與日常生活》，臺北：國立中國醫藥研究所，2012。

約翰‧M‧巴瑞（John M. Barry）著，王新雨譯，《大流感：致命的瘟疫史》，臺北：臺灣商務印書館，2006。

陸拯主編，《近代中醫珍本集——醫話分冊》，杭州：浙江科學技術出版社，1994。

賴文、李永宸，《嶺南瘟疫史》，廣州：廣東人民出版社，2004。

Phillips, Howard and Killingray, David eds. *The Spanish Influenza Pandemic of 1918-1919*. London: Routledge, 2003.

Quinn, Tom. *Flu: A Social History of Influenza*. London: New Holland, 2008.

鼠疫前香港醫療狀況：
以《1895 年醫務委員會報告書》為中心

羅婉嫻

香港浸會大學歷史系講師

摘要

　　殖民初期，英國重視香港對宗主國的經濟效益，所以英國政府在香港投放的醫療資源十分有限，醫療措施只集中服務在港歐洲人。然而，隨著轉口貿易的發展，如何有效控制疫病從香港對外擴散，涉及帝國的管治聲譽。由是，1894 年香港爆發鼠疫後，香港的醫療政策有明顯的變化，西方醫學在香港有長遠的發展。香港的醫療發展體現了殖民地醫療發展的獨特性，受宗主國的管治影響，外來的醫學往往成為殖民地主導的醫學，而殖民地原有的醫學則因政治的關係而被邊緣化。本文以《1895 年醫務委員會報告書》為中心，從其內容探討香港自 1842 年至 1894 年的醫療發展情況，分析鼠疫對西方醫學在香港發展所扮演的角色，殖民管治與西方醫學在殖民地發展的關係。

關鍵詞：鼠疫、《1895 年醫務委員會報告書》、殖民管治、西方醫學、香港

Hong Kong's Medical System before the Plague: *Medical Committee's Report (1895)* as a Case Study

Yuen Han Law

Lecturer, Department of History, Hong Kong Baptist University

Abstract

As Britain concentrated on reaping economic benefits off of Hong Kong during the early colonial period, investment on medical facilities was largely constrained, focusing only on the medical needs of Europeans. Being a busy entrepot, Hong Kong was prone to epidemic and diseases from the outside world; the event of the bubonic plague in 1894 pushed the colonial government to amend her medical policies, enforcing a public health system based on the concept of western medicine. Western medicine was introduced as the official medical system by the colonial government, consequently forcing indigenous and Chinese medicinal systems into marginalization. This paper takes the *Medical Committee's Report (1895)* as a case study, to examine the development of Hong Kong's medical system between 1842 and 1894 to look at the significance role of the outbreak of plague in the Hong Kong as a ground for shifts in the relationship between colonial rule and the evolution of western medicine in colony.

Keywords: plague, *Medical Committee's Report (1895)*, colonial rule, western medicine, Hong Kong

一、引言

　　西方醫學在亞洲地區發展，多是因殖民管治的緣故。然而，殖民者初期因經濟的考慮，不會大規模將西方醫學引入殖民地，西方醫學只是集中服務殖民者，而殖民地人民仍依賴本土醫學治療疾病。疫病侵襲殖民地，成為西方醫學在殖民地發展的契機。面對疫病對殖民地周邊的地區構成威脅時，殖民者必須執行防疫措施，以減低疫病所帶來的影響，挽回投資者對殖民地的信心和帝國的國際聲譽。疫病的出現揭露了殖民地的醫療情況，顯示了殖民者的殖民動機。西方醫學亦在這種「不得已」的情況下，漸漸在殖民地紮根發展，亦將本土醫學邊緣化。

　　1894年，香港爆發淋巴腺鼠疫（Bubonic Plague，以下簡稱「鼠疫」），據官方的統計，自5月8日首宗鼠疫個案發現後，至7月7日共2,363人死於鼠疫。[1]鼠疫暴露了香港醫療體制各種的缺陷，包括：醫護人手短缺；醫療設備不足以應付大型疫病的爆發。而且，更顯示了在港華人不贊同香港政府（即殖民政府，以下簡稱「港府」）的控制鼠疫蔓延政策，港府以西方的衛生觀和醫療觀處理鼠疫，如將病人集中隔離，並以西方醫學治療、對華人住宅區進行消毒工作、集中埋葬鼠疫死者的屍體等。[2]華人指責港府控制鼠疫蔓延政策不尊重其文化和習俗，拒絕接受港府安排的隔離治療，更襲擊負責搜查鼠疫病人的史路比郡輕步兵團（Shorprhine Light Infantry）團員等。[3]最後，在廣州散播不利港府的謠言和在港華人強烈的反對下，港府對華人作出讓步，容許他們返回中國治療和安葬，或讓華人鼠疫病人往東華醫院（Tung Wah Hospital）管治的鼠疫醫院接受治療等。[4]

---

[1]　CO 129/263, No. 163, July 7, 1894, Ditto -- Forwards Statement of Europeans, Japanese, Portuguese, Eurasians, Indians and Other Attacked, pp. 537-542.

[2]　CO 129/263, No. 146, June 16, 1894, Ordinance 5 of 1894, Bye Laws of Sanitary Board- Submits, pp. 437-444.

[3]　CO 129/263, No. 115, May 17, 1894, Bubonic Plague, pp. 43-71; CO 129/265, August 10, 1894, Bubonic Plague, South China etc., pp. 211-236; Hong Kong Government, *Hong Kong Annual Administration Report, No. 148 Hong Kong Annual Report for 1894*.

[4]　CO 129/263, No. 122, May 23, 1894, Ditto -- Reports Panic among School Population Owing to

鼠疫是西方醫學在香港發展的轉捩點。1894年前，推動西方醫學在港發展，是雅麗氏紀念醫院（Alice Memorial Hospital）及香港華人西醫書院（Hong Kong College of Medicine for the Chinese，以下簡稱「西醫書院」），港府從未有意識將西方醫學介紹給華人。鼠疫爆發後，港府被各界批評，指責其過去逃避香港衛生、醫療責任，導致鼠疫爆發。故1894年後，港府成立多個委員會調查香港醫療、衛生制度，檢討有關事務的安排等。《1895年醫務委員會報告書》（*Medical Committee's Report (1895)*）便探討香港的醫療狀況，分析醫療部門的人手與工作編制的情況。報告書更展示了港府關注華人對西方醫學的抗拒，有意識使華人接受西方醫學。這反映港府瞭解到「統一」醫療觀的重要性，可以減低因與華人醫療觀的不同，在施政上產生的磨擦。

香港醫療歷史為學界所關注，研究範疇甚為廣泛。如香港鼠疫是學者研究的課題，他們從「帝國醫療（Imperial Medicine）政策」執行的角度，分析疫病控制與殖民管治。[5]另有通論式的研究，探討西方醫學在香港的發展歷程。[6]少有對個別醫療機構的研究，從而瞭解香港醫療發展的脈絡。[7]本文以《1895年醫務委員會報告書》為中心，從報告書的內容分

Malicious Rumours as to Intentions of Government Warning Proclamation Issued, pp. 187-193; CO 129/265, August 10, 1894, Bubonic Plague, South China etc., pp. 211-236; CO 129/265, August 10, 1894, Bubonic Plague, South China etc, pp. 211-236; Hong Kong Government, *Hong Kong Annual Administration Report, No. 148 Hong Kong Annual Report for 1894*.

[5] 有關香港鼠疫的研究著作，可參考：Carol Benedict, *Bubonic Plague in Nineteenth-Century China* (Stanford: Stanford University Press, 1996); Edward George Pryor, "The Plague of Hong Kong," *Journal of the Hong Kong Branch of the Royal Asiatic Society*, Vol. 15 (1975), pp. 61-70; Carney T. Fisher, "Bubonic Plague in Modern China: an Overview," *Journal of the Oriental Society of Australia*, Nos. 27-28 (1995-96), pp. 57-104.

[6] 香港醫療發展史的研究著作，可參考：Choa Gerald Hugh, "A History of Medicine in Hong Kong," *The Medical Directory of Hong Kong*, 2nd ed. (1981), pp. 12-27; ---, "Hong Kong's Health and Medical Services," in Albert H. Yee, ed., *Whither Hong Kong: China's Shadow or Visionary Gleam?* (Lanham: University Press of America, 1999), pp. 153-186; Robin Hutcheon, *Bedside Manner: Hospital and Health Care in Hong Kong* (Hong Kong: Hong Kong Chinese University, 1999); Arthur Starling, Editorial Committee, *Plague, SARS and the Story of Medicine in Hong Kong* (Hong Kong: Hong Kong Museum of Medical Science Society & Hong Kong University Press, 2006).

[7] 東華醫院的研究著作，如冼玉儀、劉潤和主編：《益善行道：東華醫院135年周年紀念

析香港鼠疫前的醫療狀況。探討香港自 1842 年成為英國殖民地至 1894 年鼠疫爆發時，香港的醫療發展情況，從而分析鼠疫對西方醫學在香港發展所扮演的角色，殖民管治與西方醫學在殖民地發展的關係。

二、1895 年醫療委員會的成立

鼠疫爆發後，港府面對官員和在港社會團體的指責，認為鼠疫的蔓延與港府不能有效改善香港的衛生情況有關。例如殖民地醫官（Colonial Surgeon）艾爾斯（Phillip Bernard Chenery Ayres, 1865-?；殖民地醫官任期：1873-1897）指出：

> 很多改善衛生的法律，早在 1894 年前的 20 年已通過，但因無法執行，這些法律只是徒有虛名，更因華人及其他社群的偏見使之不能實行。[8]

同樣，香港總商會（Chamber of Commerce）亦致函港府，批評過往的衛生政策敷衍了事，要求改組潔淨局（Sanitary Board），[9] 從而改善香港的衛生，避免香港再因疫病影響其營商環境。[10] 鼠疫揭示了香港醫療編制上，

專題文集》（香港：三聯書店，2006 年）；Sinn Yuk-Yee, Elizabeth, *Power and Charity: The Early History of the Tung Wah Hospital, Hong Kong* (Hong Kong: Oxford University Press, 1989). 雅麗氏何妙齡那打素醫院的研究著作，可參考：Edward Hamilton Paterson, *A Hospital for Hong Kong: The Centenary History of the Alice Ho Miu Ling Nethersole Hospital* (Hong Kong: Alice Ho Miu Ling Nethersole Hospital, 1987).

[8] Hong Kong Government, *Medical Report on the Epidemic of Bubonic Plague in 1894*, March 2, 1895.

[9] 潔淨局負責香港的市政和衛生監管。其成立源於 1881 年英國衛生工程師翟維克（Osbert Chadwick, 1844-1913），委派到港調查香港的居住環境、衛生情況，並建議港府應成立專責部門，由是 1883 年潔淨局成立。有關潔淨局的研究，可參考劉潤和：《香港市議會史（1883-1999）：從潔淨局到市政局及區域市政局》（香港：康樂及文化事務署，2002 年）。

[10] Hong Kong Government, *Hong Kong -- Papers Respecting the Reconstitution of the Sanitary Board Hong Kong General Chamber of Commerce*, October 19, 1894. 香港總商會在香港和英國具影響力，鼠疫後他們致函港府，要求檢討潔淨局的結構與行政。香港總商會建議增加潔淨局的民選議員，從而加強潔淨局的公信力和效率。但香港的人口以華人為主，港府與殖民地部都認為這樣的安排不妥當。而且，以香港的現實情況，衛生事務應由港府全權控制，為最適合的做法。

未能應付大規模的疫病爆發,港府的醫務官員不足,面對疫病時缺乏足夠的人手處理。港府亦檢討華人對西方醫學的反應,並著手研究如何使華人接受西方醫學。

為了進一步瞭解香港的醫療情況,港府在 1895 年成立醫務委員會(Medical Committee)調查香港的醫療情況,委員會由 Thos. H. Knott 任主席(Deputy-Inspector General),其他委員包括:A. F. Preston(Surgeon-Colonel)、麥康尼之(Alexander McConachie)、[11]John Thurburn、[12]康德黎(James Cantlie, 1851-1926)。[13] 調查在 1895 年 1 月展開,於同年 4 月發表報告書。報告書共 85 頁,包括首 7 頁的報告書總提要,後為 78 頁的附件,是每名受訪者的訪問記錄。

委員會訪問了在港從事醫療事務多年的資深官員和醫生,包括:殖民地醫官艾爾斯、國家醫院護士長(Matron, Government Civil Hospital)伊斯特蒙德(Eastmond)、維多利亞監獄醫官(Medical Officer, Victoria Goal)馬爾格思(Marques)、維多利亞監獄總監(Superintendent Victoria Goal)萊斯布里奇(H. B. Lethbridge)、雅麗氏紀念醫院駐院醫生鍾本初(1890-1908)、港口衛生醫官(Medical Officer of Health for the Port)佐敦(Gregory Jordan, 1885-1921)、國家醫院處理院長(Acting Superintendent, Government Civil Hospital)婁遜(James Alfred Lowson, 1866-1935)、何啟(1859-1914)、潔淨局衛生總監(Superintendent and Secretary, Sanitary Board)麥哥林(Mr. Hugh McCallum)、政府化學分析家(Government Analyst)W. E. Crow、國家醫院院長(Superintendent, Government Civil Hospital)艾堅信(John Mitford Atkinson, 1887-1912),詢問他們工作的範疇及對香港醫療的意見(表1)。[14]

---

[11] 麥康尼之是香港上海匯豐銀行(Hong Kong and Shanghai Bank)的董事,後於 1895 年 11 月,委任為立法局非官守議員。

[12] John Thurburn 其後委任為立法局非官守議員。

[13] 康德黎畢業於鴨巴甸大學醫學院,對香港西醫事務發展貢獻良多。他曾於雅麗氏紀念醫院工作,為香港華人西醫書院的創辦人,於 1889 年至 1896 年任西醫書院教務長(Dean)。

[14] Hong Kong Government, *Medical Committee's Report (1895)*, p. i.

表 1　受訪記錄表

受訪日期	受訪者	職位
1 月 15 日	艾爾斯（Phillip Bernard Chenery Ayres）	殖民地醫官（Colonial Surgeon）
1 月 18 日	伊斯特蒙德（Eastmond）	國家醫院護士長（Matron, Government Civil Hospital）
	馬爾格思（Marques）	維多利亞監獄醫官（Medical Officer, Victoria Goal）
1 月 22 日	萊斯布里奇（H. B. Lethbridge）	維多利亞監獄總監（Superintendent Victoria Goal）
1 月 29 日	鍾本初	雅麗氏紀念醫院駐院醫生（Surgeon, Alice Memorial Hospital）
	佐敦（Gregory Jordan）	港口衛生醫官（Medical Officer of Health for the Port）
2 月 1 日	婁遜（James Alfred Lowson）	國家醫院處理院長（Acting Superintendent, Government Civil Hospital）
2 月 19 日	何啟	立法局華人議員（Chinese Member of the Legislative Council）
2 月 26 日	麥哥林（Mr. Hugh McCallum）	潔淨局衛生總監（Superintendent and Secretary, Sanitary Board）
3 月 8 日	W. E. Crow	政府化學分析家（Government Analyst）
3 月 18 日	艾堅信（John Mitford Atkinson）	國家醫院院長（Superintendent, Government Civil Hospital）

　　各受訪者熟悉香港的醫療情況，亦具有一定的殖民經驗。艾爾斯早於1873年任殖民地醫官，是十九世紀任期最長的殖民地醫官，他對港府的醫療施政十分瞭解。他出任殖民地醫官初期，多次在《殖民地醫官報告》（Colonial Surgeon's Report）直言無諱批評香港的醫療、衛生情況，更預言若港府不正視香港的衛生問題，疫病將於香港爆發。[15] 鍾本初是雅麗氏紀念醫院駐院醫生，他於馬根濟（John Kenneth Mackenize, 1850-1888）開辦的天津北洋醫學堂（Peiyang Medicine College in Tianjin）學習西方醫學，具專業的西醫醫生資格。[16] 雅麗氏紀念醫院於1887年成立，是一所以西方醫學診治的醫院，由倫敦傳道會（London Missionary

---

[15] Choa, "A History of Medicine in Hong Kong," pp. 12-13; ---, "Hong Kong's Health and Medical Services," p. 155.

[16] Arthur, *Plague, SARS and the Story of Medicine in Hong Kong*, pp. 252-253.

Society）管理。醫院為華人提供免費的西方醫學治療，向華人傳播西方醫學的好處。[17]

港口衛生醫官佐敦在港行醫多年，早在1885年已在香港私人執業。他曾參與籌建雅麗氏紀念醫院，亦為西醫書院創辦人之一。在雅麗氏紀念醫院成立之初，在院中診治病人；並於西醫書院兼任教師，教授眼科、婦產科和外科。[18] 佐敦對香港的醫療事務熟悉，亦有與華人相處的經驗。國家醫院署理院長婁遜於鼠疫之初，被派往廣州調查鼠疫，其後回港確診香港首宗鼠疫個案。在鼠疫時，他擔當重要的決策角色。[19] 由於在鼠疫初期，婁遜曾到東華醫院巡查，發現院內已有鼠疫病人求診，但院中中醫師無法確診鼠疫個案，所以他十分質疑東華醫院的醫療資格。

另外，何啟是香港華人領袖，是華人牧師何福堂（Ho Fuk-Tong, 1818-1871）的兒子。1870年，何啟入讀中央書院（Government Central School）；1875年9月，到英國鴨巴甸大學（University of Aberdeen）學習醫學。1879年，取得M.B.C.M.學位（Bachelor of Medicine, Master of Surgery）及考取Royal College of Surgeon of London的成員資格。同年，何啟在林肯法學會（Lincoln's Inn）修讀法律。他於1881年，與雅麗氏（Alice Walkden, 1852-1884）結婚，翌年回港。1882年3月29日，何啟註冊為訟務大律師（Barrister）。由於他的專業背景，故獲港府重用，在多個政府部門出任要職，如1882年任太平紳士（Justice of Peace）、1886年加入潔淨局、1890年委任為立法局議員；並為多間機構的成員或創辦人，如團防局、考試局及保良局等。[20] 何啟致力推動西方醫學在香港的發展，他捐出雅麗氏紀念醫院的建築費，令醫院得以成立，並為紀念

---

[17] 有關雅麗氏醫院的研究，可參考 Paterson, *A Hospital for Hong Kong*.
[18] London Missionary Society, "London Missionary Society -- Report of Hong Kong Station for 1886," *Council for World Mission Archives, South China*, Box no. 1-2 (1886-1887), No. 490; Dafydd Emrys Evans, *Constancy of Purpose: An Account of the Foundation and History of the Hong Kong College of Medicine and the Faculty of Medicine of the University of Hong Kong 1887-1987* (Hong Kong: Hong Kong University Press, 1987), pp. 140-141.
[19] Lowson J. A., *The Lowson's Diary*, May 4-8, 1894.
[20] Choa Gerald Hugh, *The Life and Times of Sir Kai Ho Kai: A Prominent Figure in Nineteenth-Century Hong Kong* (Hong Kong: Chinese University Press, 2000), pp. 19-34.

其妻,將醫院命名為「雅麗氏紀念醫院」。同時,他亦為西醫書院的創辦人之一,更任教法醫學。[21]

三、報告書與鼠疫前香港醫療體制

報告書關注香港醫療體制現存的問題,如港府的醫療部門人手編制不足、工作安排不平均等;探討訓練本地西醫醫生和護士、開辦診所的可行性;及調查如何讓華人接受西方醫學。從報告書的內容及受訪者的回應,可以反映1894年前香港的醫療情況。而且,從訪問的問題,顯示了港府有意改變西方醫學在華人社區的地位,希望西方醫學在港普及。可是部分受訪者的回答,反映部分醫務官員不認同華人具備足夠的資格,參與香港的西方醫學事務,他們更對華人的人格充滿偏見。

(一) 香港醫療體制的缺失

首先,全港共六名專責醫務的官員,包括殖民地醫官、國家醫院院長、國家醫院處理院長、潔淨局的醫務人員、監獄醫生及港口醫生,他們沒有固定的工作時間,每天需要處理大量的文書工作。[22]整體來說,醫務官員的人手不是過剩,但當其中一人請假,只剩下五人,即出現人手短缺的問題;雖然可以找其他官員代為處理,但如殖民地醫官一職,則不能輕易暫代。[23]

報告書指出香港醫療編制不當,以殖民地醫官為例,自1842年開始,只有殖民地醫官一人專責香港所有醫療事務,香港缺乏一個專責的醫療部門。隨著香港人口增多,殖民地醫官的工作亦不斷增加。[24]他每日的工作包括:早上8時至10時,在家中應診;11時半,到國家醫院門

---

[21] London Missionary Society, "Supplementary Report for 1890 of the London Missionary Society's Medical Mission at Hong Kong," *Council for World Mission Archives, South China*, Box no. 2 (1889-1890), no. 495.

[22] Hong Kong Government, *Medical Committee's Report (1895)*, p. 6.

[23] Hong Kong Government, *Medical Committee's Report (1895)*, p. 34.

[24] Hong Kong Government, *Medical Committee's Report (1895)*, pp. 1-2, 50, 64.

診部應診,每月為約五百名病人診治;同時,每天需要為新入職的警員檢查身體;另需處理大量的醫療文件、賬目批核等文書工作。[25] 同時,殖民地醫官兼任其他政府部門的醫務顧問,如在潔淨局任醫官一職,並須向港府匯報其在潔淨局的工作情況。[26] 艾爾斯指出由於工作量過多,他根本無暇為病人覆診。[27] 另艾爾斯表示其有新增的工作,是每天需巡視東華醫院,確診部分懷疑疾病個案,以及為病逝的病人確定和登記死因,再向華民政務司(Registrar General)呈交報告。[28] 他指出巡視東華醫院的工作,本應由婁遜負責,但婁遜以合約中沒有訂明此項工作為理由而拒絕,所以便由他負責。[29]

另外,醫務官員間工作分配不平均,如殖民地醫官、國家醫院院長及處理院長的工作量過多;但港口衛生醫官則可以私人執業。[30] 國家醫院有兩名駐院醫生,分別是艾堅信和婁遜,他們二人輪流負責院中的治療和行政工作。他們早上的工作,主要為門診病人診治,下午為病人施手術、進行臨床化驗和解剖等;或需往警局或法院工作、或往精神病院(Asylums)、海之家(Hygeia)[31] 及傳染病房巡查;但仍會安排其中一人留守國家醫院。[32] 然而,若其中一人請假,則另一人的工作量大增。[33] 更因為工資較低,沒有醫生願意前往國家醫院工作。[34]

同時,種族的因素亦影響醫療部門的運作。如馬爾格思醫生在1880年,聘任為國家醫院處理院長。艾爾斯表示他是反對聘請馬爾格思,但港督軒尼斯(John Pope Hennessy, 1834-1891;港督任期:1877-1883)堅持聘任。因為馬爾格思是葡萄牙人,國家醫院的歐洲員工都不喜歡與

---

[25] Hong Kong Government, *Medical Committee's Report (1895)*, pp. 1-2.
[26] Hong Kong Government, *Medical Committee's Report (1895)*, pp. 50, 64.
[27] Hong Kong Government, *Medical Committee's Report (1895)*, p. 3.
[28] Hong Kong Government, *Medical Committee's Report (1895)*, pp. 1-2.
[29] Hong Kong Government, *Medical Committee's Report (1895)*, p. 2.
[30] Hong Kong Government, *Medical Committee's Report (1895)*, pp. 3-4.
[31] 「海之家」是一艘醫療船,為傳染病病人提供隔離治療。1894年鼠疫爆發時,港府規定所有鼠疫病人須送往「海之家」,在海上接受集中和隔離的治療。
[32] Hong Kong Government, *Medical Committee's Report (1895)*, pp. 31-32, 61.
[33] Hong Kong Government, *Medical Committee's Report (1895)*, p. 32.
[34] Hong Kong Government, *Medical Committee's Report (1895)*, p. 32.

他共事，這為醫院的運作增添麻煩。1883年，馬爾格思派往管理Lock Hospital，但因《傳染病條例》(Contagious Diseases Ordinance) 廢除，強迫妓女檢查身體改為自願性質，她們拒絕由馬爾格思進行檢查。由是，馬爾格思於1887年，調往維多利亞監獄任醫官。[35]

在缺乏專責的醫療部門下，殖民地醫官理應屬醫療架構之首，但他沒有實質的權力調派其他醫務官員，或重新編配他們的工作；更因合約及金錢的限制，醫務官員可以拒絕接受港府要求的額外醫療工作。如佐敦的合約訂明，只須負責港口的醫療檢疫工作，所以他不需要往國家醫院工作。[36] 婁遜表示若沒有額外的酬金，他是不會承擔東華醫院的職務，況且其工作量已很大，亦無暇兼顧額外的工作。[37]

縱然在緊急的情況，殖民地醫官亦無權即時增聘人手，以支援突如其來的疫病。如在鼠疫蔓延時，國家醫院醫護人手不足，需要海軍和陸軍的軍醫作出支援。[38] 但向海軍和陸軍調借人手，並不是殖民地醫官所能控制，因為協助港府的軍醫可獲取「可觀的報酬」，他們才答允參與診治鼠疫的工作。[39] 婁遜更指責港府在鼠疫時，對於向外聘請醫生的做法猶豫不決，其弟願意以200元月薪出任，遭港府拒絕；另一名醫生則要求500元，港府表示需時考慮。[40] 其後港府刊登廣告，以350元月薪聘請醫生；然而，已在華工作的醫生是不會貿然放棄現有的工作，並前往香港從事一份薪金低又危險的工作，所以鼠疫持續數月仍無人應徵。婁遜認為港府能夠以1,000元聘請醫生，但港府仍堅持350元的月薪。[41] 這一方面反映香港的醫療體制人手編制，不能應付疫病的爆發；另一方面，港府更奢望以低廉的薪金，聘請西醫醫生到鼠疫蔓延的香港工作，這更是不可能。

---

[35] Hong Kong Government, *Medical Committee's Report (1895)*, pp. 3, 4, 16.
[36] Hong Kong Government, *Medical Committee's Report (1895)*, pp. 26.
[37] Hong Kong Government, *Medical Committee's Report (1895)*, pp. 2, 35-36.
[38] Hong Kong Government, *Medical Committee's Report (1895)*, p. 6.
[39] Hong Kong Government, *Medical Committee's Report (1895)*, p. 33.
[40] Hong Kong Government, *Medical Committee's Report (1895)*, p. 33.
[41] Hong Kong Government, *Medical Committee's Report (1895)*, p. 33.

同時，醫務官員應否私人執業的問題，亦多次討論。殖民地部（Colonial Office）一直容許部分醫務官員除了公務外，亦可以在殖民地私人執業。這與在港工作的薪金較低有關，故為了吸引英國醫生前往香港工作，殖民地部批准他們可以在港私人執業，更有些醫務官員以此列為聘任的條件之一。但醫務官員可否私人執業早已受到社會的質疑，反對者認為在私人執業下，醫務官員不能專注於港府的工作，減低工作效率。如港口衛生醫官容許私人執業，但當發生緊急事故，只會加重殖民地醫官、國家醫院院長及處理院長的工作量。[42] 然而，佐敦表示自己以私人執業，其公務可與他的私人業務夥伴 Dr. Bell 分擔，包括港口的檢疫工作、為出入境人士檢查身體等。這是他們二人私下的安排，Dr. Bell 不是公務員，但他們這樣的工作安排和分配，從沒有被投訴。[43]

（二）港府對私營醫院的監管

在監管私營醫院的問題上，港府除了對東華醫院監管外，其他私營醫院如山頂醫院（Peak Hospital）、雅麗氏紀念醫院和那打素醫院（Nethersole Hospital）等，都不需要向港府匯報院內的情況，港府亦不會派員巡查；因為這些醫院是由歐洲人管理，並以西方醫學治療。[44] 港府對私營醫院的監管，不是基於收集疾病數據或防止醫療錯誤的動機，卻因醫療觀念的不同，而對個別醫院作出監管，如以中醫治療的東華醫院，港府則派員監察。

東華醫院的成立背景，預告了港府若對醫院作出進一步監管，將會變得更複雜。東華醫院的興辦源於「義祠事件」：1851 年港府批准華人譚亞財的請求，撥地興建義祠，以擺放在港逝世的華人神主牌及靈柩，待其在中國的家屬到港領回，再運送回家鄉安葬。[45] 病危的華人因醫療觀

---

[42] Hong Kong Government, *Medical Committee's Report (1895)*, p. ii.
[43] Hong Kong Government, *Medical Committee's Report (1895)*, pp. 3, 5.
[44] Hong Kong Government, *Medical Committee's Report (1895)*, p. 7.
[45] CO 129/138, No. 726, June 21, 1869, A Chinese Hospital, pp. 146-177; Choa, "Hong Kong's Health and Medical Services," p. 163; Sinn, *Power and Charity*, p. 18; Carl T. Smith, *Chinese Christians: Elites, Middlemen, and the Church in Hong Kong* (Hong Kong: Oxford University

不同，不願意前往國家醫院求診，義祠漸漸變成窮困、病危華人的最後容身之所。可是，義祠並非醫院，義祠的衛生情況日益惡化，更被華民政務司李斯特（Alfred Lister）指責，引起英國國內廣泛關注。[46] 港督麥當奴（Richard Graves MacDonnell, 1814-1881；港督任期：1866-1872）決定關閉義祠，並成立調查團徹查「義祠事件」。經過調查後，麥當奴提出由於西醫醫院不合乎華人的醫療需求，所以決定興建一所為華人而設的中醫醫院。

1870年，港府通過《東華醫院條例》（Tung Wah Hospital Incorporation Ordinance）。[47] 根據法例規定東華醫院由董事局（Board of Directors）管理，港府擁有監察及否決董事局決定的權力，而殖民地醫官及華民政務司授權可以巡查醫院。[48] 1872年2月14日，東華醫院落成，全院興建費共45,000元，港府捐助115,000元。[49] 院內的醫生全是中醫師，以中國醫學治病。可是，東華醫院的死亡率很高，死亡人數多達入院人數的一半；如1883年，共1,479人入院，死亡人數為759人，死亡率是51.3%；1886年，2,048人入院，死亡人數1,109人，死亡率達54%。[50]

縱然東華醫院的死亡率很高，仍受華人歡迎。除了以中國醫學治病外，醫院還接管了義祠，提供免費的殮葬服務；其後，更將服務範圍擴大至運送在港及海外華人的靈柩回鄉，幫助被拐賣婦孺及窮困的華人。[51] 東華醫院漸漸成為在港華人利益的代表，董事局局紳亦成為華人社區的

  Press, 1985), p. 114.
[46] CO 129/138, No. 726, June 21, 1869, A Chinese Hospital, pp. 146-177.
[47] 條例全名為 An Ordinance for establishing a Chinese Hospital to be supported by Voluntary Contributions and for erecting the same into an Eleemosynary Corporation。條例列明東華醫院院內的一切事務，包括管理架構、港府在院中的權力等。
[48] An Ordinance for establishing a Chinese Hospital to be supported by Voluntary Contributions and for erecting the same into an Eleemosynary Corporation，第4、9、10、12、14-17條。
[49] Sinn, *Power and Charity*, p. 51; Choa, "Hong Kong's Health and Medical Services", p. 163; Hutcheon, *Bedside Manner: Hospital and Health Care in Hong Kong*, p. 12.
[50] Hong Kong Government, *Colonial Surgeon's Report 1883*; ---, *Colonial Surgeon's Report 1886*.
[51] Sinn, *Power and Charity*, pp. 69-71.

領袖，為普羅華人爭取福利。由是，東華醫院的問題容易涉及政治元素，令港府不願意多加干預院務。[52]

可是，東華醫院的衛生情況和治療方式，一直受歷屆殖民地醫官的指責。加上，在鼠疫爆發初期，婁遜巡查東華醫院時發現已有20多名鼠疫病人入院，但院中中醫師竟然未能診斷他們染上鼠疫，所以婁遜十分質疑東華醫院中醫師的執業資格。[53] 故鼠疫後，港府加強對東華醫院的巡查。《1895年醫療委員會報告書》亦探討東華醫院的管理問題，例如婁遜建議由一名人士專責巡查東華醫院，他不應兼任為公務員家屬診治，因為東華醫院的工作十分污穢。[54] 艾堅信則認為華人是不知道有更佳的醫療選擇，才前往東華醫院，所以建議港府應廢除東華醫院，或於城外興建華人醫院，以免危害社會的生命安全。[55]

(三) 在香港訓練護士的可行性

由於國家醫院經常出現護士不足的情況，故有建議訓練歐亞或華人護士，以舒緩護士人手短缺的問題。國家醫院共有9名歐洲人護士長（Sister），實行三班制，每班為8小時；但若其中一人請假或離職，其工作則由餘下的護士長負責，這令工作量增加，人手不足。[56] 並根據護士長的合約規定，她們在完成為期六年的合約後，將享有半年的有薪假期，所以國家醫院實際面對護士長長期不足的問題。而護士長亦表示休假的時間太短，因為扣除交通的時間，她們實質只是在英國逗留四個月。[57]

婁遜有鑑於此，建議訓練18至19歲的歐亞混血（Eurasian）女孩任

---

[52] CO 129/263, No. 115, May 17, 1894, Bubonic Plague, pp. 43-71.

[53] CO 129/263, No. 115, May 17, 1894, Bubonic Plague, pp. 43-71; Lowson, *The Lowson's Diary*, May 4-8, 1894; Hong Kong Government, *Hong Kong Annual Administration Report, No. 148 Hong Kong Annual Report for 1894*; Sinn, *Power and Charity*, p. 161; Tom Solomon, "Hong Kong, 1894: the Role of James A. Lowson in the Controversial Discovery of Plague Bubonic Bacillus," *Lancet*. Vol. 350 (07/05/97), pp. 59-63.

[54] Sinn, *Power and Charity*, pp. 35, 63.

[55] Sinn, *Power and Charity*, pp. 62-63.

[56] Hong Kong Government, *Medical Committee's Report (1895)*, p. 11；每班時間：早上6時至下午2時、下午2時至下午10時、下午10時至早上6時。

[57] Hong Kong Government, *Medical Committee's Report (1895)*, p. 11

護士，⁵⁸月薪為5元，讓她們可以暫時代替休假護士長的工作或協助其他護士長。⁵⁹但伊斯特蒙德和艾堅信都認為在港訓練的護士，並不能取代英國護士長；因為國家醫院的設施不能給予她們充足的訓練，其資格及地位更不能與英國國內護士相比。⁶⁰由是，因其護理水準不及英國國內護士，歐亞混血護士必須在護士長的監督下工作，所以英國護士長的人數不能減少。⁶¹婁遜的建議可以減省金錢，歐亞混血女孩一般都懂得英語和中文，可以避免護士與病人間不能溝通的問題，所以訓練本地的護士長還有利香港醫療的發展。⁶²

但伊斯特蒙德反駁，聘請更多護士長的做法，不僅有保障，亦可令現職的護士長感到滿意。⁶³相反，訓練歐亞混血女孩任護士的風險較高，因為實習為期2至3年，部分受訓的歐亞混血女孩可能中途停學；而且當私人護士的酬金較高，她們未必願意留在國家醫院工作。⁶⁴艾爾斯亦不支持此建議，他指出護士的工作太辛苦，建議的最終目的是讓華人任護士，以節省從英國聘請護士長的開支，特別是她們休假返英國的費用，全由港府支付。⁶⁵

（四）華人對國家醫院的接受程度

1850年國家醫院落成，是首間由港府全資開辦的醫院，由殖民醫官直接管理，並以西方醫學醫治疾病。國家醫院原擬為香港居民提供西方醫療服務，但最後在港歐洲人才是醫院的主要服務對象，華人則對醫院卻步。如1868年，共934名歐洲、印度人入院，入院的華人卻只有223

---

[58] 歐亞混血女孩多是葡萄牙混血兒，她們大部分曾接受基本的教育，懂得英文，更有部分懂廣東話，所以能與歐洲人醫生和歐洲人、華人病人溝通。
[59] Hong Kong Government, *Medical Committee's Report (1895)*, p. 14.
[60] Hong Kong Government, *Medical Committee's Report (1895)*, p. 12.
[61] Hong Kong Government, *Medical Committee's Report (1895)*, pp. 13, 40, 70-71.
[62] Hong Kong Government, *Medical Committee's Report (1895)*, pp. 39-40.
[63] Hong Kong Government, *Medical Committee's Report (1895)*, p. 14.
[64] Hong Kong Government, *Medical Committee's Report (1895)*, pp. 12-13.
[65] Hong Kong Government, *Medical Committee's Report (1895)*, pp. 9-10.

人，但當時華人在香港的人口是歐洲人的 15 至 18 倍。[66] 縱然有華人病人到國家醫院求診，他們都是由警署轉介的入院個案，並非私人付款入院。[67]

報告書關注到為何華人不前往國家醫院的原因。在訪問鍾本初醫生時，委員會第一條問題是為何華人不使用國家醫院的服務。鍾本初回應原因有三個：第一、華人喜歡自行服用西藥；第二、國家醫院以英語溝通；第三、華人不能負擔醫院的收費。[68] 報告書內容反映了各界對國家醫院的運作有所誤解，更有華人以為醫院只接受歐洲人入院，他們不知道醫院是接受華人求診。[69] 艾爾斯表示國家醫院鼓勵華人前往求診，每星期有三天的下午，為華人免費診治。[70] 而且，華人求診的情況亦有所改善，如 1894 年，國家醫院有 613 名華人入院，門診華人病人共 5,721 人。[71]

有關國家醫院對華人的收費，亦有不同的說法。例如何啟得知入住國家醫院的華人，需繳付 1 元，歐洲人則 3 元，只有經警察轉介的窮困華人才免費；[72] 但鍾本初表示國家醫院，收取華人每天 2 至 4 毫的醫藥費；[73] 艾爾斯則澄清國家醫院是不會收取華人的醫藥費，需繳費的是華人公務員。[74] 另外，在解剖問題上，艾爾斯表示由於經警察轉介的入院個案，若病人死亡必須向裁判司署（Magistracy）匯報死因，所以必須解剖。更規定解剖的個案，須在英文報紙刊登，並附有中文譯本，這產生「只有國家醫院才解剖」的誤解，令華人對醫院卻步。[75]

同時，港府亦關注為何華人選擇同樣以西方醫學治病的雅麗氏紀念醫院，就是不前往國家醫院。鍾本初認為雅麗氏紀念醫院受華人歡迎，是因為醫院是「半華人」的醫院。[76] 醫院由華人興建，三份二的收入來自

---

[66] CO 129/138, No. 726, June 21, 1869, A Chinese Hospital, pp. 146-177.
[67] Hong Kong Government, Colonial Surgeon's Report for 1883.
[68] Hong Kong Government, *Medical Committee's Report (1895)*, p. 21.
[69] Hong Kong Government, *Medical Committee's Report (1895)*, p. 44.
[70] Hong Kong Government, *Medical Committee's Report (1895)*, p. 6.
[71] Hong Kong Government, *Medical Committee's Report (1895)*, p. 6.
[72] Hong Kong Government, *Medical Committee's Report (1895)*, p. 44.
[73] Hong Kong Government, *Medical Committee's Report (1895)*, p. 21.
[74] Hong Kong Government, *Medical Committee's Report (1895)*, p. 6.
[75] Hong Kong Government, *Medical Committee's Report (1895)*, p. 6.
[76] Hong Kong Government, *Medical Committee's Report (1895)*, p. 22.

華人的捐助，而捐款者及醫院的資料都會在報紙以中、英文刊登。[77]除了鍾本初外，還有20名西醫書院的學生在院內工作，他們與華人病人沒有語言的障礙。[78]他們亦會為華人施行手術，但事前會向病人作詳細的解釋。[79]但雅麗氏紀念醫院絕不會為病人解剖，華人是無法克服死後被解剖的恐懼，這對華人而言是一種罪；而且，若為華人進行解剖，他們以後再不會前往雅麗氏紀念醫院求診。[80]

故此，鍾本初建議國家醫院可以仿傚雅麗氏紀念醫院，在中文報紙宣傳，以鼓勵華人前往國家醫院求診。[81]並且，可以聘請華人西醫醫生為助理醫生，減低華人對國家醫院的歐洲人醫生抗拒。[82]同時，國家醫院應如雅麗氏紀念醫院一樣，尊重華人的習俗，例如批准和接受華人的喪葬習俗，讓垂危病人與其親友見面、更衣等，這樣可以吸引華人入院。[83]

雖然港府希望華人接受國家醫院，但不是所有醫務官員贊成港府的想法。婁遜和艾堅信都認為「國家醫院原意不是為華人而設」，在印象中是為歐洲人及公務員而設。[84]婁遜表示不知道登報能否吸引華人，但若要華人選擇國家醫院，則需增聘額外人手，擔當解釋醫療事務的工作，否則只會加重醫務官員的工作。[85]另聘用華人西醫醫生到國家醫院工作，亦未必能吸引華人求診；反之，前往國家醫院的求診者，他們主要尋求歐洲人醫生的診治，如華人醫生胡爾楷（U I-Kai, ?-1898）曾在國家醫院工作，病人都不願意由讓他診治。[86]

他們指出只要國家醫院如常運作，表現良好，便能使華人前往求診。例如在鼠疫爆發時，華人因謠言對歐洲人醫生產生誤解，但當接受過國

---

[77] Hong Kong Government, *Medical Committee's Report (1895)*, p. 22.
[78] Hong Kong Government, *Medical Committee's Report (1895)*, p. 22.
[79] Hong Kong Government, *Medical Committee's Report (1895)*, p. 21.
[80] Hong Kong Government, *Medical Committee's Report (1895)*, p. 22.
[81] Hong Kong Government, *Medical Committee's Report (1895)*, p. 22.
[82] Hong Kong Government, *Medical Committee's Report (1895)*, p. 22.
[83] Hong Kong Government, *Medical Committee's Report (1895)*, p. 22.
[84] Hong Kong Government, *Medical Committee's Report (1895)*, p. 38.
[85] Hong Kong Government, *Medical Committee's Report (1895)*, pp. 37, 39, 69.
[86] Hong Kong Government, *Medical Committee's Report (1895)*, p. 37.

家醫院的治療，便會對他們有信心。[87] 再者，婁遜指出現存的國家醫院病房不足，特別是私人病房需求大增；加上，其他國籍的病人入院人數持續增加，國家醫院只可拒絕華人的入院要求。[88] 在門診部，同樣出現拒絕華人求診的情況，他們多被轉介往雅麗氏紀念醫院或那打素醫院。[89] 故此，若要在資源上滿足及應付華人的入院要求，港府應另建一所西醫醫院給華人。

（五）在港開辦診所的可行性

港府計劃開辦診所，構思將診所交予西醫書院畢業生管理，港府會提供診所所需的醫療設施。港府開辦診所的目的：是讓西醫書院畢業生將西方醫學介紹給華人，從而收集香港市民的疾病資料，防止疫病的出現；並讓華人使用西藥，增加他們對西方醫學的信心。[90] 委員會就開辦診所的可行性、管理及監察、營運模式等問題，諮詢在港醫務官員的意見。

然而，設立診所的建議受到歐洲人醫務官員的質疑，如艾爾斯指出位於皇后大道的診所即將關閉，而灣仔那打素診所亦將改建為醫院，診所是不能自負盈虧的運作。[91] 再者，讓西醫書院畢業生在診所應診亦是不可行的，月薪30元太低廉；故艾爾斯建議港府應協助他們私人開業，而非在診所執業。[92] 婁遜及麥哥林都不認同開辦診所可以收集疾病資料，他們提出只有透過立法，並切實執行死亡登記制度，才可以獲得準確的死亡數據。[93] 否則診所只會如東華醫院一樣，不能呈交準確的疾病資料，開辦診所「只是浪費金錢」。[94]

當然，亦有醫務官員支持港府開辦診所。如鍾本初、何啟、W. E. Crow和佐敦均贊同，開辦診所有助西方醫學在港的普及。[95] 在主辦診所的

---

[87] Hong Kong Government, *Medical Committee's Report (1895)*, p. 38.
[88] Hong Kong Government, *Medical Committee's Report (1895)*, p. 69.
[89] Hong Kong Government, *Medical Committee's Report (1895)*, p. 69.
[90] Hong Kong Government, *Medical Committee's Report (1895)*, pp. 8, 9.
[91] Hong Kong Government, *Medical Committee's Report (1895)*, p. 8.
[92] Hong Kong Government, *Medical Committee's Report (1895)*, pp. 8-9.
[93] Hong Kong Government, *Medical Committee's Report (1895)*, pp. 42-43, 52.
[94] Hong Kong Government, *Medical Committee's Report (1895)*, pp. 42-43.
[95] Hong Kong Government, *Medical Committee's Report (1895)*, pp. 23, 28, 45, 54.

機構上,他們認同華人習慣往雅麗氏紀念醫院領取西藥,所以診所應由在雅麗氏紀念醫院訓練的西醫書院華人醫生管理,並可以選址在太平山區或灣仔等華人聚居的地區開辦。[96] 至於診所能否自負盈虧,他們均認為診所是不能自給自足,故應由港府或慈善團體資助運作。[97] 同時,他們寄望診所將有利華人社區的健康,所以如同教會開辦的醫院和診所一樣,華人日後將會願意支付藥費,故可收取少量的藥費及登記費,以維持診所的基本開支。[98]

由於診所將交由華人管理,委員會關注到華人能否勝任、人格是否可靠、私人執業及監管等問題。鍾本初和何啟都認為西醫書院的學生,清楚華人的醫療需要,是管理診所的最佳人選;只要港府給予他們足夠的薪金和指引,並要求他們每月向西醫書院呈交診所的報告,以作監察,便可以防止他們從中取利或不上報疾病資料。[99]W. E. Crow 建議港府應為診所訂下規則,如記錄處方的資料、存貨等以備查核,並由歐洲人官員監管;若能實行國家醫院的藥物發配制度更佳:即向中央部門申請藥物,並透過出納登記以作審查。[100]

但歐洲人官員如婁遜、艾堅信等,在無理據的支持下認定華人是不可以信任,若由他們管理診所,只會出現貪污的情況。[101] 故不應給予他們太多的權力,應在嚴厲的監察或殖民地醫官的監督下工作。[102] 另應否私人執業的問題上,各人意見不一。鍾本初表示可以實行分時段的私人應診,若不許私人應診,月薪需增至 60 元。[103] 佐敦和何啟則反對私人執業,何啟認為准許私人執業會造成貪污,富裕的病人願意支付醫藥費,將可能出現把港府提供的藥物轉售取利的情況。[104]

---

[96] Hong Kong Government, *Medical Committee's Report (1895)*, pp. 17, 29-30.
[97] Hong Kong Government, *Medical Committee's Report (1895)*, p. 17.
[98] Hong Kong Government, *Medical Committee's Report (1895)*, pp. 23, 29.
[99] Hong Kong Government, *Medical Committee's Report (1895)*, pp. 23-24, 46.
[100] Hong Kong Government, *Medical Committee's Report (1895)*, p. 55.
[101] Hong Kong Government, *Medical Committee's Report (1895)*, pp. 55, 72.
[102] Hong Kong Government, *Medical Committee's Report (1895)*, p. 72.
[103] Hong Kong Government, *Medical Committee's Report (1895)*, p. 23.
[104] Hong Kong Government, *Medical Committee's Report (1895)*, pp. 12, 46.

同時，因診所由華人管理，所以引起對華人人格及西醫書院學生資格的質疑。馬爾格思指出西醫書院的學生，都是康德黎的學生應是可靠之人，但康德黎表示自己亦不能保證。[105] 何啟認為華人有惰性，所以需要監管制度。[106] W. E. Crow 則認為華人是否可信，需要試驗才確定。[107] 同時，婁遜質疑西醫書院學生的質素，他指出：

> 華人若要西方醫學的意見會找歐洲人醫生，不是找半教化的華人西醫醫生，他們有些對醫學的認識模糊。[108]

康德黎亦認同西醫書院的醫學教育是初步，恐怕學生的診治經驗不足。[109] 但何啟重申學生在雅麗氏紀念醫院實習，已有足夠的治病經驗；況且經驗豐富的醫生亦不能診治所有的疾病；若遇上不懂診治的個案，可以尋求殖民地醫官或港府的協助。[110] 他認為學生是有足夠的資格在國家醫院工作，只是國家醫院不肯聘用。[111] 基於對畢業生執業資格的懷疑，亦有建議港府可以透過考試制度，審核學生的執業資格。[112]

四、報告書的建議與日後香港醫療的發展

經過詳細的調查後，《1895年醫務委員會報告書》完成，並對香港的醫療問題提出建議，部分建議更影響日後香港醫療的發展。

在港府的醫療體制上，報告書建議應將「殖民地醫官」一職，改為「首席醫務官」（Principal Medical Officer）。他是全港醫護公務員之首，負責全港的醫療行政及管理工作；緊急時更可調配所有醫務官員，或外

---

[105] Hong Kong Government, *Medical Committee's Report (1895)*, pp. 17, 41, 46.
[106] Hong Kong Government, *Medical Committee's Report (1895)*, p. 47.
[107] Hong Kong Government, *Medical Committee's Report (1895)*, p. 55.
[108] Hong Kong Government, *Medical Committee's Report (1895)*, pp. 41-42.
[109] Hong Kong Government, *Medical Committee's Report (1895)*, pp. 41, 46.
[110] Hong Kong Government, *Medical Committee's Report (1895)*, p. 46.
[111] Hong Kong Government, *Medical Committee's Report (1895)*, p. 47.
[112] Hong Kong Government, *Medical Committee's Report (1895)*, p. 71.

聘醫生協助。[113]首席醫務官之下設兩名醫官，一名負責國家醫院的工作，另一名從事公務員及警員的醫療工作；港口衛生醫官則維持不變，但在緊急時，須聽命於首席醫務官的指派；負責監獄的醫務官員，須兼任巡查東華醫院的工作，其工作亦可由首席醫務官調配，故可能需往國家醫院工作。[114]另增設衛生醫官（Medical Officer of Health）一職，他是獨立於所有醫務官員，是港府在潔淨局的醫療顧問，負責處理香港所有的衛生事務，但其在潔淨局只屬諮詢的角色，並沒有實際的投票權。[115]在醫務官員的私人執業問題上，報告書建議所有港府醫務官員不許私人行醫，這樣使他們能全身投入港府的醫療工作。[116]

港府雖然聽取醫務委員會的建議，改革香港的醫療體制，如殖民地醫官一職在1897年，改稱為「首席民事醫務官」（Principal Civil Medical Officers）；但從1901年港府委任的《調查醫務署職員人手分配報告書》，可反映至1901年香港的醫療制度問題與1895年相同。例如醫務官員人手分配失當、權責不清、私人行醫等問題，仍然存在。如艾堅信上任首席民事醫務官，但仍兼任國家醫院院長，同樣需負責醫務署的行政工作。[117]但負責港口衛生的醫務官員，除了檢查來港船隻，為指定的移民檢疫外，仍可以私人執業。[118]

對私營醫院的監管上，醫務委員會認為基於公眾健康的考慮，港府應訂立法例，強制全港醫院必須向港府匯報疾病數據，及授權殖民地醫官到各所醫院進行調查。[119]報告書更建議除了東華醫院應每天巡查，其他醫院只需定期巡查。[120]另港府在1896年2月5日，成立調查小組研究東

---

[113] Hong Kong Government, *Medical Committee's Report (1895)*, pp. ii-iv.
[114] Hong Kong Government, *Medical Committee's Report (1895)*, p. ii.
[115] Hong Kong Government, *Medical Committee's Report (1895)*, p. iii.
[116] Hong Kong Government, *Medical Committee's Report (1895)*, p. iv.
[117] Hong Kong Government, *Committee of Enquiry into the Adequacy of the Staff of the Medical Department, 31 December, 1901*.
[118] Hong Kong Government, *Committee of Enquiry into the Adequacy of the Staff of the Medical Department, 31 December, 1901*.
[119] Hong Kong Government, *Medical Committee's Report (1895)*, pp. 66-67.
[120] Hong Kong Government, *Medical Committee's Report (1895)*, pp. iii-iv.

華醫院的醫療問題,但受訪者意見分歧。[121]調查小組建議港府委派華人西醫醫生進駐東華醫院,以收集準確的死亡資料,其薪金則由港府支付。[122]其後,港府委派鍾本初到東華醫院工作,1899年他更在東華醫院進行首個外科手術,讓東華醫院的病人有機會接觸西方醫學。[123]至1910年,東華醫院的總診治個案共3,677宗,其中1,158宗以西方醫學治療,中國醫學治療則有2,519宗。[124]鍾本初進駐東華醫院,一定程度上促進了西方醫學在華人社會的發展,透過潛移默化的方式,讓華人接受西方醫學。同時,西醫醫生在東華醫院的應診,亦削弱中國醫學在華人中心的權威性,從而提升西方醫學在華人社區的地位。

在國家醫院訓練本地護士的問題上,委員會認為本地訓練的護士是不能代替歐洲人護士長,所以港府仍需繼續在英國聘請護士長。[125]但訓練本地護士可以減輕護士長的工作量,而護士長的角色亦轉為監察性質。[126]故港府在1895年5月30日,批准在國家醫院訓練歐亞混血女孩任護士。首位見習護士於1896年9月15日任命,她是一名歐洲人藥商的遺孀。[127]

醫務委員會贊同港府開辦診所,建議診所可以由華人西醫醫生管理,港府直接控制及監管。[128]診所每年成本約1,500元,負責管理的醫生月薪為60元,不許私人執業。[129]由是,港府籌備在港各處開辦診所,計劃中的診所將在灣仔落成,每年需費2,500元,其中1,200元是管理診所醫生的薪金,他不許私人行醫;而租金和藥費,估計約1,300元。[130]1905年,

---

[121] Hong Kong Government, *Report on the Tung Wa Hospital*, October 17, 1896. 調查小組的成員包括:何啟、輔政司(Colonial Secretary)駱克(James Stewart Lockhart, 1858-1937)、商人遮打(Catchik Paul Chater, 1846-1926)和懷特里德(Thomas H. Whitehead)等。受訪者包括:3名前任東華醫院主席及現任主席、醫院的文員、5名歐洲人醫生、2名潔淨局人員及1名建築師。
[122] Sinn, *Power and Charity*, p.199.
[123] Sinn, *Power and Charity*, p.199.
[124] Hong Kong Government, *Medical and Sanitary Report for the Year 1911*.
[125] Hong Kong Government, *Medical Committee's Report (1895)*, p. vi.
[126] Hong Kong Government, *Medical Committee's Report (1895)*, p. vi.
[127] CO 129/324, October 22, 1904, pp. 181-195.
[128] Hong Kong Government, *Medical Committee's Report (1895)*, p. vi.
[129] Hong Kong Government, *Medical Committee's Report (1895)*, p.vi.
[130] CO 129/304, March 7, 1901, College of Medicine for Chinese, pp. 308-328.

港府推行公眾健康措施，在全港各處開辦診所，由合資格、受西方醫學訓練的華人負責。雖然，華人對國家醫院仍存有偏見，但華人婦女前往診所的求診情況理想。[131] 這反映華人開始接受西方醫學，港府以開辦診所從而提高西方醫學在華人社區地位的做法，亦有一定的成效。

從《1895年醫務委員會報告書》的內容，可以反映港府不僅有意使西方醫學在華人社區普及，更有意讓華人參與醫療事務，將西方醫學本地化。可是港府的立場並不堅定，更處處表現矛盾。從歐洲人醫務官員對訓練本地華人護士和醫生的質疑，顯示他們認為香港的醫療設施不足以訓練一群能獲歐洲人醫務官員信任的醫務人員，暗示港府投放在醫療的資源十分有限。

又如國家醫院早已出現醫護人手短缺，港府從沒考慮聘用華人西醫醫生或華人護士。港府聘任的華人西醫醫生早期只有胡爾楷，他在國家醫院當助手及翻譯員，獲歐洲西醫醫生的高度評價，但大部分的西醫書院畢業生是不會獲港府的聘用。[132] 直至1895年，港府對西醫書院畢業生的執業資格，仍未給予認同或肯定。西醫書院未能獲得英國醫務委員會（General Medical Council）的認同，因為其教學資源短缺，例如西醫書院自開校以來，沒有獨立的教學大樓。[133] 缺乏資格的認可，影響西醫書院畢業生在港的出路，故他們畢業後多前往中國、東南亞或外國發展。為了進一步瞭解西醫書院的教學情況，政府委任調查團研究西醫書院的教學情況。[134] 調查報告在1896年7月15日發表，主要建議如何改善西醫書

---

[131] CO 129/454, April 30, 1919, Site for Maternity Hospital, pp. 344-349.

[132] Hong Kong Government, *Medical Committee's Report (1895)*; Choa, *The Life and Times of Sir Kai Ho Kai*, p. 74; ---, "A History of Medicine in Hong Kong," p. 23.

[133] London Missionary Society, "Supplementary Report for 1890 of the London Missionary Society's Medical Mission at Hong Kong," *Council for World Mission Archives, South China*, Box No. 2 (1889-90), No. 495; ---, "Decennial Report of Hong Kong Station 1880-1890-Medical Work," *Council for World Mission Archives, South China*, Box No. 2 (1889-90), No. 495. 庇理羅士（Emanuel Raphael Belilios, 1837-1905）早在西醫書院成立初期，答應捐出25,000元，作為西醫書院教學大樓的興建費，但港府一直沒有撥出土地興建教學大樓。

[134] Hong Kong Government, *Report of Committee Appointed by His Excellency the Governor to Enquire into and Report on the Best Organization for a College of Medicine for Hong Kong*, July 15, 1896. 調查團成員包括：艾爾斯、何啟、艾堅信和譚臣（John Christopher Thomson,

院的教學，但對於畢業生專業執業資格的問題，調查團成員未能達到共識。[135]

五、結論

1894年香港鼠疫顯示香港西醫體制的不足，鼠疫後各項的醫療調查報告更反映香港醫療體制的漏洞。鼠疫的突襲，揭露了香港的西醫體制不能應付大規模的疫病爆發，如缺乏隔離治療的措施，「海之家」的空間有限，不能容納大量的病人；港府的醫務官員短缺，但港府的薪酬條件太差，所以沒有醫生應徵。另華人對控制鼠疫蔓延措施的激烈反應，展示華人與港府存在不同的醫療觀，這才引起華人與港府其後的對峙。

《1895年醫務委員會報告書》對香港醫療體制作全面的檢討，港府根據報告書的建議，改組醫療架構。同時，港府關注在港華人對西方醫學的接受程度，及如何使華人接受西方醫學，令西方醫學本地化。例如委員會調查研究華人為何抗拒國家醫院的診治，探究透過開辦診所，使西方醫學在港普及的可行性，及西醫書院畢業生在西方醫學普及上扮演的角色。

然而，報告書沒有提及港府把西方醫學普及的動機，這個構想可能與鼠疫時港府的施政經驗有關。在鼠疫爆發時，港府實行的控制鼠疫蔓延措施遭到華人極力反對，甚至演變成暴力事件；華人的反抗，究其原因是他們不認同港府的醫療價值觀。為了防止再次出現華人因醫療觀不同，與港府產生爭執，將西方醫學介紹給華人，可以減低日後反抗。故港府委派華人西醫醫生到東華醫院，以監管醫院事務，藉此淡化東華醫院只以中國醫學治病的色彩，從根本改變華人的醫療觀。

1863-?）等。

[135] Hong Kong Government, *Report of Committee Appointed by His Excellency the Governor to Enquire in to and Report on the Best Organization for a College of Medicine for Hong Kong*, July 15, 1896.

徵引書目

一、傳統文獻

Council for World Mission (Great Britain). *Council for World Mission Archives. South China.* Zug: Inter Documentation Co., 1978.

Great Britain. Colonial Office. *Hong Kong: Original Correspondence (CO 129)*.

Hong Kong Government. *Hong Kong Annual Administration Report, No. 148 Hong Kong Annual Report for 1894.*

Hong Kong Government. *Colonial Surgeon's Report 1883.*

Hong Kong Government. *Colonial Surgeon's Report 1886.*

Hong Kong Government. *Committee of Enquiry into the Adequacy of the Staff of the Medical Department.* 31 December, 1901.

Hong Kong Government. *Hong Kong -- Papers Respecting the Reconstitution of the Sanitary Board Hong Kong General Chamber of Commerce.* October 19, 1894.

Hong Kong Government. *Medical and Sanitary Report for the Year 1911.*

Hong Kong Government. *Medical Committee's Report (1895).*

Hong Kong Government. *Medical Report on the Epidemic of Bubonic Plague in 1894.* March 2, 1895.

Hong Kong Government. *Report of Committee Appointed by His Excellency the Governor to Enquire into and Report on the Best Organization for a College of Medicine for Hong Kong.* July 15, 1896.

Hong Kong Government. *Report on the Tung Wa Hospital.* October 17, 1896.

Lowson, J. A. *The Lowson's Diary.* May 4-8, 1894.

二、近人論著

Choa, Gerald Hugh. "A History of Medicine in Hong Kong," *The Medical Directory of Hong Kong*. 2nd ed. (1981), pp. 12-27.

Choa, Gerald Hugh. "Hong Kong's Health and Medical Services," in Albert H. Yee, ed., *Whither Hong Kong: China's Shadow or Visionary Gleam?* (Lanham: University Press of America, 1999), pp. 153-186.

Choa, Gerald Hugh. *The Life and Times of Sir Kai Ho Kai: A Prominent Figure in Nineteenth-Century Hong Kong*. Hong Kong: Chinese University Press, 2000.

Evans, Dafydd Emrys. *Constancy of Purpose: An Account of the Foundation and History of the Hong Kong College of Medicine and the Faculty of Medicine of the University of Hong Kong 1887-1987*. Hong Kong: Hong Kong University Press, 1987.

Hutcheon, Robin. *Bedside Manner: Hospital and Health Care in Hong Kong*. Hong Kong: Hong Kong Chinese University, 1999.

Sinn, Yuk-Yee, Elizabeth. *Power and Charity: The Early History of the Tung Wah Hospital, Hong Kong*. Hong Kong: Oxford University Press, 1989.

Smith, Carl T. *Chinese Christians: Elites, Middlemen, and the Church in Hong Kong*. Hong Kong: Oxford University Press, 1985.

Solomon, Tom. "Hong Kong, 1894: The Role of James A. Lowson in the Controversial Discovery of Plague Bubonic Bacillus," *Lancet*. Vol. 350 (07/05/97), pp. 59-63.

Starling, Arthur, Editorial Committee. *Plague, SARS and the Story of Medicine in Hong Kong*. Hong Kong: Hong Kong Museum of Medical Science Society & Hong Kong University Press, 2006.

西醫東漸對民初中醫學術的影響
——以惲鐵樵論發熱為例 [*]

趙中豪

長庚大學傳統醫學研究所碩士生

摘要

　　民初之際，中醫學術界面臨了西醫東漸的衝擊與挑戰，在當時特殊的社會、文化和政治背景裡以及中西兩方勢力的此消彼長下，中醫學家為維護自身學術體系，勢必得做出不得不的回應與轉變。文中主角為民初著名傷寒醫家惲鐵樵（1878-1935），他倡言中西醫化合革新以產生新中醫，曾和主張廢除中醫者進行激烈的辯論和反駁以捍衛中醫學。其主要學術成就為以中醫學術為主體改進中醫學。本文旨在描述西醫東漸後，民初名醫惲鐵樵發展出了一套獨特的身體觀與診療觀。文中以發熱為例，說明惲鐵樵結合源自西醫理論的體工救濟原理與黃帝內經中「陽勝則熱」與「陰虛則熱」的論述，創造出一套詮釋人體發熱的生理病理模型，而呈現出有別以往的中醫理論新風貌。

關鍵詞：西醫東漸、惲鐵樵、發熱、中西醫匯通、中醫學術

---

[*] 本文由衷感謝指導教授劉士永老師、上海交通大學歷史學系研究員張志雲老師及匿名審查人賜教，謹致謝忱。

The Spread of Western Medicine in China and Its Impact on Chinese Medicine – Take the Treatise of Fever by Yun Tie-Qiao for Example

Chung-Hao Chao

Master student, Graduate Institute of Traditional Chinese Medicine, Chang Gung University

Abstract

During the period of the spread of western medicine in China, traditional Chinese medicine faced the challenge which was rooted in the social, ideological, political and cultural factors. Under such a stress, traditional Chinese medicine scholars had no choice but responded to it and reformed TCM itself. This paper specially studies the famous doctor, Yun Tie-Qiao, who belonged to the china school of converged medicine and tried to point out how he combined western medical knowledge and TCM theory to build a novel pathophysiological model to explain the reason of fever. The ultimate goal of this article is that after absorbing western medical knowledge, Chinese scholars accepted some of it but still tried to stand firmly its ground, which is an interesting phenomenon in cross-cultural communication.

Keywords: The spread of western medicine in china, Yun Tie-Qiao, fever, convergence of traditional Chinese and western medicine, academic of Chinese medicine

一、前言

　　人不能不患病，尤其是不能不患熱病，[1]正因為發熱這個症狀的普遍性，世界上各種醫學均對其有豐富的想像，而這些大異其趣的想像正好反映出了各種醫學思維上的多元。當然隨著時代、地域的不同，就算是同一個醫學體系內也會有不同的思考方式。本文從發熱這個基礎點出發，希望藉此能看到在中西醫學思想碰撞下，傳統中醫學是如何回應外來學術體系以及反思自身學術體系，[2]進而創造出一個與以往不同的身體觀。

　　所謂的症狀是疾病的一種表現，一般是指病人主觀不舒適、不正常的感覺或某些病態改變，是通過病人的主述和對病人的問診而得來的。[3]醫學史家西格里斯（Henry E. Sigerist）在《人與醫學》中寫道：

> 有人患著頭痛，從患頭痛的人自己看來，除非他還有比頭痛更難過的苦惱，頭痛就是他的疾病了……以前，病人和醫生總把病的徵候，尤其是重要的徵候，當作疾病。頭痛、發熱、水腫以前總當疾病的本身的。就是現代的醫學文字中，偶爾還遇到這種的遺跡，譬如肺結核叫做 Consumption，黃疸病叫做 Jaundice。研究疾病原因，這個思想的發生才引我們走到新的理解上去。[4]

　　因為在很多疾病中都有發熱的症狀，故在中國古代以熱病統稱一切以發熱為主症的疾病。熱病從以前就一直是中醫學家所關注的焦點，而中醫學術體系內的傷寒學派與溫病學派更是為了熱病的疾病範疇與治法爭議不休。直到民國初期，在受到西醫傳入以及當時特殊的社會、文化

---

[1] 惲鐵樵，〈熱病講義〉，《惲鐵樵醫書合集》（天津：天津科學技術出版社，2010），頁1795。

[2] 一方面對新學說或西學的回應，同時也回頭思考傳統學術在新時代的定位，這樣的想法，皮國立稱其為近代學術轉型內的雙向反省。可參考皮國立，《氣與細菌的近代中國醫療史：外感熱病的知識轉型與日常生活》（臺北：國立中國醫藥研究所，2012）。

[3] 李致重，〈證、証、症、候的沿革和證候定義的研究〉，《中醫復興論》，頁15。

[4] 西格里斯（Henry E. Sigerist），〈病的徵象〉，《人與醫學》（臺北：臺灣商務印書館，2010），頁101。

和政治背景的影響下,部分中醫學家對《傷寒論》的研究呈現出與既往不同的觀點,即借鑒西醫學或日本古方派的觀點來闡述《傷寒論》,可稱之為「傷寒新論現象」。[5] 同時,在西醫傳染病學知識傳入之際,中醫學家勢必有所回應,為了重整自身學術脈絡,對於傷寒與溫病學說的再評價則促進了中醫熱病學知識的前進。

二、惲鐵樵論發熱

受此浪潮影響較深的是民初著名傷寒醫家惲鐵樵,他倡言中西化合並革新以產生新中醫,曾開辦鐵樵中醫函授學校,並和主張廢除中醫的余雲岫進行激烈的辯論和反駁以捍衛中醫學。其主要著作為《藥盦醫學叢書》,主要學術成就為闡發內經大義、以中醫學術為主體改進中醫學。[6] 惲氏認為中醫病理學不能僅停留在諸如肝失疏泄、溫邪入胃等籠統的認識水平上,必須更深一層的明瞭體內各種細微的病理變化,他說:「究竟發熱之時皮毛筋骨血肉作何變態,則不可知。今有種種科學方法,證明血中變態,雖仲景復生,亦當傾耳聽之矣。」[7] 故本文以惲鐵樵為主角,旨在觀察其身體觀與診療觀因西醫東漸而與傳統中醫學是如何不同。

首先要瞭解傳統中醫看待發熱並不著重在測量有多熱,而是想知道是什麼性質的熱,因此溫度計上所顯示的數值並不是一件最重要的事[8],惲氏認為:

> 程郊倩《注傷寒》有云:實熱攻肌表顏額,虛熱攻四肢。故吾儕診熱病,手按病人顏額,與手掌比較,兩處之熱孰甚,則可以測知其熱之為虛為實,此為熱度表所不能量者。西醫笑中醫,以為用手試冷熱,粗而不確,豈知其妙用仍在熱度表之上。[9]

---

[5] 農漢才、王致譜,〈民國傷寒新論現象評析〉,《中華醫史雜誌》,42:4(北京,2012),頁208-215。

[6] 裘沛然、丁光迪,〈惲樹珏〉,《中醫各家學說》(北京:人民衛生出版社,2008),頁729。

[7] 惲鐵樵,〈傷寒論研究〉,《惲鐵樵醫書合集》,頁249。

[8] 還有一點本文無暇顧及但卻很重要的一點是發熱的時間點和形式,諸如朝熱暮涼、朝涼暮熱、潮熱、往來寒熱、熱深厥深等分別。

[9] 惲鐵樵,〈論醫集〉,《惲鐵樵醫書合集》,頁15。

他認為雖然中醫師憑手的感覺只能知道病人發熱並不能如使用溫度計一般準確測量人體的溫度，不過中醫師不單單是觸摸病人身體的一處而已，而是會同時觸碰臉、額頭、手掌、腳掌等處，並比較這幾處的溫度差異，同時再配合症狀與脈象，便能判斷熱的性質屬虛或是屬實。而這是單看溫度計所不能得到的資訊。[10]

在傳統中醫學理論中，溫煦形體是陽氣的功能，而惲氏則認為人體維持正常的體溫的方式來源有四種：

> 人身之有熱，其一從呼吸來，空氣中含有酸素[11]，即體溫從來之大源。其二從食物來，食物中含有酸化成分，當亦發生體溫之一大原因。其三曰摩擦，熱則血行速，行速則愈熱。假如不流動，則血中所含氧化成分無由發生熱力，故之摩擦亦生熱原因之一。其四為骨髓中所含磷質，古人以軀體中各種液體為水，以軀體中所含之熱為火。[12]

從惲氏的論述中可以看到不同於傳統中醫學理論的論述方式，顯然是受到西方生理學的影響，英國醫師合信（Benjamin Hobson, 1816-1873）在《全體新論》中寫道：

> 人身本熱常比寒暑鍼百度之時，萬國皆同，四季不易，故能奔走四方，隨遇而安，若金土木石遇時更變，則四體不仁，蠢若死物，考究其熱乃呼吸相感，血氣相交而成，凡走動用力，則呼吸頻數，呼吸頻數則身體愈熱，此其明驗也，若為心經為君火之主、命門為相火之司，失之遠矣。[13]

合信駁斥中醫學的君火相火理論，認為熱是因呼吸所產生，而較後期的西方生理學譯本也提到：「人所食者俱如可燒之物，所以食多熱亦多，食少熱亦少，火遇風燒必快，是得養氣多人吸清氣多亦必熱，若人作活

---

[10] 惲鐵樵，〈論醫集〉，《惲鐵樵醫書合集》，頁93。
[11] 受日本譯名影響，當時多稱氧氣為酸素。
[12] 惲鐵樵，〈脈學發微〉，《惲鐵樵醫書合集》，頁425。
[13] 合信，〈人身真火論〉，《全體新論》（板橋：藝文出版社，1968），頁13-14。

或行路身必增熱。」[14] 受到當時西醫生理觀念的影響，惲氏認為空氣和食物中的氧氣燃燒、血行之摩擦力以及骨髓中所含磷質的燃燒，這些來源構成了自身的體溫以及患病時人體異常升高的體溫。[15]

而在思考發熱這件事時，惲氏有一獨特的思維——體工的救濟功能。體工指的是人體正常的生理功能，[16] 在人體生病的時候體工會自然起救濟作用，他認為這是很重要的治療概念，在生病的時候，體內的功能和物質都可能起反射作用，以現在的話來講就是一種代償作用，而且這種反射作用有順序性，當功能性的反射作用不足時，物質性的反射作用才會發生。惲氏認為體工的救濟功能是傳統中醫之所以能治病的主要原因，他在著作中寫道：

> 體工於病時起救濟功能，此事最有推考之價值，為吾儕治醫所不可不知者。大約病勢緩則此種救濟功能最為有用，病軀所以能維持現狀者，皆為此種救濟是賴。病勢暴則此種救濟往往無效，不但無效，且足增病。凡病情有傳變轉屬，皆此救濟功能為之。而針砭、艾灸、藥石、練功，又利用此救濟功能以為治病者也。故惟死體不能治，因死體無救濟功能，無可利用，抑死體並且不能病也。軀體內所有物皆能起反射作用，皆有救濟功能。[17]

這個想法在現代看起來也未必過時，例如，現今普遍認為中醫之所以治感染性疾病不是直接消滅病原體，而是利用人體的正常生理功能。生病之時，生理功能會救濟人體，就舉病毒感染的例子來說，除了某些病毒感染外，西醫基本上沒有專殺病毒的特效藥，只能聽任其自然病程發展，而中醫所做的其實是加強某臟腑的生理功能，創造出不利病毒的

---

[14] 恆理博（Henry D. Porter），《省身指掌》（北京：京師美華書局排印本，1897），頁44。

[15] 惲氏認為部分的體溫來源於血行之摩擦力以及骨髓中所含磷質的燃燒，這部分似乎沒有看到相近似的西方生理學論述，當然，從現今的眼光看來此兩者與體溫也毫無關聯。

[16] 根據袁媛，《近代生理學在中國》（上海：上海人民出版社，2010），physiology 早期譯名有：全體功用、體功學、生理學等。

[17] 惲鐵樵，〈生理新語〉，《惲鐵樵醫書合集》，頁362-363。

生存環境，自然而然病毒就無法在人體內繼續複製繁衍。所以很多臨床上有效治療病毒感染的方劑抽取其有效成分作離體的細胞實驗時，往往找不到有效的抗病毒成分，原因之一就是中藥在體外無法藉由輔助人體的自癒能力而達到治病的效果。

近現代著名醫家章巨膺是惲鐵樵的學生，在總結惲氏的學術思想時他提到：

> 重視調動機體抗病之勢，惲氏所謂「順自然」這種觀點隨處反映在惲氏著作中。他說：「凡屬症狀，皆體工救護作用。例如咳嗽，本體工自然的反射作用，所以救護氣道者，謂咳嗽是病，其實風寒入肺，咳以祛之，咳何嘗是病。若風寒入肺，竟不能咳，乃真病矣。」所以他主張用宣肺疏風之法，因這是順體工自然抗病，是正確的治療方法，若潤肺止咳，乃逆體工之抗病趨勢，便完全錯誤了。仲景《傷寒論‧太陽病》曾三令五申的說：表邪未罷不可攻下。惲氏亦認為這是體工救護作用在表，只能用表藥。若陽明腑證裡實，則抗病之勢集裡，便當用攻下，這就是因勢利導、順自然的治療。如果表證用下法，裡證用表法，便是逆治，就與抗病之勢相違了，這樣就造成藥誤和壞病，糾正這些病情就要撥亂反正，讓病邪仍按正常自然的作用來排除。惲氏治療麻疹的經驗，最能反映這種思想。他說：「體工於病時之救濟功能，為吾儕醫者所不可不知者，大約病勢緩，則此種救濟功能最為有用，病軀所以能維持現狀者，為此種救濟是賴。」[18]

由章氏的總結可知惲鐵樵相當重視人體生理功能抗病的能力，故生病時人體體溫升高亦應為一種保護人體的生理反應，那麼人體是如何調節自身的體溫呢？前已述及人體的體溫來源，而下引文則說明了人體調節體溫的方式：

> 肢體官能有反射動作，肌肉神經有反射動作，營衛亦有反射動

---

[18] 章巨膺，〈先師惲鐵樵對祖國醫學的貢獻〉，《惲鐵樵醫書合集》，頁1935。

作，欲知營衛之反射動作，說明殊不易，然苟驗之於物理，證之於內經則其理甚顯，吾今先言營血之反射，凡肌膚受仆○則腫，為火灼則紅凍則○，何以故？……衛氣即是體溫，體溫者內而臟腑外而肌腠無乎不在者也。遇刺激則其作用顯，不遇刺激則其作用不顯……天寒則體溫集於表層以為抵抗，所以保護脈管中之血，使能運行而不凝泣。故冬令人之體溫高於外界之空氣，天熱則體溫低弱，其低弱之方法，以出汗使體溫外散，而減少使血行不致過當疾速。故夏令之體溫，恆低於外界空氣，衛氣者所以保護營血，其目的在能維持血行之平均，故無論冬夏健體之溫度，常不過三十七度此其常也。[19]

藉由衛氣的反射作用，無論天寒或天熱皆能維持體溫之恆常。綜合以上的想法，惲氏以西醫的體工反射作用來詮釋發熱的原理，他認為當遇到外邪刺激時，衛氣自然行反射作用，憤而抗邪，因而升高體溫，欲驅邪外出。而在體工反射作用的想法之上，惲鐵樵進一步把發熱的原理歸納為陰陽勝負、病位深淺、病性虛實不同的四個層次，並以生理學體工救濟反應來解釋人體寒熱之機制，這在當時的中醫學術界實屬令人耳目一新的創見。這樣的創新是建立在中醫基本理論以及當時西醫生理學基礎上。

中醫古籍《黃帝內經》〈素問‧陰陽應象大論〉中提到：「陰勝則陽病，陽勝則陰病。陽勝則熱，陰勝則寒。」其中，「陰勝則寒」指的是陰的絕對偏盛所致疾病的性質屬寒；「陽勝則熱」指的是陽的絕對亢盛所致疾病的性質屬熱。相類似的文獻還有《素問‧調經論》：「陽虛則外寒，陰虛則內熱，陽盛則外熱，陰盛則內寒。」承襲內經的理論，惲氏認為熱病病理儘管千變萬化，但總不外內經所說的「陰勝則寒」、「陽勝則熱」、「陽虛則寒」、「陰虛則熱」四大類型，此四型一步深一步，可以概括一般熱病的全局。[20] 他說：

---

[19] 惲鐵樵，〈辨太陽病脈證并治上〉，《傷寒論輯義按‧上》（臺北：華鼎出版社，1989），頁8。
[20] 章巨膺，〈先師惲鐵樵對祖國醫學的貢獻〉，《惲鐵樵醫書合集》，頁1938。

> 《內經》曰：陰勝則寒，謂外寒侵襲軀體，毛竅灑淅惡寒；曰陽勝則熱，謂體溫集表，驅逐外寒而發熱；曰陽虛則寒，謂病之重心在裡者，陰爭於內，陽擾於外，汗出不止，體痛惡寒之寒；曰陰虛則熱，謂神經起反射，以為救濟，血行失其調節，體工互助之機能悉數毀壞，軀體內蘊之熱力畢露於外之熱。陽勝則熱，其脈數；陰虛而熱，其脈亦數，陽勝而熱者，脈數有胃氣；陰虛而熱者，脈數無胃氣。[21]

而且這四步是有順序性的：

> 第一步之陰勝則寒，即伏第二步之陽勝則熱，第二步之陽勝則熱，正從第一步之陰勝則寒來，故曰：陰勝則陽復。（其陽勝則陰復句非熱病範圍。）蓋勝則必負，乃體工之良能，其少陰病之陰爭於內，陽擾於外，至於亡陽者，乃第三步，蓋體溫之集表者失敗於外，斯病邪之入裡猖獗于內，是為陽虛則寒。而第四步之陰虛則熱，亦正從第三步之陽虛則寒來，何以然？有第三步之寒，斯有第四步之熱，乃經文重寒則熱之理也。陰勝則寒，陽勝則熱，為淺一層病；陽虛則寒，陰虛則熱，為深一層病。淺一層病反射救濟以氣化，深一層病反射救濟以實質。風寒為天之氣，體溫為人之氣，若體溫既已失其調節，脈管壁之神經起反射以為救濟，是實質矣。陽虛而寒之病，脈雖沉細，按之則硬，且腳踡神昏，並見鄭聲撮空理線諸症，為神經起反射，其理甚真確。[22]

下文將逐項分述。

（一）陰勝則寒

惲鐵樵認為內經所說的「陰勝則寒」是指當外寒侵襲人體時，體工還沒起反射作用之前，淺在的感覺神經感受到寒邪，所以感覺到寒冷，而中醫常說表證可見發熱惡寒，惲氏如何解釋惡寒與發熱同時並見的現象呢？他做了以下的解釋：

---

[21] 惲鐵樵，〈脈學發微〉，《惲鐵樵醫書合集》，頁 425。
[22] 惲鐵樵，〈病理雜談〉，《惲鐵樵醫書合集》，頁 1550。

> 當其疏泄未已，外寒驟襲玄府急閉，然寒則已入，因寒入而灑漸惡寒，於是營血與衛氣均起反射作用，奔集外層驅逐外寒使出，此時已入之寒因營衛格拒於裡不得深入，復因玄府固閉於外不得逸出，遂成相持之局，而營衛祛此外寒不得，則全身所有者繼續奔集於外層，遂成壯熱在裡，體內熱高，玄府當開，以盡其疏泄之職，然因有灑漸惡寒之故，而閉拒愈甚，不復可以理喻。於是既壯熱又惡寒。[23]

惲氏認為當外寒襲表之時，汗孔急閉以免受寒邪之襲，而衛氣反射升高了體溫，但卻還不足以驅逐外邪，外寒入裡，此時營衛起反射，外寒與營衛抗爭於表，但外表汗孔閉塞，因此邪又不得外出，遂成僵持之局，此時持續亢進的生理反射反而為病，也就是造成發高燒的原因。

（二）陽勝則熱

惲氏將其學說與傷寒論做了大致的對應，前述的第一步相當於太陽病的範疇，而接下來的第二步就對應到陽明病的階段，他說：

> 表層發熱為初步，其後全身熱化為第二步。第一步即舊籍所謂太陽證，第二步即所謂陽明經證，其腸部炎腫者乃陽明腑證。……其陽明經之熱化，病在救濟作用一往不返，體工本為去寒而發熱，既熱之後，吸酸除炭之功能，因血行速而失其常度，其熱遂有進無退。陽明腑證是局部性炎腫，陽明經證是普遍性熱化，普遍性熱化癥結在血行速。

「陽勝則熱」是指寒邪不去，體溫繼續奔集，逐漸由表層進展到了全身熱化的階段，也就是傷寒論中所說的陽明經證。體溫的救濟功能本為祛寒所設，但若是寒氣不去，此功能便持續進行而不休止，造成全身性的熱化作用。若是腸道組織亦受到影響則會產生發炎腫脹的現象，腸胃功能無法行正常消化排泄功能，則燥屎聚結於腸道，稱為陽明腑證。

---

[23] 惲鐵樵，〈辨太陽病脈證并治上〉，《傷寒論輯義按‧上》，頁11。

（三）陽虛則寒

若是前兩步的病證未癒，則病程會進入到第三步，第三步的陽虛則寒是指體溫集表以防禦外寒的功能失敗，病邪於是進入人體內層，雖寒邪已不在表，但陽氣仍呈過度亢奮的狀態，行疏泄之職於人體表層，故大汗出而人體將感覺到寒冷，此種現象亦稱為亡陽自汗。此時相當於少陰病的寒證。

（四）陰虛則熱

而到了第四步「陰虛則熱」的階段時對應到的是少陰病的熱證，由於氣化（功能）反射已失敗，人體只好以實質（物質）反射來抵禦外邪，因為軀體內蘊之熱力畢露於外，所以會感覺發熱，此時摸脈會發現較硬且沒有胃氣的脈，原因是脈管壁之神經起反射。[24]

到了此階段，惲氏定義此種熱為內傷發熱，而非外感發熱，兩者之間機理有所不同，外感發熱為體溫反射所致，而內傷發熱則不同，他認為：

> 內傷發熱則來源有四，血中液少酸素自燃，其一也；內分泌失職，津液枯涸，其二也；榮衰失潤，毛細管及細胞非常興奮，其三也；水不涵火，髓中磷質自燃，其四也。[25]

由此四來源可知內傷發熱的原理約略可歸為水火兩方面，體內的陰液、津液皆屬於水，而酸素、磷質以及細胞屬於火，若是水虧火旺則為內傷發熱。

內傷發熱還會影響到身體組織興奮以為救濟，影響所及的組織包括了肌纖維、各腺體以及神經，惲氏提到：

> 此熱乃軀體所固有，其與第二步之體溫反射截然不同，且影響所及，起反射者無一非實質，其始神經緊張以為救濟，不足，

---

[24] 惲鐵樵，〈脈學發微〉，《惲鐵樵醫書合集》，頁 425。
[25] 惲鐵樵，〈風勞鼓病論〉，《惲鐵樵醫書合集》，頁 708。

則肌纖維緊張以為救濟,又不足,各腺體起興奮以為救濟,因是血中僅存之氧氣,悉數呈露。故陰虛而熱者,其唇舌絳如豬肝。因肌纖維興奮以為救濟,故舌生毛刺乾絳;因腺體起興奮以為救濟,故遍身肌膚甲錯、膜熱無汗、喉頭腫痛、津液涸竭、面部鼻旁毛囊如刺蝟,甚且男子則腎囊縮入,女子則兩乳縮入,則其病在必死之數矣。曰神經,曰肌纖維,曰腺體,皆實質也。[26]

惲氏之所以認為在內傷發熱的階段時,肌纖維、腺體以及神經會起作用,也許與當時西方生理學有關,當時認為肌肉與腺體是體內產熱之最主要組織,其中腺體更是最主要的部分:

分泌腺內之血管密布(如肝含血約全身血量四分之一),耗氧甚多,故可定其為體內化學作用最盛之處,其化學作用較肌為恆定,如消化腺之機能係常顯者,無論氣候如何,每日所食之物必被消化,若肌則不然,當收縮時其新陳代謝與腺相等,但休息時則較腺之最低之新陳代謝尤低,諸腺之體積雖小,然當肌休息時,腺組織之新陳代謝或多佔至全身之一半,為當肌運動時,則在肌者多,而在腺者相形較少,因諸肌之體積大及其新陳代謝之改變多,故為調節生熱之最要組織。[27]

通過以上論述,我們很容易可以發現惲鐵樵在中醫古籍黃帝內經和傷寒論的基礎之上,嘗試以西方生理病理學的觀點來詮釋古典中醫學理論,而這樣的嘗試使得高度概括性的病機分析有了新的面貌,但是這樣的「新妝」是否使得治療的方式有所改變呢?接下來討論有關治療的部分。

---

[26] 惲鐵樵,〈病理雜談〉,《惲鐵樵醫書合集》,頁 1550-1551。
[27] 高似蘭(P. B. Gousland),《哈氏生理學》(上海:中華醫學會編譯部,1936),頁 453。

三、熱病的治療

關於熱病的治療，惲鐵樵將熱病分為：

> 傷寒、溫病、濕溫、暑溫、痙，共是五種病，這五種病，病情各不相同，雖同是發熱，各有各的見症，各有各的治法，並且各有各的原因，並不能把名稱通融。[28]

本文是以傷寒的治療為例。

惲氏強調治熱病應順生理自然救濟反應而行，若有所干擾，甚或反其道而行，則病不癒。他說：

> 何以謂之反自然，蓋病狀之顯，均由臟氣不尋常軌，藥物之為用，撥亂反正則病癒。撥亂反正者，乃順自然之謂，體內各臟氣，本是此呼彼應，一處受病，則他處起而救濟，欲救濟而不能，則為病態，此乃各種疾病之原理，根據此原理以為治療，則當以藥力助生理之救濟，萬萬不可以意干涉。若以意干涉，是與生理之救濟為難，是為反自然，西法治病，處處皆可證明其為反自然。[29]

前文曾經提到，體表發熱是為了要驅逐外邪，所以在疾病初期時我們所給予的治療應該要順應人體自然生理功能，協助其驅邪外出，若是逆折其勢，反而有礙衛氣的正常功能。而這個概念其實在現今臨床上治療外感的病人也甚是管用。例如，臨床上使用解表藥治療表證時，無論是風寒表證或是風熱表證都會酌量使用辛溫的藥物以助衛氣驅邪外出，即便是治療風熱表證的溫病名方銀翹散中也有如荊芥這般辛溫的藥物，可見得在治療表證時溫藥是不可或缺的。

惲氏舉了一個西醫反自然的治療方式為例：

---

[28] 惲鐵樵，〈熱病講義〉，《惲鐵樵醫書合集》，頁 1797。除了傷寒之發熱，其他疾病也有其各自的病理變化，例如他認為濕溫之熱為體溫反射之熱，而暑溫之熱是血中氧氣燃燒之熱，並各有其治療之法。可參考惲鐵樵，〈溫病明理〉。

[29] 惲鐵樵，〈論醫集・醫學平議〉，《惲鐵樵醫書合集》，頁 31-32。

陽明經證至百零四度以上則神昏譫語。神昏譫語為腦症，西法之用冰枕，所以護腦也，然本是因外界寒逼而熱，熱所以祛寒，今用冰，是專與體工之救濟為難矣。[30]

其實就人類直覺來說，對高燒的病人予以寒涼藥物是最簡單直接的觀念，中醫也不例外，《內經‧素問》明言：「寒者熱之，熱者寒之。」因此，到了「陽勝則熱」的階段時，過度的體溫反射已成了一種病態的表現，此時困擾病人最劇者反而是全身的熱化症狀，故需治以寒涼藥物。關於這點，曾有人問中醫使用寒涼藥物難道就與西醫用冰不同嗎？惲鐵樵回應：

> 舊法用涼藥，舊醫稱涼藥治熱病為逆折，固與用冰不同乎？曰：不同。所謂涼藥、熱藥，非物理上有若何變化，入熱度表於白虎湯與四逆湯中，其水銀柱之伸縮同也，惟病人飲白虎湯則有消炎作用，飲四逆湯則有熱化作用，以示區別，是藥之溫涼專在體工反應下觀察而得，非理化方面事，用冰則非但不能消炎，且使體工起反應而增熱，故涼藥不可與冰同論。[31]

中醫所使用的寒涼藥物與西醫用冰來降溫是不同的概念，寒涼是指藥性而言，而不是物理上的溫度。

實際臨床上在選方治療「陽勝則熱」時，惲鐵樵認為：

> 凡舌苔不論乾絳黃黑，只是不焦枯者與神智清楚者，為陰液未竭。無汗煩躁者，可大青龍湯；有汗煩渴者，可白虎湯；壯熱有汗上喘下利者，可葛根芩連湯；腸有積者，可承氣湯，此皆陽盛之熱，麻葛膏黃，皆涼折之藥也。[32]

當衛氣不能驅邪外出，且氣化反射失職後，寒邪進一步入裡，體內

---

[30] 惲鐵樵，〈論醫集‧醫學平議〉，《惲鐵樵醫書合集‧上》，（天津：天津科學出版社，2010年），頁31-32。
[31] 惲鐵樵，〈論醫集‧醫學平議〉，《惲鐵樵醫書合集‧上》，頁31-32。
[32] 惲鐵樵，〈臨證講演錄〉，《藥盦醫學叢書》（臺北：華鼎出版社，1988），頁16。

的器官組織實質於是起而反射，此時疾病的態勢已由邪氣實轉為正氣虛，也就是進入了上述「陰虛而熱」的階段時，此時的治療當以扶正為主。惲氏說：

> 第四步陰虛而熱，有脈硬舌枯如荔枝殼，肌膚潤而自利者，真寒假熱也，當用大劑溫藥，陽回而陰隨之，則其所謂從治。雖舌色乾枯，得辛溫反潤。[33]

見到病人正處於發高燒的狀態，醫者對於使用溫熱藥物來溫陽難免會有所遲疑。不過若是能明白疾病本質，便能放膽用之。像惲鐵樵這樣以熱治熱的治療方式現在稱為從治，又叫熱因熱用，是用熱性藥物治療具有假熱症狀的病證。適用於陰寒內盛，格陽於外，反見熱象的真寒假熱證。例如《傷寒論》：「少陰病，下利清穀，裡寒外熱，手足厥逆，脈微欲絕，身反不惡寒，其人面色赤……通脈四逆湯主之。」就是熱因熱用的範例。由於陽虛寒盛是其本質，故仍用溫熱藥治其真寒，而其假熱就自然會消失。[34] 若能看穿疾病本質，便能成功治療，惲氏提到：

> 既知陰虛而熱之熱是實質之變化，專為救濟陽虛之寒，是一寒一熱，實居對抗地位，今見為熱，治以寒藥，直接是增病邪之勢力，間接減本身之抵抗力，故陰虛而熱者，以涼藥治之，愈涼則愈熱，（舊說以此為陰火，故寒之則愈增熱，其詞竟不明了，必如吾說，然後盡人可喻也。）若用熱藥治之，則適得其反，直接為遏抑病邪之勢力，間接為安綏本體之抗暴，故經文又曰：若順逆也，逆正順也。審是，雖脈數，安得不治之以熱哉。[35]

治療「陰虛則熱」一樣需明白人體自然反應的本質，不能因為疾病表現為熱，遂治以寒，結果是越治越熱。其實早在《內經・素問》就已提到「有病熱者，寒之而熱；有病寒者，熱之而寒。兩者皆在，新病復起，奈何治？」而惲氏所提出的治法就是治以熱藥。

---

[33] 惲鐵樵，〈病理雜談〉，《惲鐵樵醫書合集》，頁 1552。
[34] 印會河，〈防治原則〉，《中醫基礎理論》，頁 183。
[35] 惲鐵樵，〈病理雜談〉，《惲鐵樵醫書合集》，頁 1551。

討論至此，恐怕更加啟人疑竇，現今中醫學所指的陰虛是指陰液不足的情形，此處明明說的是「陰虛則熱」，為何惲氏卻使用熱藥治療？為了回答這個問題，我們首先回過頭來看惲氏對於傷寒發熱病程的布局，根據疾病發展的順序依序可分為「陰勝則寒」、「陽勝則熱」、「陽虛則寒」、「陰虛則熱」四個病理階段，不難發覺前兩步是屬於實證，而後兩步是屬於虛證，一般來說實證用瀉法而虛證用補法治療，故後兩步的治療應定調為補法。接著，之前曾經提到惲鐵樵是在內經的基礎上提出這四個階段的概念，所以讓我們回到內經《素問・調經論》的原文：

> 帝曰：陰虛生內熱奈何？
> 歧伯曰：有所勞倦，形氣衰少，穀氣不盛，上焦不行，下脘不通，胃氣熱，熱氣熏胸中，故內熱。[36]

從原文中可以發現此處所指的陰虛生內熱與現今臨床上的陰虛生熱不是同一回事，現在說的陰虛生內熱是指陰液不足、陰不制陽、陰虛陽亢所生的虛熱，常用六味地黃丸治療。而此處的陰虛生內熱是因為勞倦、形氣不足再加上水谷精微不足，上焦之氣不能正常宣散，脾胃不能運化，氣機不暢而鬱積發熱，實際上這個陰虛頗似於脾氣虛。[37]

但是惲氏口中的「陰虛而熱」的概念並不僅此而已，他在內經對於「陰虛而熱」認識的基礎之上，對此概念又有所發展，他認為熱病中見到的「陰虛則熱」可出現在三種不同的情況下，但看其不同的治法便知：

> 陰虛而熱，共用三種治法，其一以熱治熱，傷寒末傳，舌色乾枯作赭石色，如荔枝殼，神志不安詳，反側都無所可，或者叉手自冒，此即所謂陰躁，其脈則硬而數，甚者男子陽縮，女子乳縮。如此者必須治以溫藥，得附子，舌枯者轉潤，脈硬者轉和，乳縮陽縮者得恢復常態，其藥方炙甘草湯，附子地黃湯是也。脈硬陰躁為必具條件，否則非是，舌苔枯如荔枝殼，亦必

---

[36] 郭靄春主編，《黃帝內經素問語譯》，頁333。
[37] 王洪圖，〈病因病機〉，《王洪圖內經講稿》（北京：人民衛生出版社，2008），頁255-256。

具條件，不過有微甚之辨，甚者易知，微者難曉，是在閱歷。
第二種不限定傷寒，東垣所謂甘溫除大熱者是也。以上兩種，
若誤治以涼藥，其熱愈高，其躁益甚，胸脘痞悶，可以轉肺病
腦病而死，亦有汗出不止，直至於死者。第三種暑溫證末傳陰
虛而熱，此卻與傷寒異治，當治以甘涼，若誤用附子，必面色
晦敗，頭汗發潤，氣喘發腫而死，此第三種以白（疒音）為標
準，其未見白（疒音）之先，手掌手指肌膚必暵乾。[38]

惲氏認為熱病中的「陰虛而熱」有三種情況，而相應有三種不同的治法。第一種是傷寒末期的發熱，此時舌枯脈硬，還有陰躁的表現，須以附子治療。第二種為見於內傷雜病的陰火，非以金元醫家李東垣甘溫除大熱的方式治療不可。第三種是暑溫證的末期，此時熱耗津液嚴重，唯甘涼之品可治之，若是誤用附子則後果不堪設想。

既然「陰虛而熱」的情況有三種，如果出現的是因津液少而發熱的情形，我們就應該用甘涼的藥物治療，用附子的話則藥不對證。但偏偏附子證與液少而熱的臨床表現有相似之處，所以臨床上必須小心鑑別，惲氏特別提醒讀者：

今既陰虛，即是液少，因液少而熱，並非內有真寒，自當以甘
涼急救其液為主，然附子證之外象，有舌質焦乾、五心煩躁、
口渴飲冷者，與陰虛而熱者，頗有相似處，醫者能辨別明析，
方能當機立斷，用附子以見冷汗為標準，用甘涼以見膚粟為標
準，膚粟者，即皮膚上毫毛豎起，毛根之皮膚見粒粒突起如粟
狀也。[39]

惲氏提出的鑑別方式是觀其不同兼證，若是津液虧虛而導致的發熱應該治以甘涼的藥物；若是伴有冷汗者，則提示可能是使用附子的時機。此時的汗不同於自汗或盜汗，而是屬於亡陽的汗，已經是少陰病的範疇，通常是發生在病情危重的時候，因陽氣外脫、津液外泄所致。

[38] 惲鐵樵，〈病理雜談〉，《惲鐵樵醫書合集》，頁1553。
[39] 惲鐵樵，〈臨證講演錄〉，《藥盦醫學叢書》，頁17。

綜合以上論述可發現，在傷寒末傳的第四步「陰虛則熱」時，脈硬自汗是使用溫藥治療的一個很重要的指徵，惲氏解釋此時的病機為：

> 脈緊而反汗出，此不名為汗，乃是亡陽，屬少陰矣。何以故？太陽麻桂證為榮衛病，榮氣為汗之源，汗腺為汗之門戶，脈之緊緩，乃脈管壁之纖維神經與司汗腺之纖維神經變化之所著，病在表層，但治得表層，其病即已。脈緊反汗出則不是榮衛病，乃臟器病，內藏所蘊之熱力外散，血行無向心力，皮毛不能固，是以汗出，此非當汗而汗，亦非疏泄體溫而汗，因是熱力外散，故曰亡陽。既是內藏受病，血行無向心力，則各組織當無彈力，何以脈緊？曰緊者，硬化之謂也，惟其組織無彈力，故其人但欲寐。硬化之脈，亦是纖維神經起救濟。凡病初一步體工起救濟，病象則隨救濟功能而呈變化，此時其病雖重亦淺，繼一步體工雖起救濟，病象不隨救濟功能而呈變化，則其病雖輕亦深。少陰證見硬化之脈，其一端也。[40]

我們若把這些症狀與傷寒論條文做一個對照，則很容易可以發現其中的相似之處，傷寒論第283條云：「脈陰陽俱緊，反汗出者，亡陽也，此屬少陰。法當咽痛而復吐利。」現今中醫教科書解釋：「少陰寒化證以脈沉微為主脈，今脈不沉微而是陰陽俱緊，即寸關尺三部俱緊，……沉主裡而緊主寒，表明少陰裡寒偏盛，裡寒證不應有汗出而反汗出，這是陰寒太盛，逼迫虛陽外亡的徵象，故曰『亡陽』也。」[41]

除了以上所論述的治療概念外，惲氏還特別提到養血在熱病治療中也佔有很重要的角色，他說：

> 治熱病有一緊要關鍵，蓋有陽盛之熱，有陰虛之熱，陽盛之熱固可涼折，陰虛之熱則非養血不可，辨之於舌於證，灼然可見……凡舌苔乾絳黃黑而焦枯者，為陰液已竭，神昏譫語、

---

[40] 惲鐵樵，〈論藥集・三陰界說第十三〉，《惲鐵樵醫書合集》，頁895。
[41] 李培生、成肇仁主編，〈辨少陰脈證病治〉，《高等中醫院校教學參考叢書・傷寒論》（北京：人民衛生出版社，2008），頁434。

撮空、抓耳、挖鼻、咂唇、弄舌者,為病入神經,謂之動風,
動風者,因血燥神經失養所致,既血燥則其熱為陰虛之熱,固
不可涼折,又因營虛,陰液不能作汗,故瞑熱無汗,非表閉者
比,故不可發汗,治需滋養血液,平肝息風,宜犀角地黃湯。
何以不可涼折,因麻黃石膏皆能致汗,汗出於血,血虛強汗,
則犯虛虛之戒,故禁之。若犀角地黃與葛根芩連相似,然葛根
但清氣分之熱,不能入血分,犀角能清血分之熱,芩連能清熱
不能養血,地黃能涼血又能養血,故虛熱動風之證,最宜犀角
地黃,目見此等證數次,初用葛根芩連,其熱不退,後用犀角
地黃,其病若失。……吳又可有承氣養營湯,則與犀角地黃湯,
不甚相遠也。[42]

治療熱病末傳之少陰病所導致的發熱時,除了以附子之類的溫藥治療外,
惲氏還提出一個治療的重點——養血。故前述惲氏治療陰虛而熱的第一
種治法時所提出的藥方為炙甘草湯與附子地黃湯。兩方的共同特色是均
使用溫藥如桂枝、附子。而另一個共同點是都有補血養營的藥物如地黃、
阿膠。可見惲氏補陽也不忘救陰的治療特色。

四、典型熱病醫案舉例

以下舉兩個惲鐵樵治療發熱的醫案,一則是「陽勝而熱」,一則是
「陰虛而熱」,恰好可呼應上述的論點。

(一)陽勝則熱案

病者為三十餘歲婦人,其病至重,發熱可二十餘日,肢寒、脈
軟、熱不退、昏不知人,舌色灰膩而潤,不能食,大便如水,
不能起而更衣,遍身均微見瘈瘲,手指瞤動,而譫語時作,目
直視,自言自語。乃為處方,生大黃一錢,元明粉六分,朴四
分,枳實一錢,囑一次盡劑,六鐘後更往,譫語略少,別無動

---

[42] 惲鐵樵,〈臨證講演錄〉,《藥盦醫學叢書》,頁16。

> 靜，脈軟如故，囑更進一劑。明日復診，以得大便，鬼物悉不復見，神智清楚，熱亦漸退，更調理五六日竟癒。
>
> 金姓婦之病，脈軟舌苔灰潤而膩，即此二端，知非第三、第四步事，非陰虛或陽虛之證，然則非大承氣不為功。[43]

病患主訴發熱二十餘日，同時伴有陽明腑實之症狀表現如：熱結旁流、[44] 譫語、目直視，惲鐵樵依據她的脈軟、舌潤得知病人的發熱是屬於上文所提到的陽勝則熱的層次，故當治以瀉腑通熱之方。

（二）陰盛則熱案

> 王君依仁，丁甘仁君之門人也。由甘仁之世兄仲英延診。病可兩候，發熱有和不解，曾吐血，氣急，脈帶硬，自言夾陰，曾用麝香、鴿子，問曾服瀉藥否？曰：無之。脈硬發熱，最懼氣急，因脈硬為無陽。氣急則大有出入，若曾服瀉藥，是下後息高不治，下後息高所以不治者，為不當下而下，臟氣亂，故使氣急。王之氣急，固不甚劇，若是臟器亂，則當以次增劇。又問吐血如何症狀，則言舊有此病，近日固未發。視前方，大半涼藥。病人自始小腹不痛，余思雖非夾陰，卻是腎虛之體，夾陰指房後受涼而言，則小腹必痛，寒在下，藥力不及，當用麝香、鴿子。[45] 不痛而用麝，反嫌虛虛，是當從治，以附子補火無疑，因用附子一錢半，佐以歸、芍、甘草，以護其陰。……此病所以用附子，其標準在脈硬而有汗，凡有汗者，脈當緩，縱不緩，亦不硬，硬卻是陰證。[46]

病患主訴發熱十天，曾吐血、呼吸困難，其中，吐血為舊疾，而呼吸困難則是因誤下所致，病患自覺病因可能為房後受涼故自行服用麝香、鴿

---

[43] 惲鐵樵，〈臨證筆記〉，《藥盦醫學叢書》，頁 15-18。
[44] 吳又可，《溫疫論・大便》：「熱結旁流者，以胃家實，內熱壅閉，先大便閉結，續得下利，純臭水，全然無糞，日三四度，或十數度。宜大承氣湯，得結糞而利止；服湯不得結糞，仍下利并純臭水，及所進湯藥，因大腸邪勝，失其傳送之職，知邪猶在也，病必不減，宜更下之」，收入《中醫臨床必讀叢書合訂本・傷寒・金匱・溫病卷》（北京：人民衛生出版社，2011），頁 311。
[45] 惲氏著作《中醫新論匯編》中提到治夾陰傷寒用活鴿之理：少腹因受寒而痛，以活鴿置腹上可使鴿腹之熱入人體，人體之寒入鴿腹，故病癒。
[46] 惲鐵樵，〈臨證筆記〉，《藥盦醫學叢書》，頁 9-11。

子,惲氏根據其脈硬判斷其發熱為陰虛所致,故予附子,即所謂從治之法。先前已解釋過,此處的陰虛不是指陰液的匱乏。

五、結論

總而言之,惲鐵樵解讀外感發熱時首先分辨是陽勝或陰虛,陽勝的熱是氣化反射之熱,陰虛的熱屬於實質反射之熱,而其判斷準則就在於脈之軟硬、汗之有無以及舌之潤燥。這些診查身體的範圍其實不脫所謂中醫四診——望聞問切。但惲氏對於症狀表現機理的解釋上卻有其獨特之處。「陽勝則熱」、「陰勝則寒」、「陽虛則寒」、「陰虛則熱」均為內經舊說,而體工的救濟功能則來源於西醫學說,惲氏將其融合而創建了一種獨特的說詞。平心而論,現代是否有醫家用此方式解釋外感發熱還需要更多資料來佐證,很可能這只是一時的見解,不過這些東西是當時中西醫學當初相遇時碰撞而生的火花,吾人將其記錄下來或許有鑑古知今的價值。

本文旨在觀察惲鐵樵的身體觀與治療觀念是否因西學東漸而與傳統中醫學有所不同,根據以上的論述,我們可以發現惲鐵樵將西醫學知識融入了傷寒學說,使得在描述症狀的病理機轉時顯得具體而易於接受。但是在治療熱病的方藥上,惲氏其實完全遵從中醫學理論,並不因西學的影響而有所改變,也就是說西方生理病理學對他來說只是一種說理的工具,實際上並不是治療疾病的指導思想。從這裡我們也可以看到民初中醫師其實面臨的是多重角度的漸變,以上述的例子來說,惲氏同時需要注意「陰虛而熱」含義的古今異同,也需照顧到「陰虛而熱」在西方生理病理機轉的詮釋。顯然,當時站在十字路口的中醫師必須努力堅守本位才不會迷失在這多重轉變的浪潮中。這與現今所謂的中西結合醫學裡全然西醫化的治療思維有很大的不同,這種結合方式不是不對,如果臨床有效當然很好,但以中醫學術的發展而言,捨了本的中醫將失去源頭活水的滋潤而日漸枯萎。

徵引書目

王洪圖,《王洪圖內經講稿》,北京:人民衛生出版社,2008。
皮國立,《氣與細菌的中國醫療史》,臺北:中國醫藥研究所,2012。
印會河,《中醫基礎理論》,臺北:知音出版社,2006。
合信,《全體新論》,板橋:藝文出版社,1968。
西格里斯（Henry E. Sigerist）,《人與醫學》,臺北:臺灣商務印書館,2012。
吳又可,《溫疫論・大便》,收入《中醫臨床必讀叢書合訂本・傷寒・金匱・溫病卷》,北京:人民衛生出版社,2011。
李致重,《中醫復興論》,北京:中國醫藥科技出版社,2004。
李培生、成肇仁主編,《高等中醫院校教學參考叢書・傷寒論》,北京:人民衛生出版社,2008。
恆理博（Henry D. Porter）,《省身指掌》,京師美華書局排印本,1897。
袁媛,《近代生理學在中國》,上海:上海人民出版社,2010。
高似蘭（P. B. Gousland）,《哈氏生理學》,上海:中華醫學會編譯部,1936。
郭靄春主編,《黃帝內經素問語譯》,北京:人民衛生出版社,2013。
惲鐵樵,《惲鐵樵醫書合集》,天津:天津科學技術出版社,2010。
惲鐵樵,《傷寒論輯義按》,臺北:華鼎出版社,1989。
惲鐵樵,《藥盦醫學叢書》,臺北:華鼎出版社,1988。
裘沛然、丁光迪,〈惲樹玨〉,《中醫各家學說》,北京:人民衛生出版社,2008。
農漢才、王致譜,〈民國「傷寒新論現象」評析〉,《中華醫史雜誌》,42:4(北京,2012),頁208-215。

參

醫療衛生與政治

遷徙與籌組：
抗戰時期軍醫教育體系的建立[*]

楊善堯
國立政治大學歷史學系博士生

摘要

　　中國軍隊之中，以西方醫學治療方式及衛生觀念為主的軍醫教育系統，就規模及成果而言，源自於 1902 年袁世凱所創辦的北洋軍醫學堂為其開端。這所軍醫教育單位在歷經了不同的統治政權後，仍然以不同的校名延續至今。到了抗戰時期，為了因應軍隊醫療人員的大量需求，在政府的支持下，有了另一個來自民間人士所創辦的軍醫教育單位。對於政府軍隊而言，與原先的軍醫學校相較之下，兩個單位有各自的教育作用，進而藉由對日抗戰這場全面性的戰爭，將中國的軍醫教育體系逐漸發展至完備。

關鍵詞：軍醫教育、袁世凱、抗戰

---

[*] 本文為民國 103 年國史館國史研究獎勵出版部分成果。

Migrate and Establish: The Chinese Military Doctor Education System Established in War of Resistance

Shan-yao Yang

Ph.D. Program, Department of History, National Chengchi University

Abstract

In Chinese army, Western medical treatment and health-oriented concept Medical education system, In terms of extent and result, from 1902 Yuan Shih-kai founded the Beiyang Medical School for the beginning. This military medical education units through different after the ruling regime, a different school name still continues today. To the war, the response to the large demand for military medical personnel in support of the government, with the other members of civil society from the founder of the Medical Education Unit. For the purposes of government and army, the Military Medical school compared with the original, two units have their own educational function, and then by the War of Resistance against Japan this comprehensive war, the Chinese military medical education system gradually developed to complete.

Keywords: military medical education, Yuan Shih-kai, resistance

一、前言

軍醫，在軍隊中是一項具有專業軍職專長（Military Occupational Specialty，簡稱 M.O.S.）的專門醫療兵種。[1]廣義而言，凡在軍事單位中從事醫療及護理工作之人員皆可稱之為軍事醫療人員，但狹義而言，則是指經過正統軍事醫學之養成教育而培育出的軍事專門醫療人員，才可稱之為軍醫。

中國軍事史上，將軍醫納入軍隊下以供戰爭之所需雖起源甚早，但一直未如西方國家形成一個專門發展的軍事學科，甚至因歷朝歷代政府的重視程度不同，而決定軍醫在軍隊中的地位以及存續。清朝末年，政府因各項事務大量西方化的影響，在軍事制度及軍事教育的改革上，亦多所仿效西方國家的軍事建置，在軍事制度上有袁世凱、張之洞等人依西方軍事制度所創立的新式軍隊，在軍事教育方面，亦有興辦以西方軍事教育為主的軍事學堂以及各類型軍事專門人才的學堂，北洋軍醫學堂即於此時創辦，成為中國引進西方軍事教育之開端。而在軍醫行政方面，袁世凱亦在此時於直隸軍政司中成立兵備處醫務股及新軍中成立軍醫局，以負責北洋新軍中的軍醫行政業務。[2]

中華民國成立後，北洋政府在軍醫行政業務及教育上承襲清末以來的基礎持續發展，直至國民革命軍北伐成功後，國民政府成為全國形式上的領導政府，在軍醫行政上，才由原軍事委員會軍政廳軍醫處改組為軍醫司，隸屬於軍政部陸軍署，分醫務、衛生、材料、獸醫四科，成為全國最高之軍醫行政業務單位，軍醫教育方面，則是接收了北平陸軍軍醫學校繼續發展。[3]

---

[1] 軍職專長，係由一種由正式訓練、經驗或教育所獲得之專門知識技能，而為有關工作及責任職掌所需要者。在 1948 年 7 月由軍醫署所印發之《軍醫服務人員軍技專長分類手冊》中，則是將軍職專長記載為軍技專長。「軍醫人員專長分類手冊」，《林可勝檔案》，中央研究院近代史研究所藏，典藏號：23013001。

[2] 廖一中、羅真容整理，《袁世凱奏議》（天津：天津古籍出版社，1987），頁 532、537。

[3] 「軍政部大事記（民國三十三年以前）之軍醫部分」，〈軍政部大事記（四）〉，《陳誠副總統文物》，國史館藏，典藏號：008-010706-00027-001。

除了官方所屬的軍醫教育單位之外，在戰時亦有民間醫療人員受政府委託所成立之衛生人員訓練所，該單位主要以大量培訓短期基礎醫護人員以供軍事單位使用以及調訓現有之軍隊衛生人員為目的而成立。本文旨在介紹官方及民間兩個不同體系的軍醫教育單位，在戰前及戰時各自的發展歷程，以及在兩個不同體系之下所發展出的軍醫人員於戰時之作用分析。

二、遷徙：官方的軍醫學校

軍醫學校自 1902 年創校以來，歷經了清末、北洋、國民政府、中華民國政府等不同時期的發展，該校在各時期有不同之隸屬，校名亦隨著隸屬之不同而有所更迭，如清末時期的北洋軍醫學堂、陸軍軍醫學堂；北洋政府及國民政府時期的陸軍軍醫學校；國民政府及中華民國政府時期的軍醫學校；中華民國政府時期的國防醫學院等，雖然隸屬與校名因許多因素而有所更迭，但卻延續其軍醫教育之源遠流長的歷史精神，各科、系仍沿用 1902 年創校以來的原期別銜接編排，[4] 形成一完整的中華民國軍醫教育體系。[5]

1902 年（清光緒二十八年），袁世凱督練新式陸軍時，鑒於西方各國軍隊中對於軍醫及軍隊衛生的重視，因而在按西方訓練方式所創建的新式陸軍中，亦應仿效西方，成立一所以培育西方軍事醫學專門人才的學校，以供軍隊之用。該年的 11 月 24 日，[6] 於北洋軍政司軍醫局之下，

---

[4] 國防醫學院院史編纂委員會編，《國防醫學院院史》（臺北：國防醫學院，1995），頁 210。
[5] 本文為行文之便，在內文描述時仍以「軍醫學校」作為此校之代表校名，惟在描述不同時期之發展以及行文中需特別提到該時期之校名時，才使用該時期之完整校名。
[6] 關於北洋軍醫學堂的成立時間，依照目前已發表的二手研究以及《國防醫學院院史》中所記載，皆為 1902 年 11 月 24 日，但筆者在翻閱《大公報》時，在清光緒二十八年十一月初七當天的報載內容，發現一則關於軍醫學堂招生的報導：「軍醫學堂於初二日在輔仁書院招考學生。茲聞是日辰時，總辦徐觀察華清、天津府淩太守並日本教習詣場監試，投考學生百餘名。今將各題錄下，漢文題：直隸海口及內地防疫辦法願聞；英文題：水學化學翻譯一篇算學一篇；法文題：祝軍醫學堂文一篇；日文題：水學化學翻譯各一篇。」根據此篇報導的時間來看，清光緒二十八年十一月初二為學校招生日期，換算成西元年的日期，這天應為西元 1902 年 12 月 1 日，故北洋軍醫學堂的實際成立時間應是在該年的 12 月之

由袁世凱主持創辦的「北洋軍醫學堂」正式成立，校址設於天津東門外南斜街浙江會館內，[7] 委徐華清為總辦，唐文源為監督，[8] 聘日本陸軍二等軍醫正（相當於中校）平賀精次郎為總教習，所有教員悉屬日籍，如味岡平吉、宮川魚男、我妻孝助、高橋剛吉、藤田秀太郎、三井良賢、鷹巢福市等，[9] 由德、日兩國購置圖書儀器，修業年限訂為4年，第一期招生40名。[10] 學生畢業後，即行分發至北洋各部隊服務，後在中華民國成立後改組為陸軍軍醫學校之第一任校長李學瀛，即為醫科第一期之畢業生，亦是第一位擔任母校校長之畢業校友。[11]1905年（清光緒三十一年）3月28日，袁世凱在上奏朝廷之〈籌設北洋陸軍軍醫馬醫經理軍械各學堂摺〉中提到：「軍政之不振，多由於軍學之不精，軍學之不精，實由科學之不講，東西各國，崇尚教育，醫技器械皆設專科，以專科之學問定軍佐之職司，……方今朝廷講求武備，通飭各省興學儲才不遺餘力，惟學堂雖漸籌設，大抵普通課程，尚少專門學業，若非分途造就，仍恐難語精深。臣援遵照新章，參酌西法，謹於武備各學堂外，區設專門各學堂：曰軍醫學堂，計挑取滿、漢學生共一百四十名，分班畢業，分年授課，以儲正副軍醫官、軍醫長之選。」[12] 在袁世凱上奏後，朝廷在直隸保定亦創辦了一所軍醫學堂，《大公報》在1905年6月25日（清光緒三十一年五月三十一日）記載：「刻聞保定擬設軍醫學堂一處，在東關

後，目前此一時間點，有可能是後來的撰者誤將清光緒年的月日時間直接記為西元年的時間所致。

[7] 倪蕙琴，〈清光緒年間天津北洋軍醫學堂畢業文憑〉，《中國檔案》，1992：2（北京，1992），頁42。

[8] 根據《國防醫學院院史》所載，北洋軍醫學堂成立之初，由徐華清任總辦，伍連德為協辦一事，據筆者查證，生於馬來西亞檳榔嶼的伍連德，在1902年時，人正在英國、德國、法國等地之研究所進修，直至1907年才受袁世凱之邀請，回到中國任職於北洋軍醫處，1908年5月才受聘為陸軍軍醫學堂幫辦（副校長），故《國防醫學院院史》中所載此一部分應為誤記。王哲，《國士無雙伍連德》（福州：福建教育出版社，2007），頁290-291。

[9] 平賀精次郎在受聘為總教習之前，為日本佔領軍駐天津陸軍醫院的院長，也是袁世凱的衛生顧問。曾念生，〈母校首任總教席——平賀精次郎考〉，《源遠季刊》，41（臺北，2012.7），頁8。

[10] 「國防醫學院教職員通訊錄」，上海市檔案館藏，典藏號：Y6-1-97。

[11] 曾念生，〈李學瀛校長二三事〉，《源遠季刊》，43（臺北，2013），頁7。

[12] 廖一中、羅真容整理，《袁世凱奏議》，頁1111-1112。

外陸軍醫院內設立所,有學生以四十名為定額,並陸軍各營醫生諮送肄習西醫。」[13] 故在當時,除了袁世凱創辦的北洋軍醫學堂外,後亦有朝廷創辦之保定軍醫學堂。[14] 而此軍醫學堂後來雖未如北洋軍醫學堂之發展,但在檔案資料中亦發現,這所自清末延續至民國時期唯二仍存的軍醫學堂,在抗戰時期軍事委員會為當時國內軍醫相關培育單位劃分等次時,在乙種分類中仍名列其中,可見其存在之證明。[15]

1906年(清光緒三十二年),北洋軍醫學堂由清政府陸軍部軍醫司接管,更名為陸軍軍醫學堂,校址由原址遷至天津黃緯路自建校舍。1908年(清光緒三十四年),徐華清鑒於藥學對於中國醫學發展之重要性,於該年在陸軍軍醫學堂下增設藥科,修業年限為三年,為中國創辦藥學教育之先驅。

中華民國建立後,陸軍軍醫學堂更名為陸軍軍醫學校,隸屬於北洋政府陸軍部軍醫司。原校長徐華清因調任長海關關務而辭職,校長一職由醫科第一期畢業留日之李學瀛繼任,奉教育部頒教育綱領,訂定教育實施計畫,並成立附屬醫院。1918年12月,陸軍軍醫學校因考量校務發展之因素,將校址遷往北京東城六條胡同北小街為新校址。

在袁世凱去世後,北洋政府之派系問題嚴重,政府主事者時常更迭,也因此不利於校務發展,故這段時間之陸軍軍醫學校不僅校長時常隨北洋政府主事者更迭而撤換,校務發展亦處於近停滯狀態。1928年,國民革命軍北伐成功後,根據1927年3月10日中國國民黨第二屆中央執行委員會第三次全體會議中所通過的軍事委員會組織大綱案第十條所述:

---

[13] 魏國棟,〈從北洋軍醫學堂到陸軍軍醫學堂〉,《河北理工大學學報:社會科學版》,4:4(唐山,2004),頁206。

[14] 保定軍醫學堂之相關資料,目前甚少有檔案文獻記載該校相關情形,故在此不多做描述。另除了北洋與保定兩所軍醫學堂外,在1904年,時任兩廣總督的岑春煊亦在廣東創辦了一所兩廣新軍軍醫學堂,聘請日本醫學博士山本三樹為總教習,後更名為廣東陸軍軍醫學堂,民國成立後改為校名學校。該校自成立之始即隸屬於北京方面之政府陸軍部,至1914年,當時的教育部以陸軍部不應設辦普通學校為理由,呈准將該校改隸為教育部,改編為廣東公立醫藥專門學校。〈廣東陸軍軍醫學堂〉,收錄於「互動百科」,網址:http://www.baike.com/wiki/%E5%B9%BF%E4%B8%9C%E9%99%86%E5%86%9B%E5%86%9B%E5%8C%BB%E5%AD%A6%E5%A0%82 擷取日期:2013年7月6日。

[15] 「軍令部頒發陸海空軍人員入國立大學、陸軍大學、步校、醫校、外語、參謀學校及中央訓練團進修深造的召集辦法」,〈案卷號:60〉,《國防部史政局和戰史編纂委員會》,中國第二歷史檔案館藏,微卷號:16J-0081。

「軍事委員會管轄並養成水、陸、空幹部人員及高級軍官並軍事技術人才,現有或將來開辦之各種軍事學校及一切軍事教育機關,均須受軍事委員會之管轄。」[16] 故陸軍軍醫學校由國民政府軍事委員會派員所接收,後國民革命軍總司令部設立軍醫監部,將該校劃歸其下管轄。1931 年則改隸屬於國民政府軍政部管轄。[17]

陸軍軍醫學校在國民政府軍政部接收之後,為增進學生教育素質,醫科部分將原先之修業年限由四年改為五年,最後一年為臨床實習,藥科部分亦由三年改為四年,經呈報軍政部後核准實施。亦在學校內開設軍醫補習班,輪流抽調現有之軍醫人員回校受訓。

1933 年 5 月,北方因與日本的軍事行動日益加劇,且政府已有與日本開戰之準備,故將位於北平的陸軍軍醫學校南遷至首都南京,以南京漢府街第二陸軍醫院及復成橋舊江蘇工業專門學校為校址。1934 年開始,又將修業年限恢復成醫科四年,藥科三年。同年 12 月 1 日軍事委員會軍醫設計監理委員會成立,蔣中正下令陸軍軍醫學校撥歸其管轄,由軍醫設計監理委員會主任委員劉瑞恆[18]負責改進該校。[19] 後軍醫設計監理委

---

[16] 周美華編,《國民政府軍政組織史料第一冊——軍事委員會(一)》(臺北:國史館,1996),頁 19。

[17] 「軍政部大事記(民國三十三年以前)之軍醫部分」,〈軍政部大事記(四)〉,《陳誠副總統文物》,國史館藏,典藏號:008-010706-00027-001。

[18] 劉瑞恆(1890-1961),字月如,於 1890 年 6 月 7 日生於天津,1903 年考入天津北洋大學,1909 年前往美國佛大學就讀,1913 年取得哈佛大學醫學博士學位,畢業後先在波士頓市立醫院擔任實習醫師,1915 年回國,在上海紅十字會擔任外科醫師及中國哈佛醫學院擔任外科教授,1918 年至北京協和醫院任職,於 1926 年至 1934 年間擔任協和醫院院長一職,1929 年至 1938 年擔任北京協和醫學院院長。1928 年時,劉瑞恆被國民政府延攬至南京任職衛生部次長,隔年即代理衛生部部長,至 1949 年政府遷臺前,先後擔任了中央禁菸委員會主任委員、軍事委員會軍醫監理委員會主任委員、兼領軍醫學校校長、衛生署署長、軍醫署署長、後方勤務部部長、中國駐美華盛頓物資採購團代表、美國醫藥援華會主任、善後救濟總署衛生委員會主任等職。來臺後亦曾出任多項與醫療衛生相關的職務,如中華民國紅十字會會長、中華醫學會理事長、內政部衛生設計委員會主任委員、美國醫藥援華會副會長暨駐華代表等職,對近代中國醫學及公共衛生事業貢獻良多。1959 年因病赴美醫治,1961 年 8 月 26 日逝世於美國紐約,享年 71 歲。劉似錦編,《劉瑞恆博士與中國醫藥及衛生事業》(臺北:臺灣商務印書館,1989)。

[19] 「蔣中正電朱培德唐生智自十二月一日起陸軍軍醫學校改隸軍醫設計監理委員會管轄並由劉瑞恆負責改造該校」,〈鞏固國防(一)〉,《蔣中正總統文物》,國史館藏,典藏號:002-090102-00001-229。

員會與軍政部軍醫司合併為軍醫署，隸屬於軍事委員會，而陸軍軍醫學校則仍隸屬軍委會。[20]

軍醫學校在1924年之前，以及國民政府時期，校長與校務大致穩定，惟在1924年至1928年這四年期間，因戰亂以及北洋政府內部人事、經濟不穩之因素，校長屢屢更迭，導致校務無法發展，據當時在學，之後出任軍醫學校教育長的張建表示，當時陸軍軍醫學校之經費處於停頓狀態，教學人員常領不到薪水，教學效率遽然降低，且經常有怠教不上課的情形發生，學生只好自購參考書及借講義來自修。教學時輟時斷，各科的實習及醫院的臨床見習，亦多付之闕如。[21]1928年之後至1934年劉瑞恆兼領校長之前，這段期間的陸軍軍醫學校也因領導人經常更換，導致校務及教學較難有完善的規劃及施行。

1935年，軍醫署在第一三七次常會中討論，因陸軍軍醫學校之畢業學生，畢業後除陸軍外，亦分發至海、空兩軍種服役，等同於該校所培育之軍醫為全國各軍種單位所用，故決議自1936年起，將該校更名為「軍醫學校」，並改隸於軍事委員會軍醫署之下。[22] 而除陸軍之外，海軍亦有天津海軍軍醫學校之創辦，但因規模不大，且該校存在時間並未如陸軍創辦的軍醫學校悠久，目前所掌握之資料亦十分罕見，故在此不作討論。[23]

軍醫學校在劉瑞恆之前之歷任校長，大多為留日之醫校學生，在教材與醫學知識背景上，多為德日體系的醫學教育，接任劉瑞恆的張建，[24]

---

[20] 「國防醫學院教職員通訊錄」，上海市檔案館藏，典藏號：Y6-1-97。
[21] 張麗安，《張建與軍醫學校——兼述抗戰時期軍醫教育》（香港：天地圖書有限公司，2000），頁45。
[22] 〈軍事委員會軍醫署軍醫學校組織條例草案〉，《軍醫公報》，5（南京，1936），頁1。
[23] 關於中國所有軍方及民間之醫事學校，軍醫署曾在1948年作過調查統計，包含當時現存及以終止之學校皆在調查之列。
[24] 張建（1902-1996），字掃霆，譜明建昌，於1902年12月7日（農曆11月8日）出生於廣東省梅縣。1919年入陸軍軍醫學校就讀，為醫科十五期，1923年畢業。畢業後，張建先以上尉軍醫身分任職於於潮梅粵軍定立醫院，1926年轉任國民革命軍第四軍第十一師中校軍醫處長，1930年得到部隊直屬長官陳濟棠與余漢謀的同意，於該年11月時赴德國進修，1934年6月取得柏林大學醫學及哲學博士學位，後於1934年11月返國。返國後，隨即應陳濟棠之邀，於廣東籌建軍醫學校並擔任校長一職。1936年兩廣事件落幕後，蔣中正於廣東視察時，接見了時任廣東軍醫學校校長的張建，在詢問其學經歷後，即委任他為軍醫學

除先前在軍醫學校受教時所接受的教材為德日理論體系之外，出國進修時，張建也選擇赴德國柏林大學醫學院攻讀醫學與哲學博士，因此，除劉瑞恆主政時期外，可看出軍醫學校在整併為國防醫學院之前，所走的路線基本是以德日理論教學體系為主。1934年，張建甫自德國取得醫學博士學位回國，在廣東陳濟棠的支持之下，籌組了廣東軍醫學校，[25] 校址定於廣州觀音山外側。1937年4月，應蔣中正之邀出任軍醫學校教育長。

抗戰爆發後，軍醫學校為避免戰火波及，奉令將學校南遷至廣州，於1937年8月，由教育長及教職員等帶領學校學生，乘江安輪離開南京至漢口，再搭專列火車經湖南至廣州。而在張建接任軍醫學校後改名為軍醫學校廣東分校的廣東軍醫學校，亦在此時與軍醫學校之員生與校務資源合併，以張建教育長兼任廣東分校主任，兩校合併上課，以廣州第四路軍總醫院為實習醫院。[26]

遷校至廣州的軍醫學校，因此時日本進犯華南的行動日益加劇，空襲行動不斷，嚴重影響到軍醫學校的教學。當時在政府決定遷都重慶後，所有的機關、學校、醫院、公司及各團體機構等，亦有後撤之準備。

校教務長，於1937年4月到職，隨後在同年6月又再度任命他為軍政部軍醫署長一職，但軍醫署長一職張建僅任職3個月時間，即以專心發展軍醫學校校務為由，辭去署長一職。軍醫學校校長一職則是張建軍醫生涯中投入最多心力也是任職最長的職務，從戰前擔任至戰後1947年國防醫學院成立為止，期間歷經了軍醫學校因戰爭因素，從南京搬遷至廣州，再後撤到貴州安順，抗戰勝利後復員於上海，在抗戰期間，張建帶領軍醫學校的師生在克難的環境中，在後方建立起一個完善的軍醫培育場所，也為抗戰期間的軍醫人員養成教育貢獻莫大的心力。戰後軍醫學校整併入國防醫學院後，張建奉命擔任該校之副院長，隨即奉命前往英美等國考察醫學教育，1948年底返國後即被邀請擔任廣東省教育廳長，1951年由香港遷居臺灣，1985年移居美國，1996年6月3日於美國逝世，享年95歲。張麗安，《張建與軍醫學校——兼述抗戰時期軍醫教育》。

[25] 1934年廣東軍醫學校的成立，是當時第一所由地方自行籌辦後納入位於首都南京的軍醫教育單位，但在其他地方仍有各省或軍隊自行籌辦的軍醫教育單位，如四川陸軍軍醫學校、湖北陸軍軍醫學校等。筆者曾就名稱問題，與幾位軍醫相關之研究者進行討論，由國民政府軍政部所隸屬之軍醫學校是否要在其校名前面加上「中央」二字，以彰顯出該校為政府中央所隸屬，以和各地方自行創辦之軍醫學校有所區別，但幾經討論後，認為以當時政府與該校的往來檔案公文中，並未加上中央二字，僅各地方之軍醫學校在校名前加上該地之地名，故本文在描述由國民政府軍政部所管轄之軍醫學校時，仍以此名為主。但在張麗安所著之《張建與軍醫學校——兼述抗戰時期軍醫教育》一書中，該作者則以中央軍醫學校稱之。

[26] 「國防醫學院醫學專科第十一期畢業同學錄」，上海市檔案館藏，典藏號：Y6-1-100。

1938 年 4 月，軍醫學校教務處長于少卿在先行前往勘查遷徙地點後，決定採分區進駐的方式，將全校當時四百多名的學生分別遷徙至桂林、大墟、[27] 陽朔三個地方，桂林由藥科師生進駐，大墟因當時無其他的機關進駐，故該鎮之所有寺廟、會館等建物可做為人數較多的醫科及校本部駐地，陽朔則為軍醫預備團及入伍生軍事訓練之地。在緊急擬定好撤離計畫後，於同年 5 月開始進行撤離行動。[28]

在軍醫學校決定要後撤之時，就已決定要將學校最後的駐地設為貴州，桂林只是遷徙至貴州前的中繼站。當時在討論要將學校遷往貴州何處時，曾圈定出貴州兩個城市，一為從貴陽通往雲南公路的安順，一為從貴陽通往四川公路的遵義，但後來發現，遵義早已被陸軍大學及步兵學校先行設為駐地，故最後決定以貴州安順做為軍醫學校的駐地。1938 年底廣西情勢日漸告急，11 月份在張建派出前往安順勘查校址的于少卿等人回報已尋妥校址後，張建隨即前往韶關面見當時駐紮在此的舊時長官余漢謀，請求派遣車輛協助搬遷事宜，最後在 1939 年 3 月中，全校師生及教學用之設備器材全數抵達安順，以安順北門外之貴西營地為其新校址，在張建親自面呈軍政部長何應欽後，由軍政部直接撥下修繕專款，將營地上之原有建物及土地重新加以規劃整建，歷經約半年時間始完成。[29] 從廣州始至安順止，全程歷經約一千八百多公里路程的遷徙，經過將近一年的時間終於落定，開啟軍醫學校在大後方的軍事醫學教育發展階段。[30] 同年，位於雲南的雲南軍醫學校亦改隸於軍醫學校之下，成為軍醫學校隸屬之第二分校，先以周明齋為其分校主任，後因年邁辭職，1940 年後改由景凌灝接任，在其任內曾將校名改為西南教育班，抗戰勝利後於 1946 年併入本校。至於在軍醫學校南遷至廣州合併之前廣東分校，則在軍醫學校本部後撤至桂林時，為因應戰略上建設西北之需，將

---

[27] 大墟是位於桂林東郊約 30 里的一座小鎮。
[28] 張麗安，《張建與軍醫學校——兼述抗戰時期軍醫教育》，頁 107-109。
[29] 國防醫學院院史編纂委員會編，《國防醫學院院史》，頁 17-19。
[30] 張麗安，《張建與軍醫學校——兼述抗戰時期軍醫教育》，頁 118-128。有關軍醫學校遷徙至歸周安順的詳細過程及在安順的發展，可詳閱張麗安所撰之書。

原廣東分校改為軍醫學校隸屬之第一分校,並遷設至西安市南院門,以滕書同為其分校主任,在 1945 年曾更名為西北教育班,抗戰勝利後亦於 1946 年併入軍醫學校本校(圖1)。[31]

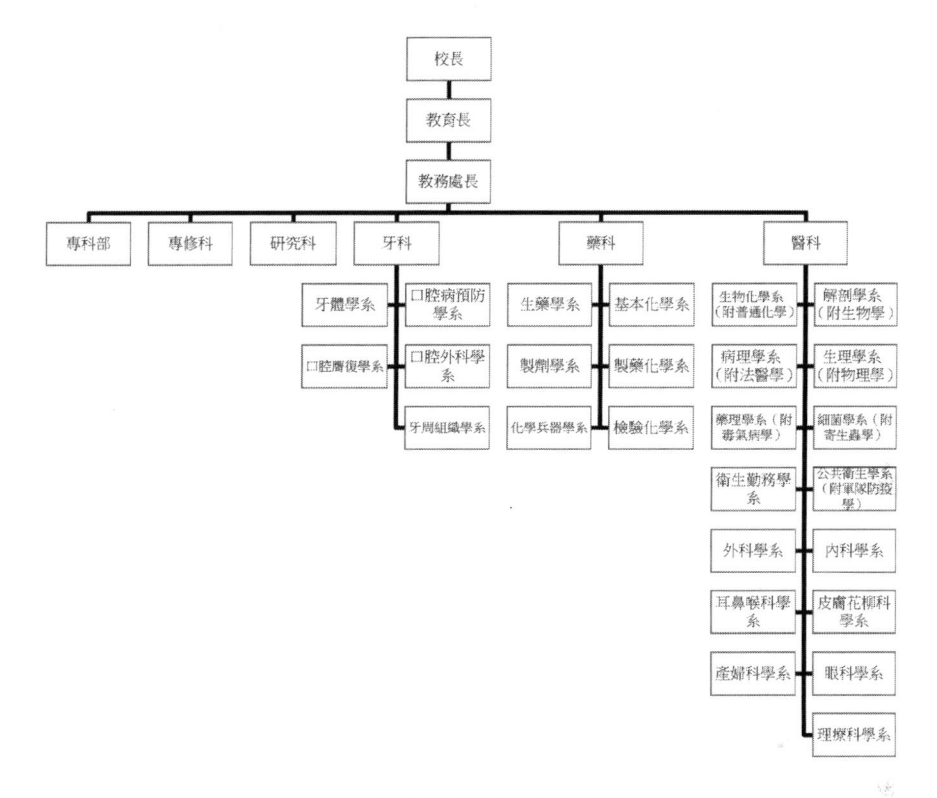

圖 1　戰時軍醫學校教務系統圖

資料來源:「國防醫學院醫學專科第十一期畢業同學錄」,上海市檔案館藏,典藏號:Y6-1-100。

　　抗戰勝利後,同年底於上海舉行的軍醫會議決議要將軍醫學校復員於上海,1946 年開始進行復員遷校計畫,以前上海市中心區之上海市立醫院及原日軍上海之軍醫院做為軍醫學校復員後校址,全校師生及教學設備等物資擬分為七批運送,在經由重慶、漢口、南京等地後,於同年 3 月底全數抵達上海江灣完成復員計畫。[32]

---
[31]　國防醫學院院史編纂委員會編,《國防醫學院院史》,頁 121-122。
[32]　國防醫學院院史編纂委員會編,《國防醫學院院史》,頁 35。

在抗戰爆發之後，各淪陷區不願受到日本統治之醫療衛生人員，紛紛前往南京，時任軍醫署署長的張建認為，此時正當戰爭爆發，各地需要大量之軍事醫療及衛生人員，於是在 1937 年 8 月 10 日呈准成立一訓練機構，定名為「軍政部軍醫預備團」，隸屬於軍政部軍醫署，由張建兼任主任，王永安擔任大隊長負責實際籌辦業務，[33] 團址設於南京萬壽宮。同年 11 月，軍醫預備團改隸屬於軍事委員會衛生勤務部，更名為「衛生勤務部衛生預備團」，由中央醫院院長沈克非兼任主任，至 1938 年 1 月 1 日又再度改隸軍政部軍醫署，更名為「軍政部衛生預備團」，由王永安繼任為主任，1939 年 2 月 1 日改隸軍醫學校，定名為「軍醫學校軍醫預備團」，實際業務仍由王永安負責。[34]

軍醫預備團因受戰爭之影響，團址至 1939 年遷徙至安順之前，一共遷移了七次之多。[35] 至於人員之招收，原先在南京只收淪陷區投效之醫療衛生人員，設置預備員班，短期訓練授以軍事醫療衛生等知識後即依專長分發到各軍隊單位、軍醫院服務，[36] 後來感於部隊軍醫人員之素質低落，因而有調訓現有軍醫人員至預備團受訓之計畫以及開辦新類別班次之計畫，[37] 以增加預備員員額之數量。抗戰中期，各部隊之醫療人員仍感不足，遂於 1940 年在西安成立第一分團，由軍醫學校第一分校主任滕書同兼任主任，1942 年在湖南邵陽成立第二分團，由軍醫署駐湘辦事處處長蔡善德兼任主任，分別調訓西北與西南之軍醫人員，歷時將近五年，受訓人

---

[33] 王永安，河北任邱人，軍醫學校醫科第十期畢業，歷任醫官、院長、軍醫學校軍醫預備團主任。國防醫學院成立任監察官兼副教務長，先後任學員生總隊長、一般課程學系主任。1967 年病逝，享年 75 歲。鄔翔，〈國防醫學院——傳承軍醫學校統緒的元老〉，《源遠季刊》，22（臺北，2007），頁 7。
[34] 張麗安，《張建與軍醫學校——兼述抗戰時期軍醫教育》，頁 271-272。
[35] 抗戰初期由南京遷至漢口，第二次由漢口至長沙，第三次由長沙至廣州，第四次由廣州至廣西陽朔，第五次由廣西陽朔至貴州安順，第六次由安順至桂林，最後再由桂林返回安順。
[36] 預備員班人員受訓之科目有衛生勤務、軍陣外科、軍陣衛生、軍事常識等課目。
[37] 軍醫預備團開辦之新類別班次有軍醫預備班、司藥預備員班、護理速成班、軍醫訓練班、看護軍事訓練班、擔架軍士訓練班、初級軍醫速成班、初級司藥訓練班等八種班次。在南京時期曾開辦衛生工程班及 X 光技術員班。在安順時，曾受中央訓練團所託，委辦女生軍事教官訓練班。

數約二千餘名。分團與總團皆在1946年同時結束，一起併入軍醫學校。[38]

此外，此類由官方主辦，在施以短期訓練後即投入戰場的短期軍事醫療人員訓練單位，除軍醫預備團外，另有在1936年成立，以招收未經過正式醫學校畢業之在職初級軍醫的軍醫學校軍醫補習班，[39]以及在1935年由時任軍醫設計監理委員會主任委員及軍醫署署長劉瑞恆所規劃成立之軍醫訓練班，每期以一個月的受訓時間，調訓現職及退職軍醫，分為高級軍醫、初級軍醫、初級司藥、看護長等班別分別受訓。[40]以增進軍隊中基礎軍護人員之數量與素質。

三、籌組：民間的衛生人員訓練所

陸軍衛生勤務訓練所於1938年5月成立於湖南長沙，此軍事醫療教育單位成立之緣由與中國紅十字救護總隊總隊長林可勝[41]之倡議有關。九一八事件後，時任協和醫學院教授的林可勝曾組織學生醫療救護隊，前往古北口戰地提供醫療服務。抗戰爆發後，林可勝受當時的衛生部部長劉瑞恆之邀，成立一個以支援戰場軍民傷患急救及輸送救護工作為主的團體，即中國紅十字會救護總隊，[42]由林可勝擔任總隊長一職。中國紅十字會救護總隊甫一成立，立即受到各方從事醫護相關人員的響應，[43]協和醫學院系統的醫護人員與林可勝有門生故舊關係，尤為熱烈，這與林

---

[38] 國防醫學院院史編纂委員會編，《國防醫學院院史》，頁119。
[39] 「陸軍軍醫及獸醫學校組織條例及編制表」，〈陸軍軍醫獸醫（院）校組織法令案〉，《國民政府檔案》，國史館藏，典藏號：001-012071-0375。
[40] 「軍醫署軍醫訓練班第八期畢業同學錄」，上海市檔案館藏，典藏號：Y6-1-110。
[41] 林可勝，1897年10月15日出生於新加坡，為前廈門大學校長林文慶之長子，早年負笈英國，就讀蘇格蘭愛丁堡大學醫學院，1920年獲得醫學博士學位，1924年又獲得科學博士學位，並於同年受邀回國擔任協和醫學院生理系教授，抗戰期間對於戰地醫療救護有相當的成就。1944年調任軍政部軍醫署副署長，隔年升任署長並晉升軍醫總監（中將），1947年6月出任新成立之國防醫學院第一任院長，1949年6月先後辭去軍醫署署長與國防醫學院院長一職，赴美擔任伊利諾大學臨床科學客座教授，於1969年7月8日逝於美國印地安納州，享年73歲。
[42] 關於中國紅十字會救護總隊之詳細研究，可參考戴斌武，《抗戰時期中國紅十字會救護總隊研究》（天津：天津古籍出版社，2011）。
[43] 國防醫學院院史編纂委員會編，《國防醫學院院史》，頁90-91。

可勝原是協和醫學院之教授有很大關係，[44]也因此有不少一般醫療體系出身的醫護人員因此關係而踏入軍醫體系。[45]

中國紅十字會救護總隊成立後，為配合戰場需要，在各戰區先後成立了救護大隊，即便如此，以一個民間團體的力量而言，實不足以支援全國戰場之需求。且當年中國醫學教育不甚普及，更遑論醫學高等教育發展，經統計，當時受過正規西方醫學教育者，全國不過萬人，且集中於大都市。因此，林可勝藉由先前在華北成立救護委員會之經驗，加之早年曾在印度擔任戰地軍醫之實際戰地救護之經驗，[46]建議中央成立一所專事訓練戰時軍事救護之機構，以應付龐大的戰時醫護需求。林氏提出理由有三：

1. 以培養中國紅十字會救護總隊所屬救護大隊需之基層人員。
2. 以收訓戰區後撤之衛生人員施以戰時醫防教育及招收各淪陷區外逃之愛國青年加以訓練使有求學謀生機會。
3. 調訓部隊之在職各級軍醫幹部。[47]

除上述林可勝所提出之意見外，抗戰爆發後，劉瑞恆與林可勝也曾商定戰時加強軍醫業務之計畫，大約分為兩步驟實行。

第一步為增加現有軍醫機構，應付戰時急需。戰爭初期傷亡慘重，

---

[44] 關於中國紅十字會救護總隊之成立，在周美玉女士的回憶表示，此單位於1933年即開始籌組但根據筆者查證，周女士所言應為「紅十字會華北救護委員會」，並非是中國紅十字會救護總隊，林可勝在此會當中擔任常務委員，該會許多事物與制度皆由林氏親自規畫設計，並在長城戰役中實驗，因此，此單位可說是林可勝在中國戰地救護事業的初試啼聲。1937年抗戰爆發後，林可勝與劉瑞恆在漢口號召醫護人員投入戰地救死扶傷的工作，立即響應號召者達七百餘人。張朋園訪問、羅久蓉紀錄，《周美玉先生訪問記錄》（臺北：中央研究院近代史研究所，1993），頁43。張建俅，〈抗戰時期戰地救護體系的建構及其運作——以中國紅十字會救護總隊為中心的探討〉，《中央研究院近代史研究所集刊》，36（臺北，2001），頁140。

[45] 例如張先林、汪凱熙、盧致德、周美玉等。張先林、汪凱熙後為國防醫學院外科系教授；盧致德於抗戰時期任軍醫署長及遷臺後第二任國防醫學院院長；周美玉在戰時衛生人員訓練所成立後擔任護理組長，甚至於此後國防醫學院乃至中國軍護制度的發展，周美玉皆有重大之貢獻。以上四人皆為協和醫學院體系出身。

[46] 林氏早年在英國念書時，適逢第一次世界大戰爆發，曾被派往印度擔任遠征軍之軍醫。

[47] 國防醫學院院史編纂委員會編，《國防醫學院院史》，頁91-92。

軍中雖有各級民間力量加以充實，但人才奇缺、器械簡陋，如欲在短期內增強其工作效能，必須賴民間力量加以充實。但此項民間力量，一要組織，二要具有特種技術功能，三要富有流動性，而有不受軍隊編制之限制。基於以上原則，乃由林可勝組織中國紅十字會救護總隊。

第二步為訓練現役軍隊各級衛生人員。紅十字會醫療雖可勉強支援戰時軍中傷患之處理、防疫保健之供應、環境衛生之設備等任務，但想要獲得軍醫衛生方面的進步，則必須要提高現役軍衛人員之資質與技術，但現役軍衛人員各有其職守，勢難長期脫離工作崗位，且現任軍衛人員為數不少，任務也不盡相同，因此若要施以訓練，需在分類分班的原則下進行。[48]

在此原則及林氏所提出之意見之下，陸軍衛生勤務訓練所於1938年5月正式成立於湖南長沙，招收全國有志於軍事醫療之青年男女，施以短期訓練，使其具備戰地救護、疾病預防、簡易治療等護理常識及技術，協助軍中護理工作。

陸軍衛生勤務訓練所成立初期名為「內政部衛生人員訓練所」，直屬內政部衛生署，由林可勝擔任主任，主要幹部及師資皆由紅十字會救護總隊的指導員兼任，負責訓練衛生署醫防總隊以及紅十字會救護總隊所需之基層救護工作人員，對象是高中畢業生，施以三個月的短期訓練後，分派到各單位擔任衛生醫護佐理員。1939年2月由長沙遷往貴陽圖雲關後，隨即擴大編制，改隸內政部及軍政部，更名為「內政部軍政部戰時衛生人員聯合訓練所」，除原來訓練項目外，另增加調訓軍中沒有正式學經歷的軍醫官員兵，[49]達到先前商定計畫中的第二步驟。1939年9月，再度改組為軍事機關，直屬於軍政部，定名為「軍政部戰時軍用衛生人員訓練所」，主任一職仍由林可勝擔任，盧致德[50]兼任副主任，翌年，林可勝去職，盧致德繼任主任。

---

[48] 汪凱熙，〈記協和同學參加抗戰之貢獻〉，收入劉似錦主編，《劉瑞恆博士與中國醫藥級衛生事業》，頁45-46。

[49] 張朋園訪問、羅久蓉紀錄，《周美玉先生訪問記錄》，頁70。

[50] 盧致德，廣東中山人，1901年6月16日生。北平協和醫學院畢業，美國紐約大學醫學博士。留校任教生理學，出任軍醫監理委員會專員，歷任中央軍校、行營等多所軍醫處長、衛生處長等職，奉派赴英、法、德、比、奧、義、美等國考察軍醫教育及軍隊衛生勤務，

戰時軍用衛生人員訓練所改組後初期之訓練內容，以表 1 中所示，仍舊以調訓以及短期訓練模式為主，但經過一段時間後，該所主要幾位領導人員均認為，對日抗戰屬於長期性戰爭，若是訓練所之畢業人員只有接受短期訓練，所得到之醫護知識僅止於粗淺皮毛而已，素質無法提高，且在單位中之職位也無法提高，因此決定成立分期分科的軍醫、護理、衛生勤務等學習科別，招生對象為初中、高中學生。[51]

表 1 「戰時衛生人員聯合訓練所」訓練內容表

訓練班次	訓練對象	訓練注重內容
甲班	校級軍醫	軍陣內外科、衛生勤務
乙班	尉級軍醫	護病學、環境衛生學
丙班	衛生軍士	急救、擔架、衛生勤務常識
丁班	衛生兵	

資料來源：以張朋園訪問、羅久蓉紀錄，《周美玉先生訪問記錄》之內容彙整所製。

由將圖 2 與先前圖 1 戰時軍醫學校教務系統圖相互比較，可看出此時衛勤所設計之教育系統。基本上，雖未完全達到與軍醫學校相同之規模，但已是具有相當雛型之醫學教育養成單位。且該所中主要之醫學組，其下六個系亦再各自細分數組，如生物物理系下分為：物理組、生理組、藥理組、社會科學與人類學組；生物化學系下分為：化學組、生化組、藥化組；生物形態系下分為：生物組、解剖組、生物發展組；病理生物形態系下分為：病理組、細菌組、寄生蟲組；醫學實驗系下分為：外科實驗組、內科實驗組；臨床醫學系下分為：外科組、內科組、放射科組、

入英國軍醫學校進修。抗戰軍興，受任為軍事委員會後方勤務部衛生處長，升軍政部軍醫署軍醫總監署長，仍兼後勤部衛生處長，集軍醫行政、監督與指揮於一身。抗戰後期，調任陸軍衛生勤務訓練所主任。勝利復員上海，軍醫學校與陸軍衛生勤務訓練所合併改組為國防醫學院，任副院長。國防醫學院遷臺，林可勝院長出國講學離職，代行院長職務，將舊軍營建設為具醫學院規模之校舍，帶動臺灣醫學革新，聲譽著中外，1953 年奉令建設榮民總醫院，兼任院長；膺選中央研究院院士；復受命籌劃成立陽明醫學院。1975 年 10 月 1 日退職。主持國防醫學院凡 26 年，退職後專任榮民總醫院院長。並受任為中華民國紅十字總會會長。1979 年 6 月 11 日病逝於榮民總醫院，享年 79 歲。鄔翔，〈軍醫教育改制以來——國防醫學院承先啟後的統緒〉，《源遠季刊》，21（臺北，2007），頁 6。

51 張朋園訪問、羅久蓉紀錄，《周美玉先生訪問記錄》，頁 72。

物理治療科組。[52] 而該所除了本部訓練之外，其下在不同地區成立之五個分所，亦各有不同之訓練內容，層層分級而下，形成了戰時除了軍醫學校外，另一個軍醫及軍護人員的培訓單位。

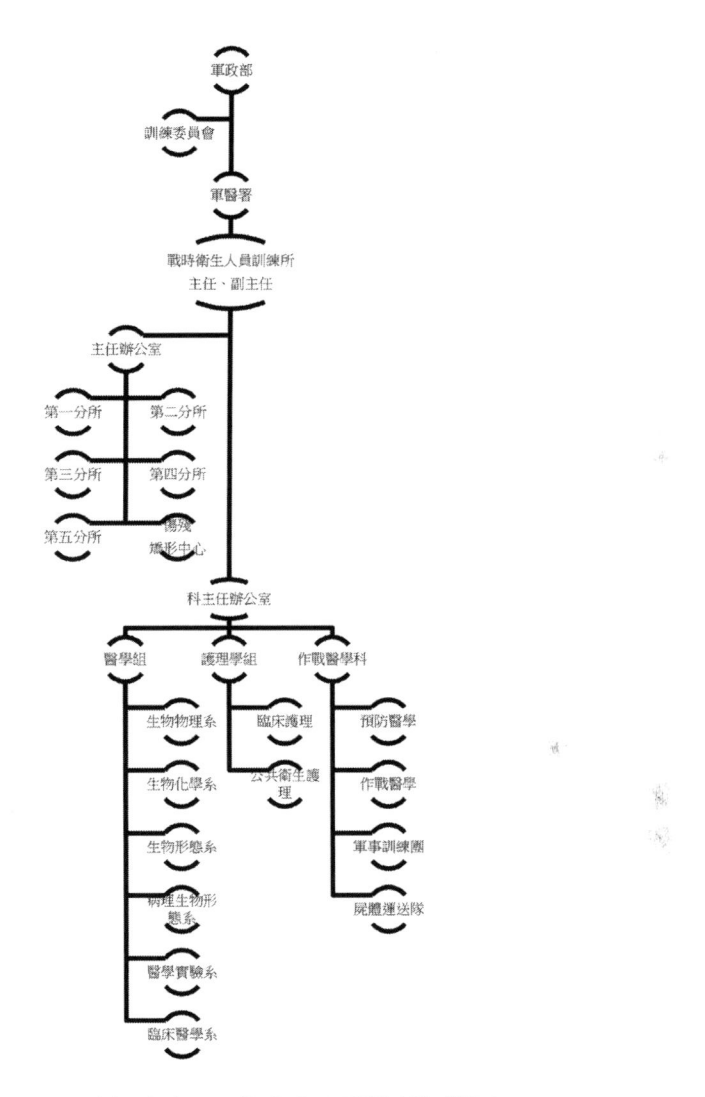

圖 2　軍政部戰時軍用衛生人員訓練所組織圖

資料來源：以國防醫學院院史編纂委員會編，《國防醫學院院史》，頁 105 之附表改編。
註：上表為 1943 年 7 月後之編制組織。

---

[52] 國防醫學院院史編纂委員會編，《國防醫學院院史》，頁 105。

1945年5月,戰時軍用衛生人員訓練所再度奉令改組,更名為「陸軍衛生勤務訓練所」,主任為盧致德,編制員額為337員,[53]而改組後的衛勤所,則是整合先前本部與各地分所之訓練班次,[54]規劃成更具完整性的軍醫訓練單位。1946年,奉令復員上海江灣,以原日軍上海軍醫院作為復員校址,隔年6月,與軍醫學校整併為國防醫學院。

四、官方軍醫與民間衛勤人員於戰時之作用分析

不論是官方養成的軍醫人員,還是從一般醫校出身的醫務人員,在面臨如抗日戰爭這樣的全面性且長時間的軍事行動而言,兩方之共同性在於皆為戰時所急需之軍事醫療人員,但雙方的養成宗旨與訓練目的卻有不同之處。

在抗戰爆發前軍醫學校所修訂的組織條例草案中,第一條即載明為:「為養成全國軍醫人才並研究改進軍醫學術起見設置軍醫學校。」[55]目的在於培養完全的軍醫人才,見其修業年限與科目,亦是以完整的醫學訓練為基礎而設計,根據軍委會軍醫署在1936年初所頒定之軍醫學校教育綱領中,關於軍醫學校的課程設計如表2:

表2 軍醫學校醫科課程科目設計表

類別	科目
選、必修	黨義、外國文、物理學、化學、生理學、軍事學、普通解剖學、實用解剖學、組織學、胚胎學、生理化學、生理學、藥理學（附處方學）、普通病理學、細菌學（附免疫血清學）、寄生蟲學、普通內科學、診斷學（附選兵醫學）、臨床病理學、皮膚病學及梅毒病學、傳染病學、軍陣內科學、小兒科學、精神病學、普通外科學、軍陣外科學、矯形外科學（附物理治療學）、泌尿外科學、急救術、牙科學、眼科學、耳鼻喉科學、愛克司光學、法醫學、醫生學（附醫學史）、化學兵器學、公共衛生學（附生命統計）、軍陣衛生防疫學、平戰時陸軍衛生勤務、國際公法及紅十字條約
學科術科	軍制學、典範令、戰術學摘要、兵器學摘要、地形學摘要、交通學摘要、通信學摘要教練、馬術

附註:產科、婦科學得摘要教授之。

資料來源:「陸軍軍醫及獸醫學校組織條例及編制表」,〈陸軍軍醫獸醫（院）校組織法令案〉,《國民政府檔案》,國史館藏,典藏號:001-012071-0375。

---

[53] 國防醫學院院史編纂委員會編,《國防醫學院院史》,頁107。
[54] 在1945年5月改組之時,原先各地之分所配合中央軍醫勤務之規劃,已陸續與各地總醫院編併或結束其任務編組。
[55] 〈軍事委員會軍醫署軍醫學校組織條例草案〉,《軍醫公報》,5(南京,1936),頁1。

表 2 中所載之軍醫學校課程設計雖是戰前所制定，但進入抗戰時期後，軍醫學校醫科學生之修業年限仍以五年為期，分前期二年，後期二年，再加上實習一年。前四年的學習課程與學制與其他醫學學校相同，一個學期二十週，但為因應戰時之需要而加速培養軍醫，一般醫學學校有兩個月暑假與一個月寒假，軍醫學校則無，授課二十週後接著就舉行大考，考完僅放兩週假期，隨即便進入下一個新的學期，且軍醫學校學生還包括要受一學期的入伍生軍事訓練，故在學習課程與時數為減少的情況下，須將四年的學習時間縮短至三年半，接著就是派到醫院去實習一年。[56] 至於平、戰時之授課內容，因軍醫學校本身即為軍事專門學校，故該校所受之教育科目不論平、戰時即包含了所有一般醫學科目及軍事醫學科目，如軍陣外科學、軍政內科學、化學兵器學、軍陣衛生防疫學、平戰時陸軍衛生勤務、國際公法及紅十字條約等課程，故以課程設計而言，基本上平、戰時並無太大差異。

以戰時的軍醫學校而言，每年約培育出百名左右的正式軍醫人員，故在人員之作用上，通常多以出任軍隊中之中、高級醫療人員或軍醫之行政、研究人員為主，雖占少數但負責較主要之軍醫業務。反觀以民間醫護人員為組成份子的陸軍衛生勤務訓練所，其成立宗旨則在招收因戰事後撤之衛生人員及一般有志從事戰時醫護之民眾，授以衛生勤務、軍事常識、醫護知識等課程，以養成戰時需要之醫防基層幹部及人員，結業後分發至軍隊擔任醫護佐理員，以應需求。[57] 在戰時人員需求的作用定位上，則是以軍隊中之基礎醫護人員為其主要訴求。故雙方在質與量的需求上即不相同，尤其是在量的部分，從表 3 中即可看出雙方在受訓時間與受訓人數上的明顯差異，數量之補充是戰時之急需，故衛勤所的目標正好可以加速滿足政策及實際情況之所需，或許這也是衛勤所之領導人員在後期逐漸受到層峰重視的原因之一，進而得以更加重用。

---

[56] 張麗安，《張建與軍醫學校——兼述抗戰時期軍醫教育》，頁 174。
[57] 國防醫學院院史編纂委員會編，《國防醫學院院史》，頁 99。

表3　戰時軍醫教育機關及結業人數統計表（1941年之前）

名稱	區別駐地	入學資格	受業期限	每期額定人數	已辦期數	結業期數	結業人數	備考
軍醫學校	安順	高中畢業	醫科五年	80	35	27	1,145	
			藥科四年	30	26	21	301	
軍醫學校第一分校	西安	高中畢業	五年	60				只有醫科
軍醫學校第二分校	昆明	高中畢業	五年	60				
軍醫預備團	安順	現職軍醫	二月	60				軍醫預備員班
軍醫訓練班	安順	現職軍醫	二月	100				
軍醫司藥速成班	安順	初中畢業	六月現在一年	60				
閩浙辦事處軍醫訓練班學生組	金華	初中畢業	六月	40				已結束歸併第二分所
閩浙辦事處軍醫訓練班學員組	金華	現職軍醫	二月					
衛生人員訓練所甲、乙級軍醫班	貴陽	現職軍醫	二月	40（甲級）60（乙級）			376	自七期起分為前後兩期訓練各三個月
衛生人員訓練所第一分所甲、乙級軍醫班	襃城	現職軍醫	二月	20（甲級）30（乙級）			397	
衛生人員訓練所第二分所甲、乙級軍醫班	弋陽	現職軍醫	二月	20（甲級）60（乙級）				本年一月開課
衛生人員訓練所第三分所甲、乙級軍醫班	均縣	現職軍醫	二月	20（甲級）60（乙級）				現在籌備中
衛生人員訓練所看護兵訓練班	貴陽	現職看護兵	二月	200			545	自七期起分為前後兩期訓練各三個月
衛生人員訓練所看護軍士訓練班	貴陽襃城	現職看護士	二月	200			596 349	
軍醫預備團看護軍士訓練班	安順	現職看護兵	二月	100			279	
戰時防疫訓練所	長沙西安	現職軍醫	三星期					共辦四期已結束
防疫大隊巡迴教育班								隨時召集人數不定
合計							6,549	

資料來源：「軍醫業務革新建議」，《一般檔案》，中國國民黨黨史館藏，典藏號：一般539/25。

由雙方不同的出發目的來看，兩方各屬金字塔不同端點的位置，以戰時而言，這樣的供給分配對於建構出一個較為完整的軍隊醫療人員培育與應用，正好是一種互補的作用。但在戰時出現這樣的現象，當然起因於戰時對於軍隊醫療人員的大量需求為其主因，若將時間往回拉到中國開始有西式軍事醫療人員之時，在民初對於任用軍醫之選任，資格極嚴。嗣因年代變遷及種種關係，如一般學校培育之正式專門醫學人才均不願意遠赴軍事隊伍中之任務與職務，造成不只有「粗有訓練及經驗」之看護，可以充任軍醫，即「毫無醫學常識」之一般無聊賴人，亦有冒牌知醫的現象，所以司藥人員當軍醫院長、處長者不知凡幾，濫竽充數，系統不明，以致診療無力。[58] 長久以來的逐漸積累，導致了軍隊中的軍事醫療人員素質不佳，以致於在戰時才會有如同陸軍衛勤所這樣的單位應時而出現。

　　而雙方除了新培育的軍事醫療人員之外，在戰時還有另一項很大的作用，即為抽調現有之部隊衛生人員輪流回任受訓。在戰時，各部隊參謀對於上呈中央之軍政建議上，常會提及各部隊之衛生人員技術欠缺者亦屬不少，若以長遠時間而言，則醫療品質堪慮，希望中央能擬請將現有之軍隊衛生人員輪流抽調訓練，以增長學術技能，以利醫療。[59] 故雙方培育單位在戰時所開辦之各項短期訓練班，於戰時增進軍隊醫療及衛生人員水準亦甚有功效。

　　以二分法而言，不論是官方或民間，兩方在戰時均有良好的發展，也因如此，若要細述，雙方在養成體系有很大的差異性存在，但在步入抗戰中後期時，政府卻有意將兩方的距離逐漸拉近，如將陸軍衛勤所的單位隸屬以及人員位階等納入軍方的體系之下，以為將來的整併先行布局。

---

[58] 鄒躍如，〈軍醫箴言〉，《醫藥評論》，12（上海：1929），頁6。
[59] 「軍委會參謀長會議有關衛生方面的提案」，〈案卷號：2491〉，《國防部史政局和戰史編纂委員會》，中國第二歷史檔案館藏，微卷16J-0167。

五、結論

　　有百年歷史的國防醫學院，在 1947 年成立之時，主要分別是由原先的軍醫學校及陸軍衛生勤務訓練所兩大單位所整併改組而成。軍醫學校其歷史可追溯至清末，是中國官方所創辦的正統軍醫培育單位，衛勤所雖是從民間崛起，但其背後所支持的力量以及在抗戰時大量養成軍隊基礎軍衛人員的貢獻，使得這個單位受到逐漸受到政府的重視，許多原先非軍籍人員大量地進入了軍醫體系，帶入了另一股不同的方式，亦使其後來成為除軍醫學校外的另一支軍醫教育發展體系。

　　自清末時引進西方軍事醫學成為當時新式軍隊中的主要醫療方式，進而在引進之後，由本土開始自行籌辦軍事醫療教育單位，經過了多年的發展，軍醫學校與陸軍衛生勤務訓練所，中間雖歷經了多次的政權動盪及戰亂的因素而導致軍醫教育事業之不穩定性，但亦可從這樣的發展脈絡中，看出在不同時期軍醫教育發展的獨特性。或許當時中國的軍醫教育事業也因為在這樣的環境之中發展，方能使他們在抗戰時期面對如此不良的生存環境之中，依然得以逆境生存，甚至以抗戰時期在大後方相對穩定的環境下持續發展，除提供戰時軍事上所需的軍隊醫療人員之外，亦積累的往後在戰爭結束後雙方整併的實力。

　　本文從軍醫學校及陸軍衛生勤務訓練所這兩個軍醫教育單位的發展沿革，來看抗戰時期軍醫在教育養成上的過程。雙方雖在其成立宗旨、發展性質、人員組成等方面皆有所差異，但同樣作為抗戰時期國家軍醫的養成單位，可說是功不可沒。

徵引書目

一、檔案

《一般檔案》，中國國民黨黨史館藏。
《林可勝檔案》，中央研究院近代史研究所藏。
《國民政府檔案》，國史館藏。
《國防部史政局和戰史編纂委員會》，中國第二歷史檔案館藏。
《陳誠副總統文物》，國史館藏。
《蔣中正總統文物》，國史館藏。
「軍醫署軍醫訓練班第八期畢業同學錄」，上海市檔案館藏。
「國防醫學院教職員通訊錄」，上海市檔案館藏。
「國防醫學院醫學專科第十一期畢業同學錄」，上海市檔案館藏。

二、史料彙編

周美華編，《國民政府軍政組織史料第一冊——軍事委員會（一）》，臺北：國史館，1996。
廖一中、羅真容整理，《袁世凱奏議》，天津：天津古籍出版社，1987。

三、公報

《軍醫公報》

四、專書與口述歷史

王哲，《國士無雙伍連德》，福州：福建教育出版社，2007。
國防醫學院院史編纂委員會編，《國防醫學院院史》，臺北：國防醫學院，1995。
張朋園訪問、羅久蓉紀錄，《周美玉先生訪問記錄》，臺北：中央研究院近代史研究所，1993。
張麗安，《張建與軍醫學校——兼述抗戰時期軍醫教育》，香港：天地圖書有限公司，2000。

劉似錦編,《劉瑞恆博士與中國醫藥及衛生事業》,臺北:臺灣商務印書館,1989。

戴斌武,《抗戰時期中國紅十字會救護總隊研究》,天津:天津古籍出版社,2011。

五、論文

倪蕙琴,〈清光緒年間天津北洋軍醫學堂畢業文憑〉,《中國檔案》,1992:2(北京,1992),頁42。

張建俅,〈抗戰時期戰地救護體系的建構及其運作——以中國紅十字會救護總隊為中心的探討〉,《中央研究院近代史研究所集刊》,36(臺北,2001),頁117-165。

曾念生,〈母校首任總教席——平賀精次郎考〉,《源遠季刊》,41(臺北,2012),頁8-11。

曾念生,〈李學瀛校長二三事〉,《源遠季刊》,43(臺北,2013),頁7-8。

鄒躍如,〈軍醫箴言〉,《醫藥評論》,12(上海,1929),頁6。

鄔翔,〈軍醫教育改制以來——國防醫學院承先啟後的統緒〉,《源遠季刊》,21(臺北,2007),頁6-9。

鄔翔,〈國防醫學院——傳承軍醫學校統緒的元老〉,《源遠季刊》,22(臺北,2007),頁7。

魏國棟,〈從北洋軍醫學堂到陸軍軍醫學堂〉,《河北理工大學學報:社會科學版》,4:4(唐山,2004),頁206。

六、網路資料

〈廣東陸軍軍醫學堂〉,收錄於「互動百科」。

晚清海關檢疫制度的建立與實施
——以廈門關為例[*]

李欣璇
國立臺灣師範大學歷史學系碩士

摘要

　　海關檢疫制度，始於晚清所引入的西方新式海關系統，為今日中國海關檢疫制度之基礎。檢疫制度設置之目的為防止他國船隻所帶來的外來傳染病對於中國境內造成感染，具有預防性目的，亦為近代中國預防外來傳染病之第一道防線。然而，以往研究卻對於檢疫制度的建立背景、過程及有效性缺乏深入性的探討。因此，本文將藉由廈門關與南洋及東北亞地區，人員、貨物往來流通頻繁與其作為南北往來船隻的中繼站之特性，從中瞭解海關檢疫制度於實際面臨外來傳染病衝擊時，是否能達到其防疫與阻止疫情散播之目的。因受限於篇幅，本研究僅對於海關醫療制度的建立與實施有一概括性的說明，至於海關醫療制度背後海關醫官實務樣貌、章程演變細節、疾病訊息的流轉及洋關與常關是否於疫情通報上會有所知會與連結，則有待日後著文說明。本文期待藉由新資料的發掘與歷史資料的再檢視，除了補足現存前人研究中，對於檢疫制度研究說明與認識之不足外，亦期待以此作為探索晚清海關檢疫制度於東亞防疫網絡中重要性的始點。

關鍵詞：海關檢疫、海關醫報、廈門關、公共衛生、傳染病

---

[*] 本文由衷感謝指導教授劉士永老師、上海交通大學歷史學系研究員張志雲老師及匿名審查人賜教，謹致謝忱。

Establishing Quarantine System in Late Qing China: A Case Study of the Amoy Custom House

Hsin-hsuan Lee

Master, Department of History, National Taiwan Normal University

Abstract

During the late Qing China, the quarantine system of the Imperial Maritime Customs Service was introduced, starting to prevent the spreading of contagious disease from overseas. Through a case study of the Amoy Custom House, this article examines the implementation of the quarantine system and highlights certain features that have been neglected in contemporary scholarship. It argues that while the western quarantine system was introduced to late Qing China, the efficacy of the implementation of quarantine still did not reach the final goal – prevention of the spreading of the contagious diseases from abroad. In exploring the new materials and actual circumstance of implements the sanitary regulations, this case study also sheds light on a sheer interlock between China and the rest of the world in terms of the prevention of the contagious diseases.

Keywords: the quarantine system of customs, medical reports, Amoy Custom House, public health, contagious

一、前言

李尚海關檢疫，乃為近代西方海關體系下，基於公共衛生及防止傳染病所實施的制度，負責檢疫對象為人員及船舶，目的乃為避免他國病菌經由船隻、民眾進入當地造成疫情蔓延。因此，海關檢疫可說是於一國之疾病衛生防治，有著把關重任。1873 年 7 月，為防止東南亞疫情傳入中國，中國海關系統因而制定了檢疫章程，並開始於各洋關實施檢疫制度。新式海關檢疫制度，成為當時中國沿海公共衛生之第一道防線，亦成為中國往後海關檢疫發展之基礎。但以往研究均將海關檢疫制度納入現代化中國海關系統的框架中或進行廣泛性的討論，[1] 對於海關檢疫系統的建立實施及海關檢疫系統於實際運作上，是否能夠有效[2]遏阻傳染病傳入之問題，尚欠深入性討論。

清代前期，廈門港因清廷政策以其背後的廣大腹地，及處於東北亞與南洋地區中間接點之地理條件，使其貿易發達並於此後成為民眾往來南洋的主要據點之一。開港通商後，廈門港貿易量雖已不如往昔，但仍維持其清代初期主要交通網絡。對於當時需經由廈門前往南北方，抑或是往來南洋、中國的旅客而言，廈門其交通中繼站之特殊性可謂顯而易見。因此，本文欲以人員與船隻流通頻繁的廈門關，作為瞭解海關檢疫制度是否能達到預防並遏阻傳染病傳播之例。

本文第一部分欲探討中國新式海關系統之建立背景過程；第二部分欲探討此作為疾病傳播點的廈門港興盛之因，及其於相關海域內防疫網絡中之重要性；第三部分則欲探討西方海關檢疫系統，進入中國後之運作方式與背景，並搭配實例予以瞭解疫情的傳播與檢疫制度於當中因應與運作是否能達到其預防、遏阻傳染病傳播之初衷。

---

[1] 關於廈門檢疫部分，近來多以概略性衛生檢疫、移民或海醫醫官個案研究角度切入探討，相關研究請參見。連心豪〈近代海港檢疫與東南亞華僑移民〉、李尚仁〈萬巴德、羅斯與十九世紀末英國熱帶醫學研究的物質文化〉、楊上池〈試論我國早期檢疫章程的特點〉、楊上池〈120 年來中國衛生檢疫〉等人之研究。

[2] 此處的效度比較基準點為檢疫制度實施前後於傳染病預防與遏阻上是否有其差異性存在。

二、中國新式海關系統的建立

鴉片戰爭後所簽訂之江寧條約中，中國需開啟上海、寧波、福州、廈門、廣州五口，以作為華洋之通商口岸，此後西方於中國貿易不再僅限於廣州一口貿易，同時，並附帶了協定關稅、最優惠國待遇、領事裁判權，使中國喪失貿易自主權之條約。五口通商自此打開西方於中國內地貿易之大門，北京條約簽訂後，開放沿海口岸由五口增至十四口，不僅使沿海開放更多口岸，西方列強更可由長江以南，擴展至長江以北，並深入內河口岸。由於當時相對於西方列強，清廷處於弱勢，西方列強對於口岸貿易之控制力遠勝於清廷。此外，清廷原有的海關行政制度亦已無法面對新局勢之改變，海關系統的轉變亦是時空背景下之趨勢。[3]

當通商口岸由五口轉為十四口時，清之行政系統亦需有專門行政系統處理數量漸多之涉外事件，於此情況下，總理各國事務衙門、五口通商大臣應運而生。總理各國事務衙門即為處理各項外國事務之單位，而涉外的海關事務亦由其負責。其中，海關與通商相關事務由英國股[4]負責處理。因此，由英國股負責中國海關事務的分配，可說是一個開端。

西元1853年（咸豐三年），太平天國動亂期間，小刀會佔領上海縣城，清廷官員紛紛逃離躲避，上海縣城頓時呈現無政府狀態。海關亦為如此，但貿易並未因戰亂而中斷，當海關呈現無政府狀態時，外商與中國商人之貿易反而更加熱絡。此時英國領事阿禮國（Rutherford Alcock, 1809-1897）即聯合法國、美國領事共同管理稅收事務，[5] 使江海關得以持續運行並且收稅，直到清廷能夠重建其於租界區之權威性為止；同時，江海關監督吳建彰則表示，除非租界恢復至正常情況，否則其將不會於

---

[3] 陳詩啟，《中國近代海關史（晚清部分）》（北京：人民出版社，1993），頁1-10。

[4] 依《欽定大清會典》，對於總理衙門職掌之規定，其中，分股辦事方面提到：「英國股：掌英吉利、奧斯馬加，兩國交涉往來之事。凡各國通商、各關抽稅諸務悉隸焉。」由上可知，英國股負責與各國通商、稅務事宜。而由英國股負責海關事務，最大因素在於當時中國最大外貿為英國。崑岡等奉敕撰，《欽定大清會典》（上海：商務印書館，1909，光緒二十五年（1899）刻本），卷99，頁1A-2B。

[5] 由英、美、法共同管理稅收事務主因為，當時此三國為中國對外最大貿易的前三大貿易國。

租界行使中國官方權力。[6] 從上述雙方說法看來，如此情況給予了他國代管中國海關之契機。然而，表面上此方法或許看似相當完善，但實際運作上卻非如此順利，[7] 以三國領事共理收稅一事為例，於商討稅率、收稅方式過程中出現了數次改變，所設立的機構亦未完全達到最初所預期之收稅目的，由此可知，最初由美、英所成立的臨時系統於運作方面處於相當不穩定的狀態。

太平天國之亂後，上海縣城再度回歸於清廷統治，清廷則於此時設南北關卡以徵收出口稅，[8] 由於中國傳統海關統治方式及效率較西方新式海關為欠佳且需繳交金額不一，與三國所成立的臨時系統亦相抵觸，乃導致部分外國商人開始拒不繳稅。三國領事便與江海關監督吳建彰協議，由一委員會擔任三國領事之代表，執行江海關稅收事務，江海關則在半強迫的情況下，委託三國領事成立委員會管理江海關，[9] 委員會由美國、法國、英國三國所共同組成。[10] 新式海關的資金來自於江海關監督，海關人員選拔與任用則由三國組成的委員會對於各條約國所提名人選進行選拔及任用。此外，三國並協議由英國、美國檢察長負責對於其母國船隻進行貿易與聯繫，[11] 法國檢察長則對於其他國家之船隻進行監督。管理委員會方面，三國亦決定由三國自行提名一人，並由道台任命為稅務監督（Inspector）。三人中，由於威妥瑪（Thomas Francis Wade, 1818-1895）熟悉中文，因而獲得委員長一職。此系統於 1854 年開始管理江海關稅收事務。1855 年，威妥瑪以創建新式海關不順遂為由，辭去委員長一職，後接替威妥瑪職的李泰國（Horatio Nelson Lay, 1832-1898）憑藉著其與中國官方密切聯繫及中文溝通能力，出任三國委員會代表。其於稅務

---

[6] The Taotai Woo Chien-Chang. Stanley F. Wright, *Hart and the Chinese Customs* (Belfast: WM. Mullan & SON, 1950), p. 92.
[7] 陳詩啟，《中國近代海關史（晚清部分）》，頁 16-17。
[8] Stanley F. Wright, *Hart and the Chinese customs*, pp. 100-101.
[9] 陳詩啟，《中國近代海關史（晚清部分）》，頁 20-25。
[10] 此三人分別為美國的卡爾（Lewis Carr），法國的史密斯（Arthur Smith），英國的威妥瑪（Thomas Wade）。
[11] 原文：「Inspectors of those nationalities」，Stanley F. Wright, *Hart and the Chinese Customs*, p. 104.

監督任內,管理、整合海關系統,[12]並由清廷授首任總稅務司（Inspector-General）一職,此即為外國客卿幫辦中國海關事務之始。[13]

1858年所簽訂之中英天津條約附約,中英通商章程善後章程第十款寫道:

> 通商各口收稅如何嚴防偷漏,應由中國設法辦理。條約業已載明,然現已議明各口劃一辦理,是由總理外國通商事宜大臣,或隨時親詣巡歷或委員代辦,任憑總理大臣邀請英人幫辦稅務,並嚴查漏稅,判定口界,派人指泊船隻及分設浮樁、號船、塔表、望樓等,無庸英官指薦干預。其浮樁、號船、塔表、望樓等經費,在於船鈔項下,撥用至長江。如何嚴防偷漏之處,俟通商後察看情形,任憑中國設法籌辦。[14]

此項條款使得外國人得以幫辦中國海關事務,李泰國順理成章受清廷委託,被授予執照與總稅務司之名號。未幾,李泰國辭退總稅務司一職後,改由原任廣東副稅務司赫德（Robert Hart, 1835-1911）繼任。赫德甫上任,江海關稅務司更名為海關總稅務司,此亦代表著外籍稅務司之權限已由江海關,轉為全國性涉外海關。同時,新式海關亦招募大量西方人士前往新式中國海關任職,值得注意的是,新式海關內雖中西員皆有,但在職位及工作內容上,西方洋員仍是任管理、技術等高階職務,而中國人員則擔任較為基層之職務。赫德於其任內,將中國近代海關制度予以建立,並將制度、職司全面完整化。[15]海關系統近代化之過程中,帶入了西方制度之模式與思想,而其中亦包括了海關檢疫制度。

---

[12] Stanley F. Wright, *Hart and the Chinese Customs*, pp. 91-111.
[13] 賈楨修,《籌辦夷務始末——咸豐朝》（北京:中華書局,1979）,冊8,頁2687。
[14] The Maritime Customs, *Treaties, Conventions, Etc., between China and Foreign States* (Shanghai: Kelly & Walsh, 1917), pp. 422-428.
[15] 關於赫德之相關研究 Stanley F. Wright, *Hart and the Chinese Customs* 一書對此有詳盡之說明。

三、作為疫情散播點的廈門

順治朝以前，福建省可出洋的港口中，以泉州、漳州月港最為繁榮。然而清初兩港口各因戰亂、泥沙淤積等因素而走向沒落。泉州與月港的沒落亦使得新港取代了舊港原有的功能，其中，又以廈門港的崛起最為顯著。[16] 廈門位於九龍江口外，雖為一海島，但北接泉州，腹地廣大，港灣因三面為陸地所包圍，四面臨海，水深足以使大船停靠，又可於冬季躲避東北季風及港外風浪，相較於無天然港口且處於海灣外的金門，自然成為當時對東南貿易之口岸。廈門向北航行不久可至日本，且與南洋地區亦相距不遠，處於東亞沿海中心位置，[17] 時人曾寫道，「廈門處泉、漳之交，扼臺灣之要，為東南門戶」，[18] 由此可瞭解到廈門的地理位置，就時人而言，無論在交通、商業甚至是軍事上，均相當重要。

> 廈門為通洋正口，故海關設焉。而通省關稅，又以廈口為最。其地不過五、六十里，田賦、地稅無多；餘惟漁課。因首海關附他稅。志關賦。[19]

廈門港於雍正、乾隆朝達到全盛時期，福建商船均由廈門港出海，所到之處遍及東、西、南洋（表1），[20] 南洋亦有多國船隻前往廈門港停靠以進行貿易，由廈門之貿易對象亦可瞭解廈門與南洋地區的密切關係。由上文及當時「按閩海關錢糧，廈口居其過半」，[21] 等語亦可瞭解，此時期的廈門港稅收，占福建省海關大部分稅收之繁榮情形。

---

[16] 郭松義、張澤咸，《中國航運史》（臺北：文津出版社，1995），頁277。

[17] NG Chin-Keong, *Trade and Society: The Amoy Network on the China Coast, 1683-1735* (Singapore: Singapore University Press, 1983), pp. 95-98.

[18] 周凱，《廈門志》（南投：臺灣省文獻委員會，1993），頁1。

[19] 周凱，《廈門志》，頁193。

[20] 濱下武志，高淑娟、孫彬譯，《中國近代經濟史研究：清末海關財政與通商口岸市場圈》（南京：江蘇人民出版社，2006），頁243-244。

[21] 周凱，《廈門志》，頁195。

表1　廈門貿易對象一覽表[22]

東洋	朝鮮、日本、琉球
東南洋	呂宋、班愛、吶嗶嗶、貓里霧、莾均達老、文萊、吉里問、蘇祿、文郎馬神、舊港、丁機宜
南洋	越南、占城、暹邏、六崑、赤仔、宋腒勝、噶喇吧、麻喇甲
西南洋	大泥、柬埔寨、荷蘭、英咭唎、干絲臘、柔佛、彭亨、法蘭西、亞齊

資料來源：周凱，《廈門志》，頁231-274。

然而，廈門港亦並非一直處於繁榮狀態。乾隆朝晚期，臺運取消、[23]廈門洋船遭受廣東洋船競爭、貿易地點的政局不穩與福建商船的不法貿易等因素影響，使得廈門貿易總額已不如雍乾時期如此繁榮，至嘉慶時期乃日漸沒落。[24]

> 按廈門販洋船隻，始於雍正五年，盛於乾隆初年。時有各省洋船載貨入口，倚行貿易徵稅，並准呂宋等夷船入口交易，故貨物聚集，關課充盈。至嘉慶元年尚有洋行八家，大小商行三十餘家，洋船商船千餘號，以廈門為通洋之正口也。向來南北商船由商行保結出口，後因蚶江、五虎門三口並開，奸商私用商船為洋駁（較洋船為小），載貨挂往廣東虎門等處，另換大船販夷，或徑自販夷；回棹則以貴重之物由陸運回，粗物仍由洋駁載回，倚匿商行，關課僅納日稅而避洋稅，以致洋船失利，洋行稍乏，關課漸黜。[25]

然而，當鴉片戰爭後，西力東漸，西方國家紛紛前往中國進行貿易。西方人士亦隨之而來，由當時英軍測量船艦長（R. Collinson）報告、英人攝影師湯姆生（John Thomson）、廈門關稅務司、[26]甚至是負責廈門關檢

---

[22] 班愛、吶嗶嗶、貓里霧、莾均達老、蘇祿均位於今菲律賓班群島。吉里問、文郎馬神、丁機宜、噶喇吧、亞齊乃位於今印尼群島。舊港乃今蘇門答臘。占城位於今越南；六崑、赤仔、宋腒勝、大泥位於今泰國一帶。干絲臘即今西班牙。柔佛、彭亨位於今馬來西亞地區。
[23] 臺運即為清代臺灣依比例配運米穀至福建、廣東的制度。臺灣行班兵制，兵源為福建、廣東一代。來臺營兵的眷米、眷穀仰賴臺灣供應，官方以極低報酬，強制來往商船，依船隻比例從臺灣運給班兵的眷米（穀）前往福建。
[24] 陳國棟，〈清代中葉廈門的海上貿易（1727-1833）〉，《中國海洋發展史論文集》，第4輯（臺北：中央研究院社會科學研究所，1991），頁71-74。
[25] 周凱，《廈門志》，頁180。
[26] 如時任廈門關稅務司金登幹（Smollett Campbell）、穆好士（W. Noyes Morehouse）於探討廈門關旅客運輸量增減時，均會對於廈門關地理條件、環境有所提及。

疫的醫官馬參（此名採自海關檔案原文，又名萬森、萬巴德，即 Patrick Manson, 1844-1922）均對於廈門港的位置、水深、適合進行貿易及眾多南洋移民有所描述。[27] 萬巴德於《海關醫報》中曾提到，廈門並非主要輪船航線的終點。因此，船隻於廈門關停留少則數小時，多則不過兩天。由萬巴德的描述可瞭解到廈門於當時輪船航線中，扮演著中途停靠港的角色。廈門港此種天然地理位置，隨著港口的開放，其周邊的鼓浪嶼亦為當時英國領事相中，認為當地氣候適合洋人居住，因此亦曾要求租借此地，清廷最初雖拒絕，但之後仍成為外國領事居住區。

隨著外國勢力的進入，廈門的洋行數量亦逐漸增加，廈門於清代原為與南洋往來密切之港口，正是因為開港的關係，位於環太平洋邊陲，南中國貿易帶上之廈門，成為南洋、歐美地區大型建設之初，華工、華僑移民之一大據點。[28]

表2　1875年度廈門關出入境旅客運輸量

出境旅客					入境旅客			
帆船		輪船			帆船		輪船	
外國籍	本國籍	外國籍	本國籍		外國籍	本國籍	外國籍	本國籍
…	…	95	1,100	內陸口岸	…	57	134	1,723
…	…	64	467	臺灣	2	42	63	595
…	…	136	817	香港	…	…	250	5,388
…	…	…	5,578	馬尼拉	…	…	…	4,219
…	416	…	9,773	英屬海峽殖民地	…	70	…	4,120
…	1,183	…	…	爪哇	…	8	…	…
…	696	…	…	曼谷	…	164	…	…
…	750	…	600	西貢	…	128	…	…
…	…	…	…	望加錫	…	169	…	…
…	3,045	295	18,335	總計	2	638	447	15,045

資料來源：Shanghai Statistical Department of the Inspectorate General, *Decennial reports on the trade, industries, etc. of the ports open to foreign commerce, and on conditions and development of the treaty port provinces* (Shanghia: Statistical Department of the Inspectorate General of Customs, 1875), p. 89.

---

[27] 即為今日的熱帶醫學之父萬巴德，馬參乃為其於中國海關任職時之中文譯名。本文為行文方便，以下將使用今日常見譯名「萬巴德」作為其稱呼。
[28] Douglas M. Haynes, *Imperial Medicine: Patrick Manson and the Conquest of Tropical* (Philadelphia: University of Pennsylvania Press, 2001), pp. 20-21.

由表 2 中廈門關出入境旅客目的地中可知，由於其地理位置接近南洋地區，使其成為中國民眾前往南洋的據點之一。開港通商後，廈門仍舊維持其清代初期部分主要交通網絡。對於當時需經由南洋地區前往中國的旅客，抑或是欲前往南洋地區的旅客而言，廈門之特殊性可謂不言而喻。

　　1873 年 6 月，中國所建立的新式海關醫療系統，面臨位於印度及英屬海峽殖民地地區，[29] 爆發霍亂（cholera）疫情。作為國內外進出口貿易大港的江海關，以及與移民、貿易南洋地區接觸往來較他港為頻繁的廈門港首當其衝。當南洋地區不斷傳出疫情，中國海關欲保障在中國之洋人時，海關檢疫乃成為當務之急。此外，1882 年 6 月，巴達維亞（Batavia）爆發霍亂疫情，《北華捷報》（*The North China Herald*）除了報導與巴達維亞往來頻繁的馬尼拉，對巴達維亞來船實行檢疫外，亦引用於《德臣西報》（*The China News*）中所提到中國海（China Sea）沿岸及馬尼拉、亞丁（Aden）需共同注意的訊息：若香港、廈門、新嘉坡、及其他中國海沿岸等口岸為疫區，自疫區前往他口船隻除列為可疑目標外，並需對該船實行為期三天的檢疫。[30] 此段短訊是否確實施行不得而知；然而，前述所含括之地域範圍，除了顯現出與東南亞地區頻繁交通貿易往來的地區外，這些地區亦為當時熱帶性傳染病潛在傳播範圍。對於著重交通貿易的洋人而言，其背後所代表的商業利益與公共衛生問題，可說是相當重要的課題。因此，於此情況下，更加顯現出廈門關對於整個東亞疾病傳播網的重要性。

四、海關檢疫通報制度的建立

　　海港檢疫措施始於 1448 年的威尼斯（Venice），英國境內實施檢疫則不晚於 1710 年。18 世紀，西方各國開始實施近代海港檢疫措施時，

---

[29] 英屬海峽殖民地地區原文為：Straits Settlements。
[30] "Hongkong," *The North China Herald*, (Shanghai) 30 Jun 1882, p. 708.

中國則待 19 世紀中葉方才實行。[31] 鴉片戰爭後，中國沿海各港口隨著江寧條約及日後各約之簽訂，紛紛開港。各對外口岸則依據天津條約附約——中英通商章程善後條約，委託英國代為管理。英國遂以上海為港務管理中心，對於中國各對外口岸進行管理，新式海關系統（Imperial Chinese Maritime Customs Service）遂取代了中國傳統官辦系統。新式海關系統於總稅務司赫德的領導下，致力於促進東西貿易為目標之時，亦引入其所熟悉之西方系統進入中國，而近代科學亦於此時傳入中國。值得注意的是，新式海關雖由英國人所辦，但其洋員卻不歸屬於英國政府管轄，而是隸屬於清廷。洋員名義上雖隸屬於清廷，清廷亦命道台予以監督，然而道台的監督卻無實際作用。[32]

當新式海關系統以西方體制之姿出現於中國時，以西方檢疫為主體的海關醫學亦由此引入。海關醫官（Customs Medical Officers）最初設置之主要目的為二，首先，醫官最主要的職責，即為給予船員醫療上的照護，當受檢疫的船上發生疾病，船隻呼叫港口時，其需立即上船處置。另一點則是受上海總局分配，進行氣象學上的記錄。[33] 會進行此項任務則與當時西方醫學認為氣候與人體健康有著絕對關係。以萬巴德的例子而言，其於打狗關（Takow）及廈門關任職期間，除了為移民種痘與檢疫船隻外，亦會至當地西醫院兼差以賺取所需。[34] 由此可知，海關醫官除了檢疫船隻、記錄氣候外，亦需對當地洋人進行健康照護，以確保當地洋人的健康；此外，部分醫官於工作之餘會至當地西醫院進行診治，對象多為洋人，少部分則為中國人。此種情形至 1870 年時則有些微轉變，1870 年，赫德採納其所信任之駐上海醫官哲瑪森（Dr. R. Alex Jamieson）建

---

[31] Yuehtsen chung, "*Empire of Hygiene: The Quarantine Service of the Chinese Maritime Customs, 1873-1945*," Osaka City University 2008, abstract.

[32] Douglas M. Haynes, *Imperial Medicine: Patrick Manson and the Conquest of Tropical Disease* (Philadelphia: University of Pennsylvania Press), pp. 18-20.

[33] K. Chimin Wong, Wulien-The (1985), *History of Chinese Medicinem*. South Materials Center, pp. 395-397.

[34] Douglas M. Haynes, *Imperial Medicine: Patrick Manson and the Conquest of Tropical. Disease*, pp. 21-22.

議，利用海關醫官駐港邊為當地洋人與中國人診療之機會，記錄當地患疾、死亡人數，並將此記錄以一定的格式書寫，要求每半年（3月、10月）送交至上海，並交由醫官哲瑪森彙整出刊，[35]使各對外口岸醫官得以獲得他港疾病資訊，《海關醫報》（Medical Reports）遂於1871年開始發行。今日更可藉由《海關醫報》上之記錄，瞭解當時各港埠疫情。

19世紀此時也正是全球霍亂流行之際，[36]是以中國海關檢疫制度之施行，亦可謂正當其時。1873年6月，中國所建立的新式海關醫療系統，面臨到南洋地區霍亂傳入中國的威脅。印度及英屬海峽殖民地為防止霍亂散播，要求所屬各口岸醫官對於出口船隻進行出口檢疫，如此亦使得同樣位於亞洲的中國，對於海港檢疫之問題不得不開始重視。[37]同年，江海關稅務司雷德（F. F. Wright）為防止南洋疫情擴散至上海，因而呈文赫德對從疫區前往中國對外口岸之船隻實行船隻檢疫，並開始著手制定檢疫章程。[38]進出口貨物頻繁的江海關，與作為船隻中繼站及移民華南地區人口頻繁之廈門關，則成為首當其衝的口岸。1873年南洋霍亂發生時，就目前所掌握之現有資料中，江海關成為最早實行檢疫制度的口岸。

《各國商船從有瘟疫海口來滬由關派醫查驗料理以免傳染章程》[39]
一、有商船駛至吳淞口外，即由吳淞管燈塔潮勢之人前赴該船詢問從何處而來。如係從有瘟疫之海口來滬者，即令該船

---

[35] *Medical Reports*, (Shanghai, The Statistical Department of The Inspectorate General of Customs, 1871), No. 1, pp. 4-5.

[36] Mary Donson, *Disease: The Extraordinary Stories behind History's Deadliest Killers* (London: Quercus, 2007), pp. 44-45 (The timeline).

[37] P. Manson, "Drs. P. Manson's Report on the Health of Amoy for the Half-Year Ended 30th September 1883," *Medical Reports*, 6 (September, 1873), p. 20.

[38] Shanghai Despatches, Shanghai Statistical Department of the Inspectorate General. *Inspector General's Circulars*, No. 276, 1873.
Shanghai Despatches. Shanghai Statistical Department of the Inspectorate General. *Inspector General's Circulars*, No. 264, 1874.
連心豪，〈近代海港檢疫與東南亞華僑移民〉，《華僑華人歷史研究》，s1（北京，1997），頁45。

[39] Shanghai Despatches, Shanghai Statistical Department of the Inspectorate General. *Inspector General's Circulars*, No. 276, 1873.

主掛一黃色旗號在前桅樹上，方可進口，以示該船係有從瘟疫之處而來。

二、河泊所一經知有扯挂黃旗之船進口，立即通知道憲所派查船之醫生，並一面派撥小船一隻，以便該醫生迅赴此船查驗。

三、河泊所見有挂黃旗之船進口，即令該船在浦江泊船界口坐船三里以外停泊，並派水巡捕赴該船之傍守看，船內之人不准下船，外來人不准上船，聽候查船醫生酌定辦理，此係仿照引水章程分章第十七欵之意。

四、如醫生查明該船從有傳染病症之口開行及在路之時，船內並無患病之人，即可准其進口，照常貿易。如在船曾經有人患病，應令該船從一日至三日不等，在泊船界三里外停泊。嚴禁與人交接，如船內曾經有人病故，應另該船從三日至五日不等，停泊界外，嚴禁交接。如船內現有多人生病，可由查船醫生令其駛回吳淞口紅浮椿外停泊，即由中國官員設法嚴令該船在該處停泊，禁絕與人交接，並酌定是否將船隻貨物妥為薰洗，以期免除傳染之虞，其禁交時日之多寡，應視情形酌定。

當江海關頒布檢疫章程不久後，廈門亦頒布了檢疫章程。[40] 廈門關稅務司休士（Geo. Hugies）即制定了廈門關最初的檢疫章程。

《廈門口保護保護傳染瘟疫章程》[41]

一、凡有船隻由新嘉坡、暹邏有瘟疫病症之地方來廈，應在口外頭巾礁停泊，聽候海關醫生上船查驗。

二、凡有此等船隻泊在口外，不准擅動並禁止客人及行李一切物件不准起卸，俟奉到海關准單，方准起卸。

三、如有違反以上章程者，歸該國領事官照例罰辦。

---

[40] 江海關頒布日期為西曆8月15日，而廈門關頒布日期為8月21日。

[41] Amoy Despatches, Shanghai Statistical Department of the Inspectorate General. *Inspector General's Circulars*, No. 83, 1873.
Amoy Despatches, Shanghai Statistical Department of the Inspectorate General. *Inspector General's Circulars*, No. 185, 1874.

1873年的江海關章程，雖為臨時擬定之章程，然而，由其四條中可見其與1874年所定之檢疫章程有雷同之處，可謂其為未來章程之基礎。而由1873年廈門關所初創的檢疫章程中可知，除了因應疫情，臨時性起草而使章程顯得粗略外，最初的規則中，對於檢疫過程、實施細節、處置等問題，均未如江海關檢疫章程般，有一初步性規劃。與此同時，江海關稅務司雷特委託哲瑪森為顧問，繼續對檢疫章程進行擬稿，試圖擬定一套可長久使用於世界各國疫區往來船隻的檢疫章程，因而使1874年江海關所制定的《上海口各國洋船從有傳染病症海口來滬章程》應運而生。此後，中國口岸一遇疫情需制定防疫章程時，各口均以1874年所制訂的章程做為底本，並各別做適度調整。

　　由1874年，江海關監督、領事、海關所共同制訂的《上海口各國洋船從有傳染病症海口來滬章程》中，可有助於瞭解當時港口檢疫章程實施要點之大致情況：[42]

《上海口各國洋船從有傳染病症海口來滬章程》
一、江海關監督及各國領事官隨時可定何處係有傳染病症海口，如酌定後監督即知照河泊司，傳知派駐吳淞管理澄塔潮勢之人。
二、有洋船駛至吳淞口外，即由吳淞管燈塔潮勢之人前赴該船查問。如係從監督及各領事官所定有傳染病症之海口而來者，當給與該船此項章程一紙，並令該船掛一黃色旗號在前桅梢上方准進口。

---

[42] Shanghai Despatches, Shanghai Statistical Department of the Inspectorate General. *Inspector General's Circulars*, No. 299, 1874.
〈上海口各國洋船從有傳染病症海口來滬章程〉，《申報》（上海），1874年11月2日，第2、3張。須提到的是，於1874年的《海關醫報》中，亦有西文版本：〈江海關防疫章程〉。本文引用版本為中文版本章程。兩版本中，西文版章程除了於第四欸「河泊司以令該船停泊距離口岸以一英里為最低限度。」與中文版章程的計量單位不同。第七欸「據當地規則第十七欸，及引水章程第七欸，引水人不可離開該船直到上級河泊司允許，其將受命以引水船將受感染船隻向前拉入口岸內。」較中文版章程於引水船署名稱、細節方面有所缺漏。及第八欸「違反此規定者需依法受到懲處。」中文版本較西文版更詳細指出所依法源為何外，其餘條款經比對後均無太大不同。
Alexander Jamieson, "Dr. Alexander. Jamieson's Report on the Health of Shanghai for the Half-Year Ended 31th March 1874," *Medical Reports*, 7 (March, 1874), pp. 38-40.

三、河泊所知有扯挂黃旗之船來，立即通知所派醫生迅赴該船查驗。

四、河泊所見有挂黃旗之船來，即令該船在浦江泊船界口三里以外停泊，並派水巡捕赴該船之旁看守。醫生查驗之時，船內之人不准上岸，外來人不准上船。

五、查明該船從有傳染病症之口開行及在路之時，並無一人患過此病，可准其進口。如船內曾經有人患過傳染病症，而患病之人已在半路卸去不在船上，該船到滬亦准進口。如船內曾經有傳染之病已故者，應令該船在泊船界外停泊一、二日。如船內現有多人患傳染之病，查船醫生令其駛回吳淞口紅浮椿外停泊，即將有病之人設法離開，安置別處，並將船隻貨物妥薰洗。所有在船人貨仍不准上岸，亦不准外人上船，須聽醫生吩咐方准上下其停船，時日如需多定幾日，醫生與該船本國領事官酌辦。

六、醫生查船後，將查驗各情函報河泊司，由河泊司轉報上憲，該船本國領事官查閱。

七、按照引水章程第七欵內，上海分章第十七欵，引帶該船之引水人不能擅自離船，須聽河泊司吩咐方准離開。又引水人引船時，知該船內有患傳染之症者，應令所僱帶船之小火輪船用繩跟繫小火輪船之後拖帶而行，不准旁靠該船左右。

八、有人違犯以上各章者，華人送地方官查辦，洋人送領事官查辦

由條例中可知，對於疫區船隻及有感染可能性船隻，均有其應對及處置方式。處置方式則依據當時西方世界所運行之海港檢疫方式，中國對外口岸於當時亦導入此種國際往來船隻檢疫方法，各口則依照其地理形式上的差異，採取個別調整，以達到檢疫最大成效。[43] 僅管如此，各口岸防疫章程大體上均未有太大差異。中國近代對於疫區前往中國之船隻進行海港檢疫，亦由此作為開端。

---

[43] Yuehtsen chung, "*Empire of Hygiene: The Quarantine Service of the Chinese Maritime Customs, 1873-1945,*" Osaka City University 2008, I. The Establishment of the Chinese Maritime Customs Service.

然而，1874年所實施的來滬檢疫章程，在實際操作上並未達到其預期的防範效果；此外，亦考量到外國商船加速疾病傳播的問題，江海關當局乃開始著手修改最初的衛生章程。[44] 今日雖無法由海關通令中取得1887年新版章程最終是否發布與否之相關訊息，僅能由《海關醫報》中新版衛生章程取得章程全文，並將新版章程新增細節部分與1887年後檢疫的檢疫施行要點兩相參照。然而，由1902年江海關的貿易報告中，[45] 對於船隻檢疫對象與流程處置描述中可得知，1887年新版章程應為江海關所接受，並予以施行。

若將1887年所刊之新版章程與1874年所實施的舊版章程相互比對，則可發現新版章程內，除了將舊有章程的條款與其部分新增條款有所結合外，新版章程對於與規則相關定義及條件的闡述上更加明確及細則化。首先，新版章程相較於舊版章程，除了對於其目標施行對象、範圍、檢疫條件、船隻的義務、處置患者及規範上有了更為明確化的規定與定義。其次，章程中對於職責劃分及運作方面亦較舊有章程有了更為明確及詳細之規範。最後，新版章程小對於軍艦來港應如何處置、海關及領事於此過程當中哪些細項應被告知、何時應解除疫區通知，均有所說明。新版章程除了對於檢疫施行範圍、方法更加明確外，也彌補了舊有章程於定義上之瑕疵。由舊版章程轉變為新版章程的過程，可說是由草創期走向確立期，海關檢疫於處置上較舊有章程更為細膩，且更為具體地操作。此外，海關系統對於檢疫施行細部方法上亦有適時調整之情形。

疫區港口的警示發布，決定權則掌握於外國領事團手中，由外國領事團決定是否對疫區港口指定發布、實行對疫區往來船隻之檢疫及對於疫區船隻延長或取消檢疫命令的發布，清廷於此過程當中雖有監督之

---

[44] Alexander Jamieson, "Dr. Alexander. Jamieson's Report on the Health of Shanghai for the Half-Year Ended 31th March 1888," *Medical Reports*, 35 (March, 1888), pp. 11-12.

[45] Shanghai Statistical Department of the Inspectorate General. *Decennial Reports on the Trade, Industries, etc. of the Ports Open to Foreign Commerce, and on Conditions and Development of the Treaty Port Provinces* (Shanghia: Statistical Department of the Inspectorate General of Customs, 1902), pp. 365-369.

責，但實際上卻無決定之權。[46] 各港口之檢疫流程雖大同小異，細節亦會因各地領事團決定而有所調整，此種由地方各洋關自行管理的方法施行至 1928 年。北洋政府接管後，才將海關檢疫達到整合之效，中國洋關亦於此後以中國人員取代洋員。[47]

人員隔離方面，1882 年，廈門關為防止呂宋霍亂的傳入，除了參考江海關章程以調整舊有衛生章程外，亦於廈門周邊開始尋找一合適島嶼供傳染病患者隔離治療之用。最後，在時任福建分巡興泉永海防兵備道的孫欽昂與廈門關稅務司柏卓安（John McLeavy Brown, 1835-1926）四處探勘下，雙方決定以大擔島做為隔離檢疫處所之用。[48] 此種以離島做為患者隔離檢疫治療處所的設置，從現有資料來看，或許為中國目前所知最早設置檢疫站（Quarantine Station）的口岸，[49] 此檢疫站設置的概念與當時西方所盛行為防止傳染病傳入，而以離島做為患者隔離治療集中地之措施概念相近。

人員檢疫方面，目前雖無法找到相關檢疫章程或規則，然而由清代宮中檔奏摺及《申報》所載之文，可有助於大略還原當時人員檢疫情形。1902 年，江南道監察御史張元奇上奏各凡口岸輪船進口，中國籍人員必需經由西醫查驗、騷擾，若發現患疫民眾則強制將民眾送往醫院，無論其是否確實有患疫，許多民眾因此產生華洋衝突。張元奇希望清廷能派南北洋大臣與各國領事協調，使華醫得以從旁協助查驗中國民眾。

---

[46] 由宮中檔光緒朝奏摺及《清實錄》中可知，凡關於檢疫、醫療事務之擬定章程之權，主要掌握於各國領事及稅務司手中。
〈奏為北洋遵旨妥籌防疫在事華洋各員異常出力謹擇優尤酌擬獎敘恭摺御覽〉，直隸總督袁世凱摺，光緒 31 年 5 月 12 日，文獻編號：408001529，宮中檔光緒朝奏摺，國立故宮博物院藏。
《清實錄》（北京：中華書局，1986-1987），卷 540，頁 175。

[47] Yuehtsen chung, *Empire of Hygiene: The Quarantine Service of the Chinese Maritime Customs, 1873-1945*," Osaka City University 2008, I. The Establishment of the Chinese Maritime Customs Service.

[48] Amoy Despatches, Shanghai Statistical Department of the Inspectorate General. *Inspector General's Circulars*, No. 223, 1882.

[49] 江海關設置隔離檢疫站則需待 1900 年。

近年南方各省疫氣蔓延，一交夏令，輪船進口必經洋醫生查驗，始克放行。驗疫之法，洋醫到船，無論貴賤、老幼、男女均令站立船面，先令其繞船疾走一週，再視面色，并以手按摸兩脇腰腹等處，驗其有病與否。[50]

上疏中，張元奇對於人員檢疫情形亦有所述及。由文中可知，各口所實行的驗疫規則為醫官將所有船上人員集合於甲板上，先令人員繞船快速走一圈，再開始察看各人員的面色，並以手按壓人員兩、腰腹等部位，檢查其是否有異常。若有異常，則隨即強制帶下船並送往醫院治療。清廷對於張元奇所奏情形並未置之不理，而是令江海關道袁海觀及江海關稅務司好博遜（H. E. Hobson），查明醫官虐待華人一事是否屬實。

示防疫癘

昨日欽命，品頂戴監督江南海關分巡蘇松太兵備道袁海觀觀察二品銜，一等寶星，江海關稅務司好權使出示曉諭，[51]曰：照得吳淞口外設立防疫醫院，凡有疫之口來船必須停輪候驗，所聘柯洋醫員精細和平，[52]曾經國家考察准給憑據。所訂章程詳加查核亦頗周妥，一經驗有患疫及出天花等症之人，送入醫院施治以免傳染。原因保衛中外商民起見，立法本極美善，上海為通商總匯各口商輪往來必由之地，偶疏防檢或致流入長江各埠為患甚大。本年各口疫癘盛行，查驗尤當審慎外，間傳說西醫診治先用硫磺熏蒸，繼用冰塊墊壓前後心背，令服外國藥水種種虐待情形。本道民瘼關懷，深慮中西體質各異、言語不通，或有便於洋人，不便於華人之處致啟猜疑因而人言藉藉，故先選派素精西學兼通西語之□華醫，並添女醫幫同道理。疊商本

---

[50] 〈奏以各口岸輪船進口人員須經洋醫查驗騷擾不勝其苦請飭下南北洋大臣咨商各國領事變通辦理〉，江南道監察御史張元奇片，文獻編號：157866，軍機處檔摺件，國立故宮博物院藏。本片無年月，據袁世凱奏摺內引此片時所述可推出此片日期為光緒28年7月。

[51] 「江海關稅務司好」即好博遜。好博遜（H. E. Hobson），英籍稅務司。1862年到任，1902年，時任江海關稅務司。

[52] 柯醫員即柯羅巴。柯羅巴（R. H. Cox），英籍醫官。1887年到任，1902年，時任江海關醫官。

稅務司，設法變通，力求整頓，一面派員明查暗訪，親赴輪船醫院隨同驗視，悉心考究務，得實情旋據稟復。連日察看，柯醫員不辭勞苦，辦事認真。進口輪船隨到，隨驗婦女極其從寬，間遇隔閡，曹華醫疏通圓融頗得其力。硫磺僅止薰蒸換洗衣服外，四藥水必先問明是否願服，並不強人所難。至冰塊墊壓心背、食用皆是涼水，實無其事。細查醫院簿據，自正月起至七月初七日止，驗過商民共九萬餘人，計進院人三百三十三人，隨診隨出現在病房祇有二人。因病死者華人六名，洋人二名，籍貫、年貌註載甚明。其初查時，散艙搭客始令排立船面候驗，若體面官商，由醫到艙查看，從無與下等人行走一週之事。等情察核所稟尚屬可信。[53]

由《申報》所刊載的檢查過程報告中可知，內容除了與張元奇所描述的人員檢疫情形吻合外，其亦補充了醫官於檢驗人員時若遇語言隔閡，會有於當地西醫院服務的華籍西醫協助翻譯溝通與女醫陪同檢查以降低紛爭。如遇達官顯貴，醫官則會進入船艙為達官顯要進行檢查，一般民眾則於甲板上集合統一檢查。至於受華人所畏懼的蒸薰消毒則非對於人員的消毒，而是換洗衣物的消毒。僅管中國官員於部分情形描述有失公允，然而從袁世凱所上奏的江海關道勘察報告中可知，[54] 江海關道除了澄清虐待一事為子虛烏有外，仍承認華洋之間於起居，以及治病療養的不同上仍有待改進。處於懂西語的華人以及醫官人數眾多的江海關，於檢驗上均需靠識西語的華醫、女醫從旁協助；則其他服務於偏遠地區口岸的醫官，若無識西語的華醫與女醫從旁協助，醫官則難免遇到華洋衝突及人員檢疫疏忽，而張元奇所陳之因檢疫而產生華洋衝突情形則不言可喻。

廈門關賦有貿易、移民與轉運功能，因此海關需負責貨物及人員檢疫。目前雖無法直接獲得廈門關檢疫章程，然而藉由海關檢疫系統所頒布之檢疫章程、宮中檔奏摺及新聞中，可使我們對於廈門關檢疫實際情

---

[53] 〈示防疫瘡〉，《申報》，1902 年 11 月 9 日，第 1-2 張。
[54] 〈奏為北洋遵旨妥籌驗疫辦法謹陳詳細情形具陳〉，直隸總督袁世凱摺，光緒 30 年 12 月 14 日，文獻編號：408001410，宮中檔光緒朝奏摺，國立故宮博物院藏。

形,能有一概括性地瞭解。期待日後,關於廈門檢疫新史料的發掘,使此部分得以更加完整與全面。上述看似完善的檢疫章程及方法實施要點,是否有達預期效果,則有待下文分析之。

五、疫情的傳播與因應

廈門港於地理位置上緊鄰內陸,並銜接東北亞與南洋,使傳染病得快速朝南北方及內陸地區蔓延。由廈門傳染病防治的例子,可有助於瞭解檢疫制度的施行是否能有效遏阻並預防傳染病。以下將以前述檢疫章程的施行作為背景,以1877年廈門霍亂與1894年廣東鼠疫為例,瞭解廈門於疾病傳播網絡中之重要性及海關檢疫系統於該網絡中,是否可有效達到理想中的防疫目標,作為本節主要探討中心。

(一)廈門霍亂

1877年6月初,廈門出現霍亂疫情,廈門及鄰近鼓浪嶼、福建地區均受疫情衝擊,許多華人與洋人均於此次霍亂中紛紛感染死亡。[55] 當霍亂達到高峰時,平均一天死亡人數為150人。[56] 6月底,西班牙總領事接獲電報並通知廈門關,[57] 馬尼拉爆發霍亂疫情並有馬尼拉人死亡一事。隨著消息的發布,各口岸對廈門及馬尼拉出發船隻開始實行檢疫措施。鄰近的上海、日本與遙遠的美國亦受霍亂疫情所衝擊。當時,於廈門關協助萬巴德記錄疫情的萬巴德胞弟萬大衛(David Manson, -1878)於《海關醫報》中,對於該疫情有所記錄。

---

[55] 例如著名《廈英大辭典》(Chinese-English Dictionary of the Vernacular or Spoken Language of Amoy)編輯者 Carstairs Douglas 亦於1877年死於此次廈門霍亂中。
"Amoy," *The North China Herald*, (Shanghai) 18 August 1877, p. 155.
[56] "Amoy," *The North China Herald*, (Shanghai) 28 July 1877, p. 83.
[57] 於檢疫隔離訊息的傳播方面,除了當時作為國際間交通往來工具的輪船外,電報的發明與電報網絡的拓展亦有助於訊息之傳遞。1871年,俄國首先於中國建立第一條恰克圖至北京、天津電報線。此後,開啟了往後的長崎經上海至香港、天津至上海、福建至臺灣等電報線路的設立,亦擴展至他國。電報線的設立除了原先的政治與軍事考量外,並連帶使商業、其他訊息得以藉由電報快速傳達至他地。
Erik Baark, *Lightning Wires: The Telegraph and China's Technological Modernization, 1860-1890* (Westport: Greenwood Press, 1997).

這些表格顯現出亞細亞型霍亂（Asiatic Cholera）爆發不尋常的高死亡率。凡是傳染病，除了直接影響駐中的外國居民，至今就我所能察覺到的程度，在此之前並未有任何傳染病鄉相關記錄、其特性或現今重要特殊性，它直接傳播。疾病於幾週內的進程中，由廈門擴展至日本，這被視為是可能的，我們可以聽到疫情於美國的爆發，此判斷取決於我們對於該霍亂特性（habit）的瞭解。對於霍亂而言，這將是傳播新途徑，此外，現今快速的郵輪及中國移民被認為可能為傳播者。……第一例霍亂通知乃來自西班牙總領事（Spanish Consul General）的馬尼拉人（Manilaman）驗屍報告……。[58]

萬大衛的記錄中，霍亂疫情是否源於馬尼拉並不清楚；然而，於6月初傳播於廈門的霍亂，卻於相同時間於馬尼拉與美國爆發相同病徵，也無怪乎萬大衛懷疑是相互傳染所造成。未幾，疫情更傳播至臨近的上海及日本地區。[59] 萬大衛將此種短期快速且遠程的疫情傳播，除了歸因於廈門地理位置緊臨他省、具有大量中國籍乘客運載量外，輪船快速傳播使得人員的流通更為便捷，得以向往來頻繁地區相互傳播，亦為原因之一。至於檢疫方面，萬大衛相信，由於中式帆船可規避醫官查驗，極有可能是由中式帆船進行傳播，造成福建省於短期內成為疫區。處於檢疫最前線的萬大衛認為，檢疫章程的規定與施行，從歐洲最初施行的前車之鑑來看已行不通且無效果，由此次霍亂爆發來看，更是如此。[60]

當時，赴日參訪的西醫西蒙斯（D. B. Simmons）記錄了此次日本疫情，並於1879年寫成報告。

哲瑪森醫師的上海報告中內文如下：

---

[58] David Manson, "Dr. David Manson's Report on the Health of Amoy for the Half-Year Ended 30th September 1877," *Medical Reports*, 14 (September, 1877), pp. 27-35.

[59] Alexander Jamieson, "Dr. Alexander. Jamieson's Report on the Health of Shanghai for the Half-Year Ended 30th September 1877," *Medical Reports*, 14 (September, 1877), pp. 38-39.

[60] David Manson, "Dr. David Manson's Report on the Health of Amoy for the Half-Year Ended 30th September 1877," *Medical Reports*, 14 (September, 1877), pp. 27-35.

> 第一起致命的案例，發生於六月。警告以電報的方式於七月二日發布給海關上級，報告致命霍亂存在於廈門……八月有兩例死亡（於外國人當中）……九月三日上海出現第一起入院病例，當月發生十二例。九月初，霍亂抵達長崎並從那擴散至神戶及橫濱……於今年（1877年）的視察中，在那，盡我所能查明，二十二起案例（於外國人當中），其中十六起案例……確定是霍亂於城市中，八月及九月於當地流行並且致命。[61]

西蒙斯除了於報告中分別引用廈門關的萬大衛報告及江海關哲瑪森對於此次疫情的描述，亦分析近年日本傳染病傳播路徑。由報告中可知，無論是先前所發生的傳染病，抑或是1877年的霍亂，均經由廈門傳播至日本對外口岸，再藉由日本口岸傳播至日本其他口岸與內陸地區。

此次霍亂於日本造成大量的感染及死亡。日本於此次衝擊後，開始於對外口岸設立臨時醫院與施行海關檢疫措施，以使染疫船隻於到港時得以獲得隔離消毒與疫病治療，試圖使日本國內蔓延的霍亂疫情得到控制並達到預防目的。日本檢討此次霍亂傳入原因時，除了將原因歸納於由中國傳播至日本外，更提出了自廈門出發之英國軍艦（English man-of-war）為疾病帶原者一說。[62] 此外，決定廈門是否為疫區要進行隔離的領事，當疫情出現時，以廈門疫情並未嚴重到足以宣布需要隔離檢疫為由，並未將廈門關列為檢疫口岸，直至7月初才對外宣布廈門為疫區之消息。[63] 此期間內，廈門船隻可任意出港至其他口岸貿易，毋需經由任何檢查即可駛入日本對外條約港──長崎港，使疫情得以加速傳播至其他地區。

由1877年的廈門霍亂可瞭解到，當時對於流行病之訊息傳播，已由書信轉為以電報方式傳播消息。傳播方式的進步，使得國與國之間可快速掌握消息，以達到防止外來傳染病入侵之目的。雖然訊息流通轉為快速，然而傳染病的傳播並未因即早通報而達到防堵之效。其次，檢疫章程於過程中雖實行了，然而由後來傳入上海與日本之情形看來，檢疫章

---

[61] D. B. Simmons, "Cholera Epidemics in Japan," *Medical Reports*, 18 (September, 1879), pp. 7-8.
[62] D. B. Simmons, "Cholera Epidemics in Japan," *Medical Reports*, 18 (September, 1879), p. 8.
[63] D. B. Simmons, "Cholera Epidemics in Japan," p. 7.

程於實際檢疫施行上仍有其侷限性存在。第三，由日本檢討霍亂發生原因為例，某部分將其歸因於歐洲軍艦，乃因當時對洋員甚至是洋船並未進行嚴格檢查。第四，中國海關於檢疫訊息發布方面，決定權均掌握於外國領事團手中，當背後商業利益於疫區消息發布後會有所危害時，其則會傾向拖延發布疫區消息，因而造成傳染病迅速傳播。最後，疫區的發布與否、受驗的船隻種類，並未有一客觀標準予以規範，不但造成疫情於國內爆發時無法有效控制，亦造成疫情擴散。

（二）廣東鼠疫

關於廣東（香港）鼠疫的專門討論，以往已有相當多前人研究，[64] 本節欲著重於以廈門港鼠疫傳播途徑為例，觀察當檢疫制度經過1887年的細則化後，是否有達到其有效防治鼠疫傳播之目標。

另一場經由船隻傳播的傳染病則為廣東腺鼠疫（Bubonic Plague）。1894年，廣東省爆發了大規模的鼠疫，鼠疫源於1884年雲南吳州府的大洪水，此場洪水造成類鼠疫疫情傳出。1894年，鼠疫開始向東部地區擴散。同年5月，位於東部的廣東受到鼠疫疫情影響，而附近的香港亦無可避免的受到鼠疫波及，由當時於廣東擔任醫官的魏樂思（J. F. Wales）對於此疫情以「此疫情使廣東地區各大醫院人滿為患」予以描述，即可瞭解此次疫情的嚴重程度。[65] 經法、日等國細菌學者調查，最後由葉爾辛（Alexandre Emile Jean Yersin, 1863-1943）判斷出此波感染主要由鼠疫桿菌所造成。[66] 人員流動頻繁的廈門港首當其衝，駐廈外國領事認為廈門與香港往來頻繁首當其衝。為防範於未然，決定實行檢疫章程予以預防，避免廈門受到香港鼠疫的侵擾。

---

[64] 相關研究請參見：Carol Benedict, *Bubonic Plague in Nineteenth-Century China*. Myron Echenberg, *Plague Ports: The Global Urban Impact of Bubonic Plague*, 1894-1901. 曹樹基、李玉尚等著，《鼠疫：戰爭與和平：中國的環境與社會變遷（1230-1960年）》等專書著作。

[65] J. F. Wales, "Dr. J. F. Wales's Report on the Health of Canton for the Half-Year Ended 30th September 1894," *Medical Reports*, 47, 48 (September, 1894), p. 29.

[66] K. F. Meyer (1947). *The prevention of plague in the light of newer knowledge*. Annals of the New York Academy of Sciences, vol. 48, pp. 433.

> 廈門防疫
> 漳、泉兩府之人在香港貿易者甚多，近因香港疫癘甚行，人皆慄慄危懼，大半攜同眷屬由香港回廈門。駐廈西國領事官為未雨綢繆，計查取昔時小呂宋患疫章程，[67]照會道憲，傳知稅務司，一體照章辦理防患未然，此之謂歟。[68]

1894年5月，鼠疫於廣東造成大規模疫情，與廣東、香港地區往來密切的廈門乃開始實行入港船隻檢疫，當時的《申報》亦刊載了此項新聞。

> 廈島拾遺
> 香港病疫，廈門恐有傳染，擬議防疫章程禁止由港來廈華洋船隻入口，業經議定，中西各官會銜出示曉諭，於五月十五日為始，凡由香港、粵東來廈之船，一律照章施行，違者歸本國官究辦。[69]

由當時的新聞可知，西班牙領事所建議之檢疫辦法，為道台、稅務司所接受，才能將香港、廣東地區列為疫區，並對疫區入港船隻進行較為嚴格之檢疫。所有入港船隻需待醫官上船進行檢驗，確定無感染之虞後，方可進港停泊。然而，鼠疫仍傳入廈門，並使得附近閩南地區人心惶惶，與廈門關往來密切的駐地領事亦紛紛請求通商局對於廈門、廣東等地區出發船隻進行檢疫，[70]各口船隻經過廈門關時亦不載客。

> 廈門患疫
> 廈門訪事友人云：「時疫流行，民生日蹙，棺木鋪幾致應接不暇。鼓浪嶼各西人惄然憂之，爰申前禁不准人自染疫之鄉行經彼處，並於各碼頭派西捕嚴密稽查。如有婦女乘輿來此者，必先驗明無病，方可句留，否則一概驅之使返，以免傳染。地方

---

[67] 1882年呂宋霍亂，廈門關除了採用江海關1874年衛生章程作為其衛生章程底本外，並發布《呂宋瘟疫禁止船隻逕行入口章程》加以實施，此處應指呂宋瘟疫禁止船隻逕行入口章程。
[68] 〈廈門防疫〉，《申報》，1894年6月25日，第2張。
[69] 〈廈島拾遺〉，《申報》，1894年7月5日，第2張。
[70] 〈福州禁疫〉，《益聞錄》，1382期，1894年，頁291。

官亦軫恤民隱，示禁屠宰八日，冀感天心而召休嘉。好事之徒更舁關聖神像出游，謂可驅除邪魅。至六月初一日開屠，天忽大雨，霹靂一聲，天驚石破，大約疫氣似可潛消矣。然，往來各港之輪船仍思患預防，過廈時皆不載客，如欲附載必由西醫生驗明，實無疫氣給予憑照方允登船，且每客需水脚洋銀十五元，必坐上等艙位，不能携帶跟丁。如赴上海，則每人竟需洋銀四十五元。」[71]

由文中可知，若廈門民眾欲搭乘他口船隻行經廈門船隻時，除需繳交西醫生所開具之健康證明外，船資及乘船規定亦有所限制。然而，無論是對疫區出發船隻進檢疫，抑或是對於中途乘船的廈門旅客多所限制，其最終目的均是為了預防疫情擴散。

鼠疫於中國所造成的疫情，長達兩年之久，兩年後鼠疫亦傳入了臺灣。[72] 1896年5月，臺南開始出現疑似鼠疫患者，經駐地軍醫村上彌穗若診斷，並採樣送回日本進行化驗，確定臺南地區所出現之鼠疫桿菌與香港所發生之鼠疫桿菌吻合，未幾，鼠疫疫情於臺北傳出。

> 赤嵌近況
> 日本鎮西日報云：臺灣陰雨連綿，道途潮濕，是以疫症蔓延，每日患者數人，檢疫委員幾致日無暇晷。臺北府前街四丁目，日人山川組商店計有八人同染時疫，亦可憐也。某日西門街三丁目日人海源吉家，掃除屋舍忽在地板下見有死鼠七頭。意者即粵人所謂鼠疫歟，聞檢疫所查得自染時疫以來，至東 十二月三號止，患此者多至一百五十三人，死者七十一人，愈者只十四名人。[73]

鼠疫的出現，使得治臺之初的日本當局大為恐慌，並隨即展開一系列防治措施。其中，於各個港口設立檢疫所及收容患者之病院即為其防治措

---

[71]〈福州禁疫〉，《益聞錄》，1382期，1894年，頁291。
[72] 需注意的一點是，臺灣總督府當局於1894年香港鼠疫發生時，隨即下令於五處通商口岸進行臨時檢疫。
[73]〈赤嵌近況〉，《申報》，1896年12月17日，第2張。

施。[74] 此外，臺灣對外港口亦對於廈門、香港往來船隻進行檢疫。未幾，亦對於此次臺灣鼠疫疫情的傳入整理成統計報告。報告中指出，安平鼠疫的流行乃由來自廈門之中式帆船駛入所造成。[75] 此次臺灣鼠疫於 7 月漸為平息，香港與廈門地區之鼠疫亦於此時平息，對疫區的特別檢疫措施亦隨著鼠疫的平息而終止。然而，日後臺灣之鼠疫疫情仍多由廈門傳入（表 3）。[76]

表 3　日治時期臺灣鼠疫傳入路徑

次數	時間	源頭地區	傳入地區
第 1 次	1896	廈門	臺南
第 2 次	1896	廈門	淡水
第 3 次	1897	廈門	鹿港
第 4 次	1914	福州、廈門	淡水
第 5 次	1916	福州、廈門	淡水

資料來源：倉岡彥助，《臺灣統計協會雜誌》，128（臺灣廳，1916.9），頁 8。

儘管海關檢疫規則於 1887 年曾經過增補並細則化，疫區出口船隻的貨物檢疫方面，對於出發船隻有「船艙內不許有動物」之規定。然而，由 1896 年後，廈門地區仍有零星鼠疫疫情於臺灣現蹤可知，即便檢疫規則越漸細則化，對於廈門地區出口船隻，依舊無法達到即時控制與預防之效。廈門關位於東北亞與南洋地區之樞紐，對於統治呂宋的西班牙政府抑或是日本政府而言，由廈門港直接控制鼠疫再次向外傳播成為境外防疫的重要措施，兩地政府對於廈門關檢疫的積極作為，恰恰又映照出廈門作為東北亞與南洋地區疾病轉口港的特殊性。

---

[74] 范燕秋，〈鼠疫與臺灣之公共衛生（1896-1917）〉，《國立中央圖書館臺灣分館館刊》，1：3（臺北，1995.3），頁 60-61。
[75] 飯島涉，《ペストと近代中国――衛生の「制度化」と社会変容》（東京：研文出版，2000），頁 105-107。
[76] 除了中式帆船的檢疫外，對於中國前往臺灣的走私船、或是因宗教因素入港飄流（如：王船）等船隻，所造成的疫情傳播，亦不可忽略。

六、結論

清代，廈門因政策關係，成為中國與南洋、東北亞地區往來頻繁之口岸，其地理位置因有廣大的中國內陸作為其腹地，東臨太平洋航線之邊緣，亦使歐美將此地作為貿易、中繼站、移民之用途，並於此設立領事區派員居住。

1873年，受英國託管的新式中國海關為了預防南洋地區霍亂疫情傳入，建立了海關檢疫制度，之後更施行至各對外口岸。各口岸醫官會依其所得到之訊息及觀察有所記錄，並於每半年繳交江海關統整成冊，以使位於上海的海關總部及各港醫官獲得各港疫情、醫療訊息。於此系統下，海關醫官僅為執行者，當時所實行之檢疫與勤務，乃參照上海總局所頒布之檢疫章程。其中，值得注意的是，雖然檢疫規則內容是由外國領事團、道台、稅務司與海關醫官所共同參與討論並制定。然而，於此過程中，道台並無實際影響力，海關醫官亦僅扮演著顧問的角色，檢疫章程的細目及疫區頒布的決定權，則主要掌握於外國領事團手中。檢疫章程於頒布後始分別施行於各口岸，由《海關醫報》中江海關報告可知，檢疫章程於1874年頒布後，1887年曾經過修訂並予以施行。因此，可將檢疫章程粗分為兩階段，第一階段為草創期，第二階段則為確立期。各口章程與江海關章程內容大體上雖無太大出入，然檢疫章程仍會隨著環境的不同而有個別調整，以達到檢疫制度實施的最大成效。

1877年廈門霍亂中，廈門對外發布疫區消息緩慢，因而導致疫情蔓延至福建省、上海、呂宋、美國及日本地區。以檢疫角度而言，當廈門發布檢疫消息前，呂宋及美國地區與其同時發生相同類型霍亂。而檢疫消息發布後，即便各港已對於廈門來船實行檢疫，然而於發布的兩個月後，仍紛紛傳出疫情。由此例中可知，除了受檢船隻、人員、檢查方式於定義上不明確，使得預防性的檢疫措施有所漏洞外。疫區發布方面，由外國領事將商業利益與隔離檢疫相較後，以商業利益考量而將疫情消息擱置一例可知，當時對於疫區的發布並未有一客觀標準，而是由領事

視其商業利害情形而定。1894年廣東鼠疫的流行，可說是檢驗著修訂過後的廈門檢疫章程，是否可有效預防外來傳染病入侵。由例中可知，僅管廈門仍於宣布對於疫區來船實行檢疫後受到鼠疫所侵襲。而當他口船隻行經廈門時，若有廈門乘客欲搭乘，除需出示醫生證明外，船資也因感染風險而提高。然而，廈門的鼠疫仍傳播至臺灣數次。臺灣總督府調查報告指出，臺灣鼠疫的侵襲乃由於船隻內的老鼠所引起。由此可知，即便規定已較先前更為細則化，仍舊無法達到完全遏止傳染病的傳入與散播。

僅管海關檢疫系統無法完全即時且有效地預防與防止傳染病擴散。然而，海關檢疫系統的建立，除了可預防或減緩國外疫情進入的時間外，各地所建立起的通報網絡，亦可使他國海關能夠對於疫區之疾病發展狀況有所瞭解與因應並進而防治。對於中國近現代海關檢疫制度的發展而言，晚清海關檢疫制度為日後中國海關檢疫的始點，可說是無庸置疑的。

徵引書目

一、史料文獻

《申報》，上海申報館，1873。

《益聞錄》，〈福州禁疫〉，1382 期，第 16 冊，1894。

《清實錄》，北京：中華書局，1986-1987。

《臺灣日日新報》，臺灣日日新報社，1898。

中國第一歷史檔案館編，《光緒朝硃奏摺》，北京：中華書局，1995。

周凱，《廈門志》，南投：臺灣省文獻委員會，1993。

宮中檔奏摺（臺北故宮）

崑岡等奉敕撰，《欽定大清會典》，上海：商務印書館，1909，光緒二十五年（1899）刻本。

賈楨修，《籌辦夷務始末》，北京：中華書局，1979。

Bourne, Kenneth and Watt, D. Cameron. *British Documents on Foreign Affairs: Reports and Papers from the Foreign Office Confidential Print. Part I, From the Mid-Nineteenth Century to the First World War. Series E, Asia, 1860-1914*. Frederick: University Publications of America, 1989-1995.

China Imperial Maritime Customs. *Medical Reports*. Shanghai: The Statistical Department of the Inspectorate General of Customs, 1872-1899.

China Imperial Maritime Customs. *Provisional Instructions for the Guidance of the In-Door Staff. IV. Service Series no.5*. Shanghai: The statistical Department of the Inspectorate General of Customs, 1877.

China Imperial Maritime Customs. *Service List*. Shanghai: Statistical Department of the Inspectorate General Customs, 1874-1911.

Jones, Norman Howard. *The Scientific Background of the International Sanitary Conferences 1851-1938*. Geneva: World Health Organization, 1975.

Order of the Inspector General of Customs, *Documents Illustrative of the Origin, Development, and Activities of the Chinese Customs Service.* Shanghai: Statistical Department of the Inspectorate General of Customs, 1939.

Shanghai Statistical Department of the Inspectorate General. *Decennial Reports on the Trade, Industries, etc. of the Ports Open to Foreign Commerce, and on Conditions and Development of the Treaty Port Provinces.* Shanghai: Statistical Department of the Inspectorate General of Customs, 1893.

Shanghai Statistical Department of the Inspectorate General. *Inspector General's Circulars.* Shanghai: Statistical Department of the Inspectorate General of Customs, 1861-1911.

The North-China Herald, Shanghai: Shearman, 1850-1867.

二、近人專書

文松,《近代中國海安關洋員概略:以五任總稅務司為主》,北京:中國海關出版社,2006。

李尚仁,《帝國的醫師:萬巴德與英國熱帶醫學的創建》,臺北:允晨文化,2012。

李尚仁,《帝國與現代醫學》,臺北:聯經出版公司,2008。

陳詩啟,《中國近代海關史》,北京:人民出版社,2002。

陳達,《南洋華僑與閩粵社會》,北京:商務印書館,2011。

飯島 涉,《ペストと近代中國——衛生の「制度化」と社会変容》,東京:研文出版,2000。

詹慶華,《全球化視野——中國海關洋員與中西文化傳播(1854-1950)》,北京:中國海關出版社,2008。

趙淑敏,《中國海關史》,臺北:中央文物,1982。

Arnold, David. *Science, Technology, and Medicine in Colonial India.* Cambridge, UK: Cambridge University Press, 2000.

Erik Baark. *Lightning Wires: The Telegraph and China's Technological Modernization, 1860-1890.* Westport: Greenwood Press, 1997.

Haynes, Douglas M. *Imperial Medicine: Patrick Manson and the Conquest of Tropical.* Philadelphia: University of Pennsylvania Press, 2001.

Hou, Chi-ming. *Foreign Investment and Economic Development in China, 1840-1937.* Cambridge: Harvard University Press, 1965.

The Maritime Customs. *Treaties, Conventions, Etc., between China and Foreign States.* Shanghai: Kelly & Walsh, 1917.

Wong, K. Chimin, Wulien-The. *History of Chinese Medicine.* Shanghai: South Materials Center, 1985.

Wright, Stanley F. *Hart and the Chinese Customs.* Belfast: WM. Mullan & Son, 1950.

三、論文與專文

朱加葉,〈海港船舶衛生檢疫的歷史與發展現狀〉,《中國國境衛生檢疫雜誌》,23：5（北京,2000）,頁 298-301。

李尚仁,〈展示、說服與謠言：十九世紀傳教醫療在中國〉,《科技、醫療與社會》,8（高雄,2009）,頁 9-74。

李尚仁,〈健康的道德經濟：德貞論中國人的生活習慣和衛生〉,《中央研究院歷史語言研究所集刊》,76：3（臺北,2005）,頁 467-509。

李尚仁,〈想像的熱帶——十九世紀英國醫學論中國風土與中國人體質〉,《中國十九世紀醫學研討會》,臺北：中央研究院歷史語言研究所,1998,頁 1-12。

李尚仁,〈萬巴德、羅斯與十九世紀末英國熱帶醫學研究的物質文化〉,《新史學》,17：4（臺北,2006）,頁 145-194。

李尚仁,〈醫學、帝國主義與現代性：專題導言〉,《臺灣社會研究季刊》,54（臺北,2004）,頁 1-16。

沈宇斌,〈近代中國海關与海港檢疫初探(1873-1937)〉,南京:南京大學歷史研究所碩士論文,2009。

林玉如,〈清季總理衙門設置及其政治地位之研究〉,臺南:國立成功大學歷史研究所碩士論文,2002。

范燕秋,〈鼠疫與臺灣之公共衛生(1896-1917)〉,《國立中央圖書館臺灣分館館刊》,1:3(臺北,1995),頁59-84。

連心豪,〈近代海港檢疫與東南亞華僑移民〉,《華僑華人歷史研究》,s1(北京,1997),頁44-52。

陳國棟,〈清代中葉廈門的海上貿易(1727-1833)〉,《中國海洋發展史論文集》,第4輯(臺北:中研院社會科學研究所,1991),頁61-100。

陳漢成,〈閩海關創設和福建海運〉,《炎黃縱橫》,7(福建,2007),頁62-64。

楊上池,〈120年來中國衛生檢疫〉,《中華醫史雜誌》,25:2(北京,1995),頁77-82。

楊上池,〈我國早期的海港檢疫〉,《中國國境衛生檢疫雜志》,s1(北京,1983),頁3-6。

楊上池,〈試論我國早期檢疫章程的特點〉,《中國國境衛生檢疫雜誌》,13:2(北京,1990),頁88-90。

Chung, Yuehtsen. "*Empire of Hygiene: The Quarantine Service of the Chinese Maritime Customs, 1873-1945*" Paper presented at the Cholera in Modern Asia: Ecology, Society and State, Osaka City University, February 23, 2008.

Meyer F. Karl. "The prevention of plague in the light of newer knowledge," *Annals of the New York Academy of Sciences*, vol. 48, 1947, pp. 429-463.

編後記

　　本書之出版，實屬不易。雖然醫療史在臺灣是近二十年來的「顯學」，但在整個中國史研究的領域中，仍是「小眾」。個人初投入醫史的研究時，相關領域的研討會不多，熟悉臺灣醫療史研究發展的朋友就知道，1990 年前後，臺灣醫史之研究多是透過中研院史語所以「讀書會」或「講論會」的形式來維持學術社群之運作；年輕的學者較缺乏訓練寫作、發表的園地，當然也談不上累積學術的成果。學術之生命靠著一輩學者的努力而開展，史語所第一代生命醫療史的研究者已開闢一新史學之路，接下去的工作，尚需要更多青年學者來加以繼承、開創新局，新的學術傳統才得以維繫長遠。

　　當我來到中原大學任職時，我就在想怎麼樣能夠成立一個研究室，來推展一些相關的研究，至少能提供對研究醫史有興趣的史學研究後進或對醫史教學、研究有興趣的醫師一個研究的平臺，每年至少能辦一場小型的研討會，並以出版學術專著、累積研究成果為主。很幸運的，我任職的中原大學依據相關的研究中心成立規範，通過讓我成立「中原大學醫療史與人文社會研究中心」，其實我認為成立一「研究室」即可，以資金和組織人力來看，「中心」之稱，規模太大，但既然校方的組織法是稱「中心」，我也滿懷感激、欣然接受。

　　該中心成立前後，非常感謝中央研究院人文社會科學研究中心「衛生與東亞社會研究計劃」的支持，中原大學人文教育學院和通識中心也在空間、人力、資金等調度上，給予適當之協助，先後辦理了「醫學史與醫學人文研究與教學」學術研討會（2013）、「生命醫療史與醫籍文獻」學術沙龍暨青年學者研討會（2014）兩個會，成就了本書的基礎。我們希望能持續做這樣的工作，累積該領域的研究成果，也讓新的研究者、新的研究思路能不斷推陳出新，有發揮的空間，使醫療史和衛生史成為臺灣的「一代學術、一代思想」。呈現在讀者面前的這本《衛生史新

視野：華人社會的身體、疾病與歷史論述》，主要是集合年輕學者的研究成果所編輯而成的學術專書；此外，本書還邀請較具有主題性的文章，一併經由審查通過後收入，這使得本書的整體內容具有「生命醫療的文本與書寫」、「疾病與醫治的歷史」和「醫療衛生與政治」等三大向度。這些專書的共同撰寫者，包括了歷史學者、文學家和中醫師，他們試著從不同的切入視角來書寫一篇篇與近代「衛生」、「身體」和「疾病」有關的故事，大體展現了醫療史研究的若干傳承與創新之論述。我想多餘的話語就不在此多說，僅用如是簡短的篇幅向讀者報告，也僅此表達對這整個過程提供協助與建議的師長、朋友。

中原大學醫療史與人文社會研究中心主任

皮國立

國家圖書館出版品預行編目（CIP）資料

衛生史新視野：華人社會的身體、疾病與歷史論述／
劉士永等；劉士永、皮國立主編.--初版.--新北市：
華藝學術, 2016.10
　面；公分
ISBN 978-986-437-111-2（平裝）
1.公共衛生史　2.醫學史　3.文集　4.中國

412.092　　　　　　　　　　　　　　　105010301

衛生史新視野：華人社會的身體、疾病與歷史論述

主　　　編／劉士永、皮國立
作　　　者／劉士永、張仲民、甄橙、陳康芬、皮國立、羅婉嫻、趙中豪、楊善堯、
　　　　　　李欣㰝
責任編輯／陳水福、鄭雅蓮
美術編輯／ZOZO DESIGN

發 行 人／鄭學淵
總 編 輯／范雅竹
發　　行／陳水福
出　　版／華藝學術出版社（Airiti Press Inc.）
　　　　　地　　址：234新北市永和區成功路一段80號18樓
　　　　　電　　話：(02)2926-6006　　傳真：(02)2923-5151
　　　　　服務信箱：press@airiti.com
發　　行／華藝數位股份有限公司
　　　　　戶名（郵局／銀行）：華藝數位股份有限公司
　　　　　郵政劃撥帳號：50027465
　　　　　銀行匯款帳號：045039022102（國泰世華銀行　中和分行）
法律顧問／立暘法律事務所　歐宇倫律師
ISBN ／ 978-986-437-111-2
DOI ／ 10.6140/AP. 9789864371112
出版日期／2016年10月初版
定　　價／新台幣450元

版權所有・翻印必究　　Printed in Taiwan
（如有缺頁或破損，請寄回本社更換，謝謝）